THE ECHO HANDBOOK

CORONARY ARTERY DISEASE

心エコーハンドブック
冠動脈疾患

編集

竹中　克
日本大学板橋病院循環器内科
東京大学医学部附属病院検査部

戸出浩之
群馬県立心臓血管センター技術部

Kinpodo

心エコーハンドブック
冠動脈疾患
執筆者一覧

●編集

竹中　　克　　日本大学板橋病院循環器内科
　　　　　　　東京大学医学部附属病院検査部

戸出　浩之　　群馬県立心臓血管センター技術部

●執筆者(執筆順)

別府慎太郎　　大阪みなと中央病院内科
山元　博義　　大阪みなと中央病院内科
岩倉　克臣　　桜橋渡辺病院循環器内科
中島　英樹　　筑波大学附属病院検査部
平野　　豊　　近畿大学医学部附属病院中央臨床検査部
竹内　正明　　産業医科大学循環器内科・腎臓内科
永田　泰史　　産業医科大学循環器内科・腎臓内科
石津　智子　　筑波大学医学医療系臨床検査医学
穂積　健之　　大阪市立大学大学院循環器内科
水上　尚子　　鹿児島大学病院臨床技術部検査部門
葉山恵津子　　心臓血管研究所付属病院臨床検査室
田端　　実　　東京ベイ浦安市川医療センター心臓血管外科
西川　幸作　　榊原記念病院心臓血管外科
明城　正博　　東京大学医学部附属病院循環器内科

心エコーハンドブック

シリーズ発刊の言葉

　病院ではいろいろな検査が行われます．血液尿検査，胸のレントゲン，心電図，CT，などなどですが，その中で検査施行時に「職人芸」を要する検査はいくつあるでしょうか？　心エコー検査は，「職人芸」を要するという意味で極めて特殊でやりがいのある検査と言えます．昨今のEBM（根拠に基づく医療）の風潮により，熟達者の「経験」や「技能」は意図的に軽視されていますが，これには肯ける部分もあります．「経験」や「職人芸」は，後進への伝達が難しく，再現性や客観性にも問題がありえるからです．しかし，個人の真摯な努力により達成された「技能」はとても尊く，軽視すべきではありません．「検査技能」の中には，検査時に「考えながら記録を進める」という行為も含まれます．考える葦，です．人間を裸で荒野に放り出しては「経験」「技能」「思考力」はその身につきません．突きつめて言うと，この世は荒野で，学問は荒野における事象の整理（帰納と演繹）です．必要な基礎事項が整然と整理された上で，はじめて「修行」が可能となります．

　本書は，ハンドブックとして，必要な基礎事項を整理して提供し，個人が「職人芸」を習得する手助けとなることを目的としています．決して，本書の内容がすべてではなく，単に必要事項を整理・掲載した出発点でしかないことを理解し，「修行」の一助としていただければ大変うれしいです．

"Do not leave home without this echo handbook！"

日本大学板橋病院循環器内科／東京大学医学部附属病院検査部
竹中　克

心エコーハンドブック 冠動脈疾患 | 発刊にあたって

　この度，心エコーハンドブック『冠動脈疾患』を発刊することになりました．本書は，2012年発刊の『基礎と撮り方』，『心臓弁膜症』，および別巻『心臓聴診エッセンシャルズ』，さらに2013年発刊の『先天性心疾患』に続く，心エコーハンドブックシリーズ5冊目になります．

　冠動脈疾患は，日常の循環器診療においてもっとも頻度の高い疾患のひとつで，本症における心エコーは，心電図検査に続いて実施されるごく当たり前の一般的検査法です．しかし，冠動脈の全体像を捉えることができない，すなわち疾患の根源である冠動脈の狭窄部を確実には診断できないこと，壁運動の判定は主観的要素が大きいことなどにより，残念なことに冠動脈造影やマルチスライスCT，心筋シンチグラムなどに比べて，心エコーが軽んじられる傾向にありました．冠動脈疾患の患者が，最終的には主に冠動脈インターベンションに従事する医師の手に委ねられることも，その理由のひとつかもしれません．

　しかし，心エコーは冠動脈疾患においても診断や治療，その効果判定などのために，実に多くの情報を得ることができ，非侵襲性を考え合わせると絶対的に必要不可欠な検査法です．とくに近年，冠動脈疾患に対する新たな技術や手法が開発・研究され，心エコーでなければ得ることができない臨床的価値の高い現象までもがわかってきました．今や冠動脈疾患においても心エコーの臨床的役割・価値は揺るぎないものになっています．

　本書は，冠動脈疾患の病態生理に始まり，評価の基本となる壁運動評価や心筋梗塞の合併症，応用・新手法として，負荷心エコー，スペックルトラッキング法による局所壁運動評価，冠動脈エコー，さらには冠動脈バイパス術前後のグラフト血管の評価について，エキスパートの先生方に，丁寧にかつわかりやすく解説していただきました．また，本症に関連する知識として，冠動脈疾患の心エコー検査前に必ず確認すべき心電図波形の見方，冠動脈疾患の外科治療，インターベンション治療についてもトピックスとして章立てしました．

　本書に掲載されている心エコー症例のほとんどは，いつでもインターネットで（スマートフォンやタブレットからも）鮮明な動画をご覧いただけます．とくに壁運動については動画を確認いただいてこそ，真にご理解いただけるものと思います．

　心エコーで壁運動評価を少し苦手とする初心者の方，新手法を取り入れようと考えている諸兄はもちろん，冠動脈インターベンションに従事する方々にも，必ずや本書がお役に立つものと信じています．

　最後になりましたが，本書の主旨をご理解いただき頻回の校正にも快くご協力くださったご執筆の先生方に厚く御礼を申し上げます．

平成26年7月

群馬県立心臓血管センター技術部

戸出 浩之

心エコーハンドブック 冠動脈疾患 | 目次

綴込付録 冠動脈の走行と支配領域（岩倉 克臣）

1 冠動脈疾患の病態生理
（別府慎太郎・山元 博義）

- **1** 冠動脈に関する解剖学的知識 … 2
- **2** 冠循環の生理学 … 2
  - ① 心筋虚血とは … 2
  - ② 冠血流速予備能とは … 3
  - ③ 心エコーで冠動脈血流を診るには … 3
- **3** 心筋虚血の診断 … 4
  - ① Ischemic cascade（虚血の滝） … 4
  - ② 心エコーによる心筋虚血の診断 … 4
- **4** 急性虚血の臨床 … 6
  - ① 狭心症 … 6
  - ② 急性冠症候群 … 6
- **5** 心筋梗塞では何が起こるか … 8
  - ① 再灌流障害 … 8
  - ② No reflow … 8
  - ③ 左室リモデリング … 8
  - ④ 機械的合併症 … 9
- **6** 慢性虚血 … 9
  - ① 冬眠心筋とは … 9
  - ② 気絶心筋とは … 9
  - ③ 心筋 viability … 10

2 壁運動評価 壁運動異常と責任冠動脈
（岩倉 克臣）

- **1** 冠動脈疾患の壁運動異常 … 12
- **2** 局所壁運動の評価 … 13
- **3** 局所壁運動評価と左室分画 … 14
- **4** 心エコー各断面における冠動脈の走行と支配領域 … 15
  - ❶ 胸骨左縁左室短軸断面における冠動脈走行と血流支配 … 16
  - ❷ 心尖部四腔断面における冠動脈走行と血流支配 … 17
  - ❸ 心尖部二腔断面における冠動脈走行と血流支配 … 18
  - ❹ 心尖部左室長軸断面における血流支配 … 19
- **参考** 冠動脈走行と心電図変化 … 20
- **5** 急性心筋梗塞における責任病変と壁運動異常 … 22
  - ❶ 左前下行枝を責任血管とする急性心筋梗塞（前壁梗塞） … 22
  - ❷ 左回旋枝を責任血管とする急性心筋梗塞（後壁梗塞） … 24
  - ❸ 右冠動脈を責任血管とする急性心筋梗塞（下壁梗塞） … 25
  - ❹ 左冠動脈主幹部を責任部位とする急性心筋梗塞 … 26
  - ❺ 壁運動異常から側副血行路を推定する … 28
  - ❻ 多枝病変での壁運動異常 … 30

3 心筋梗塞の合併症
（中島 英樹）

1	機械的合併症	32	① 左室自由壁破裂	32
			② 心室中隔穿孔	34
			③ 乳頭筋断裂	36
2	心室瘤	37	① 真性心室瘤	37
			② 仮性心室瘤	40
			③ 心外膜下心室瘤	41
3	左室内血栓			42
4	右室梗塞			43
5	心膜炎			46

4 運動負荷心エコー
（平野 豊）

1	Ischemic cascade と心エコー評価			48
2	負荷心エコーの目的			48
3	運動負荷の方法	48	① 運動負荷心エコーを始める前に	48
			② トレッドミル運動負荷心エコー	50
			③ 臥位エルゴメーター運動負荷	52
4	壁運動の評価法	53	① 壁運動のスコアリング	53
			② 評価時の注意点	53
5	負荷心エコーによる心筋診断の感度と特異度			54
6	3次元心エコーによる評価			55
7	ストレインを用いた評価			56
8	拡張期の異常を評価する方法			57
9	予後推定			57
10	報告書（レポート）の書き方			57

5 薬剤負荷心エコー
（竹内 正明・永田 泰史）

1	負荷心エコーの適応と診断精度			60
2	負荷心エコーの種類と特徴			61
3	薬剤負荷心エコー（ドブタミン）の方法	62	① 禁忌と中止基準	62
			② 負荷の方法	62
			③ 心エコー図の記録	63
4	心筋虚血，心筋 viability の評価，判定	64	① 壁運動の評価	64
			② 負荷による壁運動の変化と判定	66
5	実症例			69
6	薬剤負荷心エコーの問題点と新しい評価方法	71	① 問題点	71
			② 新しい方法	71

6 スペックルトラッキング法の応用
（石津 智子）

1	スペックルトラッキングとストレイン			74
2	各ストレインの特徴と虚血診断時の留意点	76	① Radial strain	76
			② Longitudinal strain	76
			③ Circumferential strain	78
3	心内膜下梗塞			79
4	急性虚血後再灌流と壁運動異常			79
5	Post systolic shortening			81
6	Diastolic stunning			83
7	心筋層別解析			83

	⑧ 冠動脈疾患の予後とストレイン			84
	⑨ 負荷心エコーとストレイン			84
	⑩ 3次元スペックルトラッキング			85

7 冠動脈エコー
(穂積 健之)

① 冠動脈血流へのアプローチ	88	① 冠動脈血流の描出	88
		② 冠動脈血流の解析方法	93
② 内胸動脈へのアプローチ	96	① 内胸動脈血流の描出	96
		② 内胸動脈グラフト血流の評価法	97
③ 先天性冠動脈疾患へのアプローチ	98	① 冠動脈瘻	98
		② Bland-White-Garland症候群（左冠動脈肺動脈起始症）	99

8 冠動脈バイパス血管の評価
(水上 尚子)

① 冠動脈バイパス血管の術前評価			102
② 冠動脈バイパス血管の術後評価	104	① 超音波検査で描出可能な部位	104
		② 冠動脈を描出するための機器の設定	104
		③ 左冠動脈前下行枝グラフト吻合部の評価	105
		④ in situ グラフト開存性の評価	108
		⑤ in situ 内胸動脈―左前下行枝グラフト吻合部の評価	111

9 検査前に心電図を読む
(葉山恵津子)

① 虚血時にみられる心電図変化の意味を知る			114
② 冠動脈疾患を心電図で確認するポイント	115	① 急性心筋梗塞	115
		② 陳旧性心筋梗塞	123
		③ 狭心症	124
		④ 左心室瘤	130
③ Ischemic cascade（虚血の滝）			131

10 冠動脈疾患に対する外科治療 [topics]
(田端 実・西川 幸作)

① 冠動脈バイパス術	134	① 手術適応	134
		② 手術手技	134
		③ CABGと心エコーの関わり	136
② 心筋梗塞合併症	136	① 急性期合併症	136
		② 慢性期合併症	138

11 冠動脈インターベンションの実際 [topics]
(明城 正博)

① 治療対象	142	① 対象疾患	142
		② 対象病変	142
② PCIのデバイス	144	① ガイドカテーテル	144
		② ガイドワイヤ	144
		③ バルーンカテーテル	144
		④ 冠動脈ステント	145
		⑤ 薬剤溶出性バルーン	146
		⑥ 血栓吸引カテーテル	146
		⑦ ロータブレーター	146
		⑧ エキシマレーザ	146
		⑨ 血管内超音波	147
		⑩ 光干渉断層法	147

索引　149

●アイコンについて

左のアイコンの箇所では，注意点やポイントを記載しています．

▶動画　掲載している図に対応・関連した動画を本書の特設サイトにて公開しています．
詳しくはvi頁をご覧ください．

本書で掲載している図の動画をインターネットで閲覧できます！

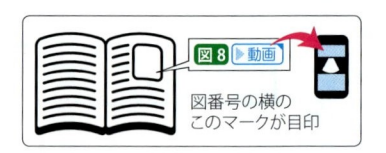

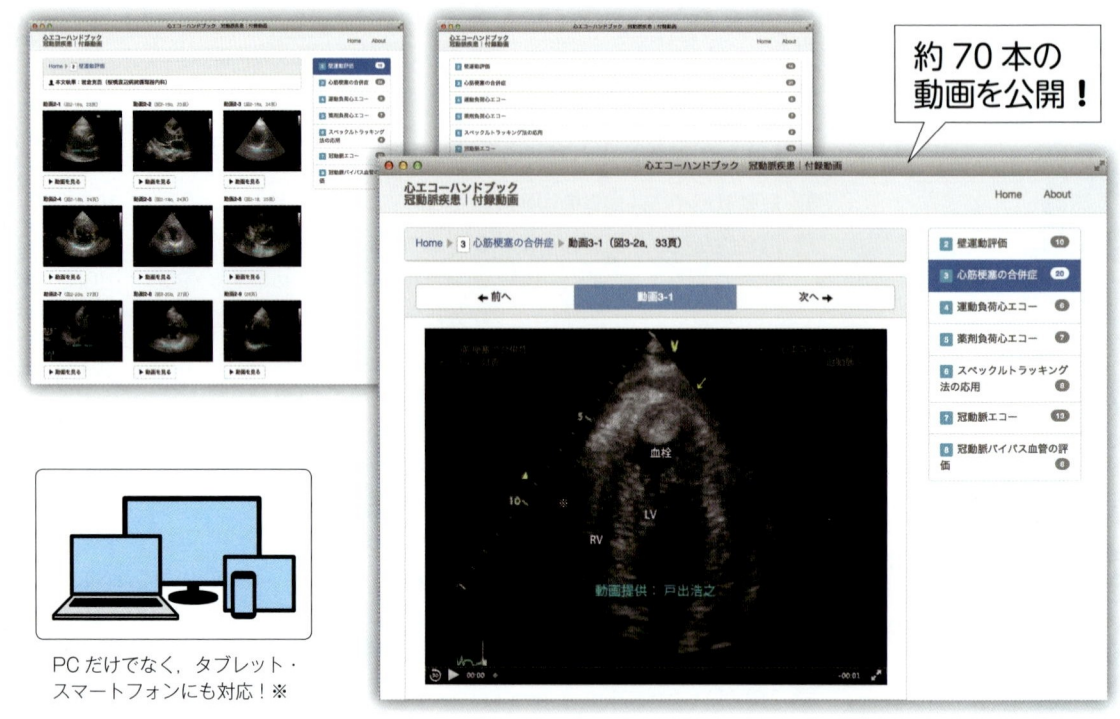

図番号の横のこのマークが目印

約70本の動画を公開！

PCだけでなく，タブレット・スマートフォンにも対応！※

ウェブサイトの画面見本（PCにて閲覧，本書発行時のもの）

図番号の横に ▶動画 マークがついている図については，対応・関連した動画を本書の特設サイトにて公開しております．以下の方法にてご覧いただけます．

　①下記のURLにアクセスしてください．
　　（右のQRコードもしくは弊社ウェブサイトからでもアクセスできます）
　　　http://www.kinpodo-pub.co.jp/echo/
　②画面の表記にしたがって，本書「心エコーハンドブック 冠動脈疾患」
　　の付録動画サイトにお進みください．IDとパスワードは以下になります．
　　　ID：cad16149　　　パスワード：logincad16149
　今後パスワードが変更になる可能性もございます．その際は上記のサイトにて告知いたしますので，あらかじめご承ください．

※閲覧環境について （2014年7月現在）
以下の環境での閲覧を確認しておりますが，お使いの端末・環境によっては閲覧できない可能性もございます．
また，インターネットへの接続環境によっては画面が乱れる場合がございますので，あらかじめご了承ください．

OS	version	ウェブブラウザ（基本的には \<video\> タグをサポートしているウェブブラウザにて閲覧できます）
Windows	XP 以降	Internet Explorer 10（それ以前のバージョンではFlash playerのversion 11以降をインストールする必要があります），Chrome, Firefox
Mac	10.5.8 以降	Safari, Chrome, Firefox
Android	4.2 以降	Chrome
iOS	5.1 以降	Safari

ブラウザは最新のバージョンにアップデートしてください．

introduction

1 冠動脈疾患の病態生理

近年，わが国における生活習慣の欧米化によって，高血圧，糖尿病，脂質代謝異常などの生活習慣病と高齢化による動脈硬化性疾患は増加の一途をたどっている．
動脈硬化性疾患においては種々の新しい診断法が開発され，中でも冠動脈疾患の診断に関する超音波技術の進歩には目覚ましいものがある．しかし検査の有用性を十分に引き出すためには冠動脈疾患の病態に合わせた綿密な検査計画を立てる必要がある．
本章では冠動脈疾患の心エコー検査に必要な疾患に関する概念と各論を理解するにあたっての基礎知識を整理した．

1. 冠動脈に関する解剖学的知識
2. 冠循環の生理学
3. 心筋虚血の診断
4. 急性虚血の臨床
5. 心筋梗塞では何が起こるか
6. 慢性虚血

1 冠動脈に関する解剖学的知識

冠動脈の走行は概ね次のとおりである（図1-1）．

- 左冠動脈は大動脈弁左冠尖から起こり，肺動脈と左心耳の間を前走し冠状溝に達し，左前下行枝（ⓐ）は心臓の前面の右室と左室との間の溝（前室間溝，ⓑ）を心尖に向かって対角枝（ⓒ），中隔枝（ⓓ）を出しながら心尖部に向かって下行する．その支配領域は概ね心室中隔前2/3，左室前壁で多くは心尖部を回り込んだ部分を含む．
- 左回旋枝（ⓔ）は冠状溝を左方に回って後面に至る．その支配領域はいわゆる側壁から後壁にかけての部分である．
- 右冠動脈（ⓕ）は大動脈弁右冠尖から起こり，右房室間溝に沿って走り右室枝を出しながら左室下壁から後壁へ向かう．
- 後下行枝（ⓖ）は後室間溝（ⓗ）に沿って走り心尖部へ向かう．その支配領域は，下壁，心室中隔後ろ1/3，右室自由壁である．

主要冠動脈は，房室間溝，室間溝に沿って走行するため，経胸壁心エコーにて冠動脈を描出する際には，心室中隔の心室自由壁側や房室弁輪部が解剖学的に重要な目印となる．

なお，冠動脈は心外膜側から心内膜側に向かって細い穿通枝を出している．狭窄により血液（酸素）の供給が滞ると心内膜側から障害を受けやすいのはこのためである．

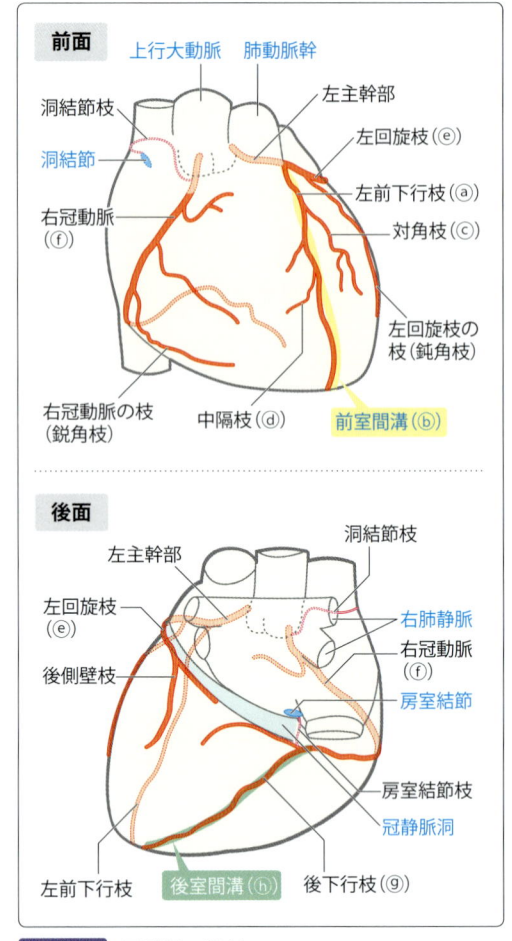

図1-1 冠動脈の解剖

2 冠循環の生理学

正常冠動脈では，左冠動脈の血流速度は収縮期に比べて拡張期で著明に速い．これは収縮期には，心筋内細小動脈や毛細血管が心筋収縮に伴い圧排され血流が流れず，拡張期にはこの圧排が解除されるためである．一方，右冠動脈では左室の下壁と低圧系である右室を灌流しているため収縮期にも血流があり，冠血流速度のパターンは拡張期と収縮期でほぼ同程度の二峰性を示す．

1 心筋虚血とは（図1-2）

冠血流は，①冠動脈灌流圧，②心筋内圧，③心筋酸素消費量，④血管収縮因子，⑤血管拡張因子など様々な因子によって規定されている．心筋虚血とは心筋酸素需要に対して酸素供給が不足している状態である．例えば酸素消費量が安静時の約6～7倍に増加する運動時に，冠動脈狭窄のため酸素需要を十分に満たす血流が供給されない場合は虚血を生じる．

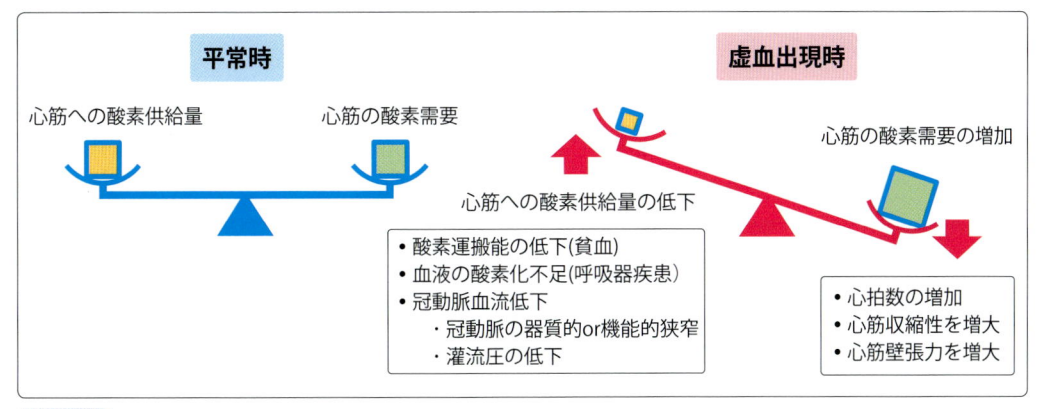

図 1-2 酸素需給バランスと心筋虚血の関係

2 冠血流予備能とは（図 1-3）

　冠血流量は，冠動脈最大血管拡張時（運動負荷・薬剤負荷）には安静時の 4～5 倍に増加する．このように心筋酸素消費量の増大に応じて冠循環血流量を増大させ得る能力を冠血流予備能という．

　安静時血流は狭窄度 85% 程度まで保たれるが，冠血流予備能は 50% くらいから減少し始める．それ以降は狭窄の程度に相関して低下するため狭窄度の評価に用いられる．

　心エコードプラ法では血流量は直接測定できないが，血管径が変わらないものとして血流速を用いて，冠血流予備能≒冠血流速予備能（＝安静時の血流速度／最大血流速度）が評価できる．ヒトでの冠血流速予備能 2.0 未満での狭窄度 70% 以上の検出の感度は 92%，特異度は 82～86% との報告がある[1]．

　冠血流予備能は，安静時の血流量が増加している場合や冠血管抵抗が大きい場合は小さくなる．すなわち冠血流予備能は冠動脈の狭窄度の診断に有用であるが，狭窄がなくても，高血圧，大動脈弁狭窄，肥大型心筋症，syndrome X などの微小血管障害でも低下することに注意する．

3 心エコーで冠動脈血流を診るには

　超音波ドプラ法の進歩により冠動脈への直接アプローチが可能となり，冠血流予備能評価や狭窄血流の描出による冠動脈病変の非侵襲的診断が行われるようになった．方法としては，まずカラードプラ法で冠動脈血流を描出して冠動脈の位置を認識した後，パルスドプラ法で血流速度のプロファイルを記録する．安静時冠血流速度・血流パターンの観察および薬剤負荷による冠血流予備能評価を行い，冠動脈病変の有無につき診断を行う．

　注意すべき点として，左前下行枝は描出できる確率が高いが，右冠動脈や左回旋枝などは，体表のプローブから遠い位置にあるためドプラ信号を十分に捉えられない場合があることが挙げられる〔詳細は「7 冠動脈エコー」（p.87～）を参照〕．

図 1-3 冠動脈狭窄度と冠血流予備能との関係

文献 2 より改変．

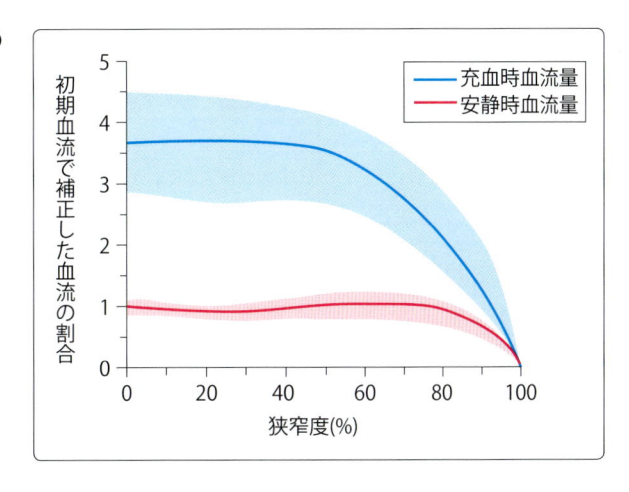

3 心筋虚血の診断

1 Ischemic cascade（虚血の滝）

患者は心筋が虚血に陥った瞬時に胸痛を感じるのではない．心筋への酸素供給の低下が起こると心筋の代謝障害が始まり，続いて拡張機能障害，収縮機能障害，心電図変化そして最後に胸痛という一連の現象が滝のように起こる．これは ischemic cascade（虚血の滝，図1-4）として知られている．臨床的に虚血を診断するには負荷心電図検査や心筋シンチが用いられてきたが，負荷心電図では後壁の虚血，脚ブロック，左室肥大症例では診断が困難な場合が多く，負荷心エコーによる壁運動の評価が極めて有用な診断手段となる．表1-1 に各種検査の心筋虚血に関する感度と特異度を示す．運動負荷心エコーは運動負荷心電図に対して感度，特異度とも良好で，心筋シンチに比べると大がかりな施設と煩雑な薬剤管理等の必要がないことから虚血の診断法として有用である．

2 心エコーによる心筋虚血の診断

心エコーにおいては不安定狭心症（後述）で発作時に壁運動低下も捉えることができることがある（図1-5）．しかし，安定労作性狭心症では非発作時には心筋虚血は生じていないので当然壁運動異常もない．それ故，運動やドブタミン負荷などにより虚血を誘発しそれに伴う壁運動異常を評価することになる．

壁運動異常の程度と広がりは心筋虚血の程度を反映し，心機能と密接な関係があるため重要な指標である．壁運動は，①心内膜面の運動，②壁厚の変化，③壁の輝度に注目して評価する．

心内膜面の動きの観察は壁運動評価の最も中心をなすものであるが，正常組織からの牽引（tethering），心腔内圧の変化などに影響され，また必ずしも「壁運動異常」イコール「心筋虚血」ではないことに注意する．

図1-4
Ischemic cascade（心筋虚血の滝）
文献3などを参考に作成．

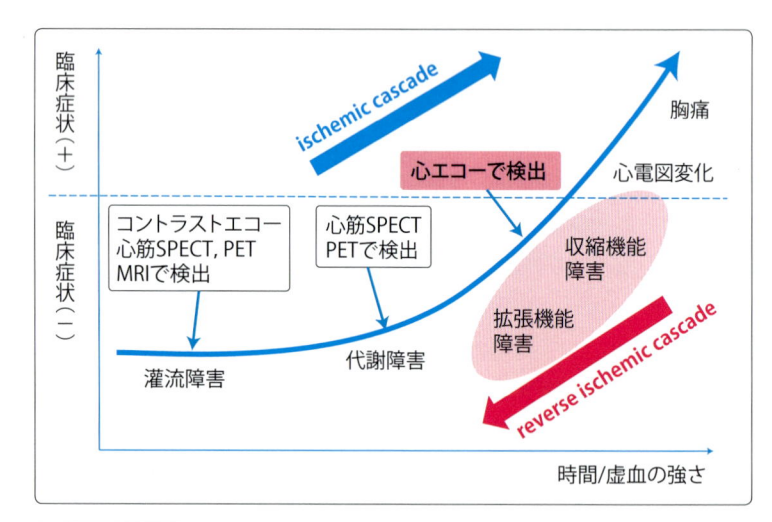

表1-1　各種検査の心筋虚血の検出能

	感度（%）	特異度（%）
運動負荷心電図	68	77
運動負荷心エコー	80〜85	84〜86
ドブタミン負荷心エコー	40〜100	62〜100
血管拡張剤負荷心エコー	56〜92	87〜100
運動負荷心筋シンチ	85〜90	70〜75
血管拡張剤負荷心筋シンチ	83〜94	64〜90

文献4より引用．

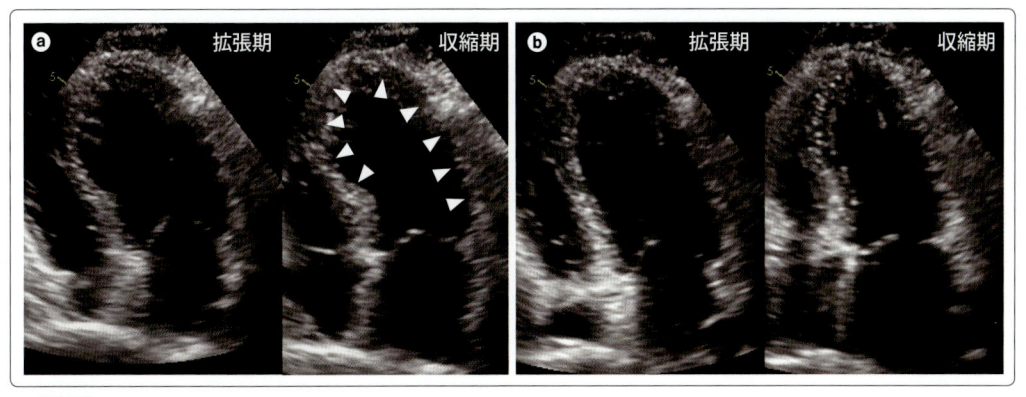

図 1-5 左主幹部病変による不安定狭心症の壁運動異常

ⓐ 胸痛残存時．ⓑ 胸痛消失 5 分後．
左主幹部に 90% の狭窄を認めた不安定狭心症の 1 例．心尖部四腔断面で胸痛時には前壁中隔，心尖部および後側壁の壁運動の低下を認め，胸痛消失 5 分後には壁運動異常はほぼ消失した．

　正常な心筋は収縮期に壁厚が増加（thickening）する．thickening の消失は無収縮（akinesis）と同様，心筋障害の存在が疑われる．これは心エコーでしかわからない情報であり心内膜面の動きと同時に評価することにより，見落としや，誤った評価を防ぐことができる．虚血により完全に壊死して線維化した心筋は菲薄化しエコー輝度も増加する．しかし例えば，陳旧性心筋梗塞でまったく収縮していない心筋でも壁厚が保たれ，輝度が上昇していなければ，生存心筋が残っている可能性があり，血行再建にて壁運動が回復する可能性がある．

　以上のようにこれまでの心エコー図による壁運動の評価は心内膜面の運動と壁厚の変化に注目して視覚的な半定量的評価が行われてきた．このため壁運動の評価にはどうしても主観的な要素が入り，検者間である程度の差が出ることはやむを得なかった．そこで壁運動を定量的に評価する試みとして組織ドプラ法による定量的評価法が提唱され，また最近ではスペックルトラッキング法が局所壁運動評価に広く用いられつつある〔詳細は「4 運動負荷心エコー」（p.47 〜），「5 薬剤負荷心エコー」（p.59 〜），「6 スペックルトラッキング法の応用」（p.73 〜）を参照〕．

　さて，負荷心エコーでは収縮期の壁運動異常の検出がポイントであるが，その最大の問題点は，負荷が終了すると壁運動異常も速やかに回復することが多く，診断の微妙な時期を逃してしまう場合が多いという点である．その問題点を解決するものとして，虚血解除後も比較的遷延するといわれる心室拡張期の壁運動に注目した報告がある．心室収縮期終了（すなわち第Ⅱ音）後の心室壁の振る舞いである．

　虚血に陥った分画は，①Ⅱ音後の拡張期に収縮する収縮後短縮（post systolic shortening：PSS）[5] と，②Ⅱ音後の拡張期の 1/3 時相の拡張が他の健常部に比して遅れる diastolic stunning の 2 つである．②は虚血の回復過程では胸痛消失→心電図の正常化（戻り）→収縮機能の改善→拡張機能の改善→心筋代謝の改善の順に改善されるという reverse ischemic cascade（図 1-4）の概念に関連づけ，「心筋虚血メモリー」を観察しているという考え方[6] である．この 2 つは「名前の違う一卵性双生児」的なところがあり，厳密な意味では区別するべきかもしれないが，臨床的には，心筋虚血部位の診断には大変有用な所見であることには違いない〔詳細は別項（p.81 〜）参照〕．

　①②の指標は，運動負荷心エコーでは速やかに回復してしまう収縮障害と比較して，呼吸が比較的安定した時期の画像で評価できるという利点などから冠動脈疾患の診断の新たなツールとして注目されている．

4 | 急性虚血の臨床

1 狭心症

　冠動脈の狭窄を有し，一過性心筋虚血による前胸部の不快感または圧迫感を伴う臨床症候群．典型的には，動脈硬化に伴う器質的有意狭窄病変を有する患者に見られ，発作は労作により心拍数上昇，収縮期の壁張力，および収縮力の増加により心筋酸素需要が増大することにより起こり，安静により軽快する．

　症状のない心筋虚血例は無症候性心筋虚血と呼ばれる．また，高血圧，大動脈弁狭窄，大動脈弁閉鎖不全，または肥大型心筋症や重度の貧血などは動脈硬化性の器質狭窄が高度でない場合でも狭心症を誘発または悪化させうる．

　3週間以上前から症状の安定している（安定）労作性狭心症に対し，新規労作性狭心症（Type I），重症化した労作性狭心症（Type II），新規安静狭心症（Type III）の3つは不安定狭心症と呼ばれる（表1-2）．現在では不安定狭心症の重要な発症機序として急性冠症候群（後述）が広く知られている．

　症状と心筋虚血の証明から診断がつけば抗血小板剤を開始するとともにリスク評価を行い冠動脈造影および血行再建の適応を考慮する．

冠攣縮性狭心症

　冠動脈の機能的狭窄（冠攣縮）に伴う一過性の血流低下による狭心症である．冠攣縮の原因として内皮機能異常，すなわち内皮細胞からの一酸化窒素産生の低下が関わっており動脈硬化の一臨床病態と考えられる．典型的な症例では安静時（特に夜間から早朝にかけて）に出現する狭心発作で，ニトログリセリンにより速やかに消失する．発作時には心電図でST上昇を伴い，過換気などにより誘発される．カルシウム拮抗剤によって抑制されるがβ遮断薬では抑制されない．診断はホルター心電図などで発作時の心電図変化を捉えるか，アセチルコリン，またはエルゴノビン負荷冠動脈造影検査で冠攣縮と症状を伴う心電図変化を証明する．

2 急性冠症候群（acute coronary syndrome：ACS）

　急性心筋梗塞を起こした責任冠動脈の狭窄度を調べた研究において，心筋梗塞は軽度〜中等度の動脈硬化病変から発症していることが1980〜90年代に相次いで報告された[7]．このことよりFusterらは，心筋梗塞の発症原因は単なる動脈硬化病変の狭窄度の進行ではなく，冠動脈内プラークの破綻に引き続いて起こる血栓による急性冠動脈内閉塞であるとする新しい疾病概念として，急性冠症候群（acute coronary syndrome：ACS）を提唱した（図1-6）．

　急性冠症候群はまずST上昇の有無でST上昇型ACS（ST上昇型急性心筋梗塞）と非ST上昇型ACSに分類され，非ST上昇型ACSはさらに心筋逸脱酵素の有無により不安定狭心症と非ST上昇

表1-2　不安定狭心症の分類（AHA1975）

定義
狭心症発作が入院3週間以内に始まり，かつ1週間以内に存在するが，新たな心筋梗塞を示す心電図所見や血清酵素値の上昇を認めない狭心症

分類	
Type I 新規労作性狭心症	新たに発症した労作性狭心症，または6ヶ月以上発作のなかったものが再発したもの
Type II 重症化した労作性狭心症	労作性狭心症の発作の頻度の増加，持続時間の延長，疼痛および放散痛の増強，軽労作でも生じやすく，ニトロ製剤の効きが悪くなったもの
Type III 新規安静狭心症	安静時に発作を生じ15分以上持続しニトロ製剤に反応しにくい場合であり，ST上昇ないし下降，T波陰転化を認めるもの

図 1-6　急性冠症候群の概念

不安定なプラークの線維性被膜の脆弱な部分が破裂した場合,血液の凝固因子は脂質コアの組織因子と接触し血栓が形成される.血栓の形成を促進する凝固系と血栓溶解に働く線溶のバランスが崩れ血栓形成が促進されると多量の血栓により閉塞性血栓症が起こる(ⓐ).
一方,壁在血栓のみの場合はプラーク破綻部位の修復が起こり,石灰化を伴うプラークに成長し,有意な狭窄を形成した場合は労作性狭心症の原因となり得る(ⓑ).
文献8より改変.

ⓐ多量血栓 → 冠動脈の完全閉塞 → 心筋梗塞 / 冠動脈は開存 → 不安定狭心症
脂質の豊富なプラーク → プラークの破綻
ⓑ少量血栓 → 破綻部位の修復 → 壁在血栓 → 動脈硬化の進展

図 1-7　急性冠症候群の初期診断と最終診断

文献9より改変.

型急性心筋梗塞に分類される(図1-7).

STの上昇の有無でACSを大きく分けるのはST上昇型急性心筋梗塞では血栓溶解剤の投与が予後を改善させるが,不安定狭心症および非ST上昇型急性心筋梗塞では血栓溶解療法による予後改善効果が得られなかったことが歴史的背景としてあるためである.

1990年代後半まで急性心筋梗塞の診断は,胸部症状および,心電図変化か心筋逸脱酵素の上昇の少なくとも1つを満たすもの,と定義されていたが,ACSの病態を考慮して定義の見直しが最近行われた(表1-3).

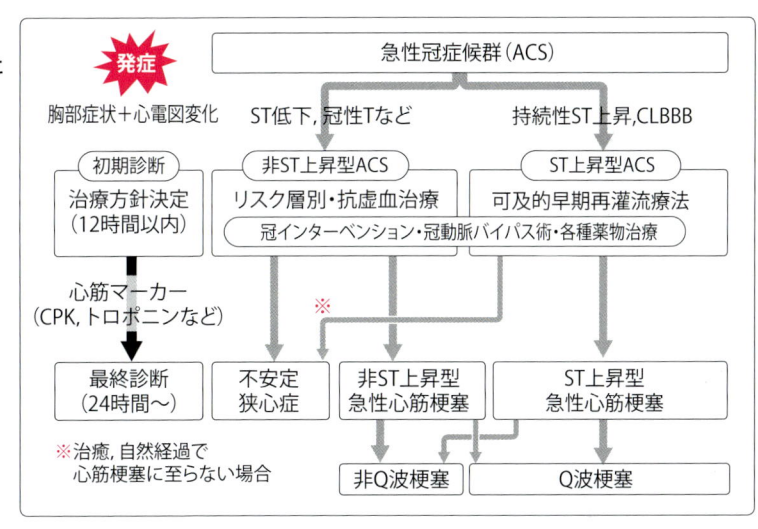

発症 → 急性冠症候群(ACS)
- 胸部症状+心電図変化 → 初期診断 治療方針決定(12時間以内)
- ST低下,冠性Tなど → 非ST上昇型ACS → リスク層別・抗虚血治療
- 持続性ST上昇,CLBBB → ST上昇型ACS → 可及的早期再灌流療法
- 冠インターベンション・冠動脈バイパス術・各種薬物治療
- 心筋マーカー(CPK,トロポニンなど)
- 最終診断(24時間〜):不安定狭心症 / 非ST上昇型急性心筋梗塞 / ST上昇型急性心筋梗塞 → 非Q波梗塞 / Q波梗塞
※治癒,自然経過で心筋梗塞に至らない場合

表 1-3　急性心筋梗塞の定義（次の1〜5のいずれかを満たすとき）

1. バイオマーカー(トロポニンが望ましい)の正常上限を超える上昇とともに以下の判定基準のうちどれか一つでも満たせば急性心筋梗塞と判断
   (1) 虚血症状
   (2) 新たな虚血を示す心電図変化(新しいST-T変化または新たな左脚ブロック)
   (3) 心電図での異常Q波の出現
   (4) 画像診断上の生存心筋の新たな消失,または新たな局所壁運動異常の出現
2. バイオマーカーを検査前か,バイオマーカーが上昇する前に突然死を起こし,虚血症状と心電図上急性心筋梗塞を疑う所見を有するか解剖所見で新鮮な血栓が証明されたとき
3. PCIの手技に関連したバイオマーカーが正常上限の3倍以上の上昇
4. CABG手術に関連したバイオマーカーが正常上限の5倍以上の上昇と心電図上の新たな異常Q波の出現,または新たな完全左脚ブロック,または血管造影上のバイパスグラフトまたは自己血管の新たな閉塞
5. 急性心筋梗塞を示唆する病理学的所見

文献10より抜粋.

5 心筋梗塞では何が起こるか

1 再灌流障害

　急性心筋梗塞の梗塞サイズを縮小し予後を改善するため，再灌流療法が広く行われているが，再灌流自体が心筋，血管に対する新たな障害を起こすことがあり，再灌流障害と言われている．臨床的には再灌流直後の胸痛の増悪，不整脈，心電図上 ST 上昇などである．

　障害を引き起こす機序として，細胞内カルシウム濃度過剰に伴う細胞障害，スーパーオキサイド（O_2^-），ハイドロキシルラジカル（$HO\cdot$）などの活性酸素や一酸化窒素（NO）などのフリーラジカル産生による障害，各種サイトカイン，エンドセリン，アラキドン酸など各種ケミカルメディエータ産生による障害，活性化好中球と血管内皮細胞の相互作用に基づく障害，細胞内浸透圧の上昇に伴う細胞破裂などが挙げられる[11]．

2 No reflow

　急性心筋梗塞に対する冠動脈形成術後に冠動脈の閉塞・狭窄は解除されているにもかかわらず，毛細血管レベルの障害のために心筋の虚血が解除されていない状態を no reflow と言う．心筋虚血による血管内皮の腫脹，心筋細胞の浮腫による圧排，変形能を失った多核白血球の塞栓による毛細血管の閉塞が原因である．また，再灌流による心筋や間質の浮腫増強，Ca^{2+} 過負荷による心筋細胞の過収縮による毛細血管の圧迫，血小板，多核白血球による塞栓が加わり no reflow 現象は進行する．

　臨床的には，冠動脈造影上，冠動脈の閉塞・狭窄は解除されているにもかかわらず，心筋コントラストエコー法により心筋染影が欠損することにより診断される．No reflow 現象を示した症例では心室性不整脈，遷延性心不全，心膜液貯留，心タンポナーデなどの梗塞後合併症が多く，院内・遠隔期予後が不良な高リスク群となる．進行性の左室拡大（左室リモデリング）の規定因子でもある[12]．

3 左室リモデリング

　心筋梗塞後に左室が梗塞部，非梗塞部を含めた構造変化をきたし結果的に左室の拡大を起こすこと（図 1-8）．心筋梗塞後に生じる左室再構築の機序には，大きく分けて梗塞部に生じる壁の菲薄化および拡張（expansion）と，梗塞後の比較的後期より生じる非梗塞部の容量負荷心肥大によるものとがある．左室リモデリングは心筋梗塞後の重要な予後規定因子であり，リモデリング予防のため早期 ACE 阻害剤，β遮断薬などの導入が推奨されている．

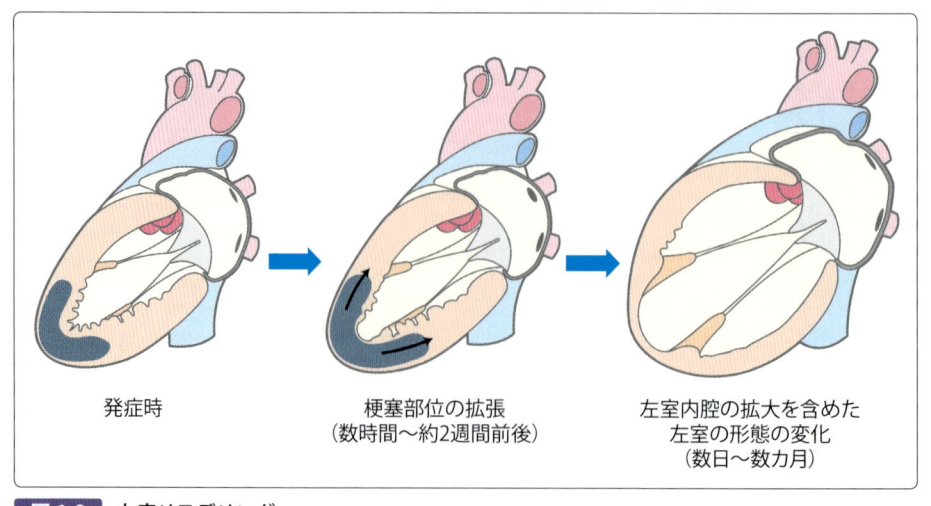

発症時 → 梗塞部位の拡張（数時間～約2週間前後） → 左室内腔の拡大を含めた左室の形態の変化（数日～数カ月）

図 1-8 左室リモデリング
文献 13 より改変引用．

4 機械的合併症

〔詳細は「3 心筋梗塞の合併症」(p.31～)，「10 冠動脈疾患に対する外科治療」(p.133～) を参照〕

a 左室自由壁破裂および心室中隔穿孔

左室自由壁破裂は梗塞後1～3週間（大多数は1～4日）で発症する．突然のショックで発症し急速に死に至る破裂（blow-out）型と心膜腔内に貯留する血液により徐々にタンポナーデをきたす亜急性（oozing or delayed）型に分類される．心室中隔穿孔も多くは梗塞後1週間以内に起こる．新たに汎収縮期雑音が出現したことで疑われ，急激に生じる左右シャントのために心原性ショックあるいは両心不全が出現する．それぞれの病態で心エコーでの心嚢液貯留，およびカラードプラでの短絡血流の証明は診断的価値が高い．

b 乳頭筋断裂

乳頭筋断裂は，急性僧帽弁逆流による急激な血行動態の悪化をもたらし緊急手術の適応となる．突然の収縮期雑音で疑われ，心エコーで高度の僧帽弁逆流と断裂した乳頭筋を検出すれば診断は確定する．前乳頭筋は左前下行枝と左回旋枝の2枝支配であることから虚血に陥りにくいのに対し，後乳頭筋は右冠動脈あるいは左回旋枝のいずれか1本から栄養されるため，虚血に陥りやすい．このことから後乳頭筋の方が3～6倍断裂の頻度が高い．小さな下壁梗塞でも発症する．

c 心室瘤

心室瘤は，梗塞後心室壁が菲薄化して瘤状に突出した状態で，心ポンプ機能を阻害するとともに血栓を生じやすく，また不整脈も発生しやすくなるため，外科的治療も必要となる重要な合併症である．瘤壁に筋層が存在している真性心室瘤と，破裂あるいは解離によって筋層が欠落し心膜組織のみからなる仮性心室瘤に大別される．前壁梗塞例での心尖部に好発し，再疎通療法未施行例に多い．診断には心エコー検査や左室造影検査が有用である．臨床的には，真性瘤では壁在血栓の形成，左心機能低下，心室性不整脈の起源が問題となり，仮性心室瘤は心破裂の危険が高いため迅速な診断が求められ，早期外科的修復の適応となる．

6 慢性虚血

冠動脈疾患において，局所に心室壁運動異常が認められる場合は，その多くがその局所の梗塞のためであり，無収縮の場合は貫壁性梗塞，低収縮の場合は非貫壁性梗塞と見なされる．しかし，局所が梗塞に陥っていない場合でも壁運動異常を生じることがある．これには，冬眠心筋（hibernating myocardium）と気絶心筋（stunned myocardium）がある．

1 冬眠心筋（hibernating myocardium）とは

壊死は免れているが冠動脈に高度狭窄があり，収縮力を主体とした機能は障害されている心筋．血行再建による冠循環の改善により収縮能の回復が期待できる．冬眠心筋では，心筋は減少した血流に合わせて代償性に収縮性を低下させていると考えられている．血行再建後の冬眠心筋の収縮能の回復過程は様々で数日から数ヶ月にわたる．長時間の冬眠状態にあった心筋ほど血行再建後の回復に時間がかかる傾向にある．

2 気絶心筋（stunned myocardium）とは

短時間の強い虚血にさらされた後，虚血が解除されても収縮力の回復が遅れている心筋．通常，数時間以内に経時的に回復するが，心筋梗塞再灌流療法後では数日から数週間持続する．心筋梗塞症例では梗塞巣の周辺に分布する．気絶心筋では心筋灌流は回復しているのに比し冬眠心筋では心筋灌流が制限されている．

実際の臨床では冬眠心筋と気絶心筋が共存している場合も少なくない．

3 心筋 viability

心筋梗塞や高度の心筋虚血によって心筋収縮力の消失ないしは低下した状態であっても，何らかの方法によって心筋の虚血領域に再灌流させることにより心機能の回復可能な状態を心筋 viability ありとする．心筋 viability を評価することは機能不全に陥った心筋の血流改善により機能不全の回復が可能か否かを予測し，血行再建の適応を検討する際に重要である．

表 1-4 各種検査の心筋 viability の検出能

	感度 (%)	特異度 (%)
低用量ドブタミン負荷心エコー	84	81
TL-201 安静-再分布	90	54
TL-201 再静注法	86	47
Tc99m MIBI	83	69
F-18FDG PET	88	73

文献 14 より引用．

冬眠心筋の診断には心筋シンチグラム，薬剤負荷心エコーなどが用いられる．虚血の診断の項でも述べたように心筋シンチグラムは薬剤の管理，高価な設備などの点で使用できる施設は限られるが，薬剤負荷心エコーはドブタミンなど比較的安価な薬剤を使用してルーチンの検査の合間にも施行できる手軽さがある一方，画像の記録，評価に熟練を要することなどが課題として挙げられる．最近は壁運動をより客観的に評価する手段としてスペックルトラッキングを用いたストレインイメージが用いられている．ドブタミン負荷心エコーでは低用量で心筋 viability，高用量で心筋虚血の有無を評価できる．しかし冬眠心筋のドブタミン負荷心エコーは，慢性的な低灌流により引き起こされた不全心筋の収縮予備能低下を低灌流状態が持続したままで心筋虚血を悪化させる陽性変力薬により検出しようとしており，結果の解釈には注意を要する．すなわち，ドブタミン負荷により急速に心筋虚血が急速に増悪し，収縮予備能が隠蔽される可能性もある．表 1-4 に各種検査の心筋 viability に関する感度，特異度を示す．

文献

1) Hozumi TJ: Noninvasive assessment of coronary flow velocity and coronary flow velocity reserve in the left anterior descending coronary artery by Doppler echocardiography: comparison with invasive technique. Am Coll Cardiol 32: 1251-1259, 1998
2) Gould KL, et al: Effects of coronary stenoses on coronary flow reserve and resistance. Am J Cardiol 34: 48-55, 1974
3) Sonnenblick, et al: Oxygen consumption of the heart. Newer concepts of its multifactoral determination. Am J Cardiol 22: 328-336, 1968
4) Guidelines on the management of stable angina pectoris: executive summary: The Task Force on the Management of Stable Angina Pectoris of the European Society of Cardiology. Eur Heart J 2006: 27, 1341-1381
5) Pislaru C, et al: Higher myocardial strain rates during isovolumic relaxation phase than during ejection characterize acutely ischemic myocardium. J Am Coll Cardiol 40: 1487-1494, 2002
6) Ishii K, et al: Diagnosis of coronary artery disease by detection of post-ischemic diastolic dyssynchrony after treadmill exercise using strain image derived from 2D speckle traking. J Am Coll Cardiol 49(9) suppl.: 177A, 2007
7) Falk E, et al: Coronary plaque disruption. Circulation 92: 657-671, 1995
8) Fuster V, et al: The pathogenesis of coronary artery disease and the acute coronary syndromes. N Engl J Med 326: 242-250, 1992
9) 循環器病の診断と治療に関するガイドライン．ST 上昇型急性心筋梗塞の診療に関するガイドライン（2006-2007 年度合同班研究報告）．
10) Thygesen K, et al: Universal definition of myocardial infarction. Eur Heart J 28: 2525-2538, 2007
11) 藤原久義，他：特集 急性心筋梗塞 I. 発生機序と病態 2. 再灌流障害と stunned myocardium．日本内科学会雑誌 81: 1159-1163, 1992
12) Ito H: No-reflow phenomenon and prognosis in patients with acute myocardial infarction. Nat Clin Pract Cardiovas Med 3: 499-506, 2006
13) Jessup M, et al: Heart Failure. N Engl J Med 348: 2007-2018, 2003
14) Bax, et al: Accuracy of currently available techniques for prediction of functional recovery after revascularization in patients with left ventricular dysfunction due to chronic coronary artery disease: comparison of pooled data. J Am Coll Cardiol 30: 1451-1460, 1997

2 壁運動評価
壁運動異常と責任冠動脈

冠動脈疾患の局所壁運動異常は，冠動脈の解剖学的支配に応じて出現することを特徴とする．よって冠動脈疾患の壁運動評価を正しく行うには，冠動脈の解剖学的構造を理解することが大切である．冠動脈支配の関係が理解できれば，局所壁運動の評価から冠動脈病変の部位や閉塞状況まで診断することが可能である．ここでは冠動脈支配の解剖学的関係を心エコーでの各断面において説明し，さらに局所壁運動評価からどのように病態を解釈するかを述べる．

1. 冠動脈疾患の壁運動異常
2. 局所壁運動の評価
3. 局所壁運動評価と左室分画
4. 心エコー各断面における冠動脈の走行と支配領域
5. 急性心筋梗塞における責任病変と壁運動異常

1 冠動脈疾患の壁運動異常

- 冠動脈血流が低下した場合，局所心筋の収縮は冠灌流圧の低下にほぼ比例して低下する（図 2-1）[1]．
- 虚血の程度により局所壁運動は

    正常→拡張能低下→収縮時相のずれ（dyssynchrony）→壁運動低下（hypokinesis）→壁運動消失（akinesis）→ dyskinesis

    の順に低下していく．
- 冠動脈が閉塞すると局所心筋の収縮は直ちに低下し，1分以内に閉塞前の20%以下に低下する（図 2-2）[1]．

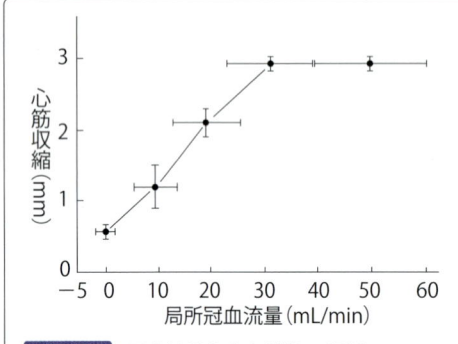

図 2-1 冠血流量と心収縮能の関係
イヌの冠動脈左前下行枝に狭窄部位を作成，局所への冠血流量（横軸）を減少させた場合の，局所心筋長の心周期における収縮（縦軸）を示す．冠血流量の低下にほぼ比例する形で局所心筋の収縮性は低下する．
文献1より引用．

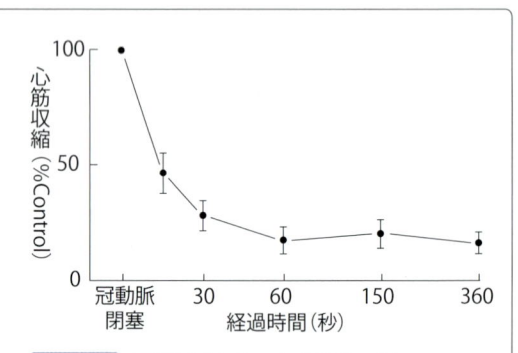

図 2-2 冠動脈閉塞後の心収縮能の低下
イヌの冠動脈左前下行枝を完全に閉塞した後の局所心筋の収縮性の時間的変化を，閉塞前の収縮性を100%として示す．冠動脈閉塞後直ちに収縮性は低下し，60秒後には閉塞前の20%まで低下する．
文献1より引用．

- 虚血に伴う局所壁運動の低下は心電図変化，胸痛の出現に比べて，より軽度の虚血で，あるいはより早期の段階で出現する〔ischemic cascade（虚血カスケード）〕（図 2-3）[2]．心筋梗塞超急性期で心電図上のST上昇が認められない段階でも，心エコーでの局所壁運動異常が認められることがある．心エコーでの局所壁運動異常は冠動脈疾患の早期診断に有用である．

図 2-3 心筋虚血に伴って経時的に生じる症候の変化（虚血カスケード）
虚血に伴って漸次出現する現象の中で，局所壁運動の低下は心電図のST変化，胸痛の出現よりも軽度・早期の段階で出現する．

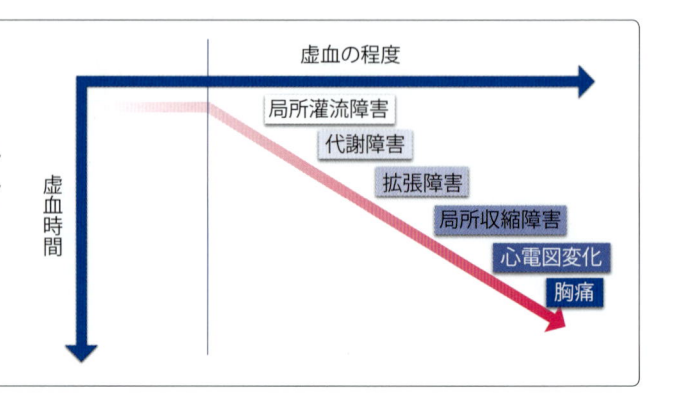

2 局所壁運動の評価

- 心エコーでは局所心筋の収縮性は局所壁運動として評価される．
- 局所壁運動は，①正常（normokinesis），②壁運動低下（hypokinesis），③高度壁運動低下（severe hypokinesis），④壁運動消失（akinesis），⑤ dyskinesis の5段階に分けて評価することが多い（図 2-4）．

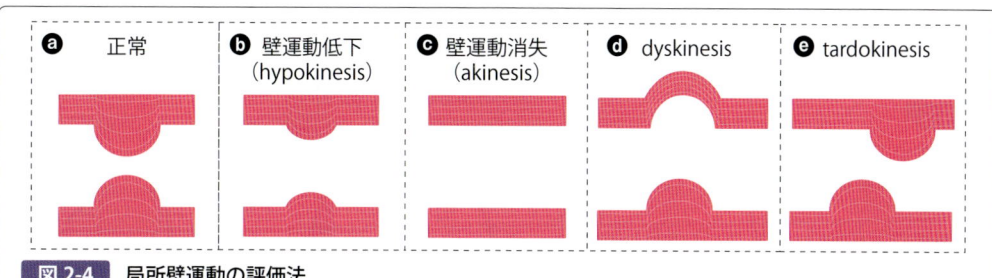

図 2-4 局所壁運動の評価法
局所壁運動の評価として，ⓐ正常（normokinesis），ⓑ壁運動低下（hypokinesis），ⓒ壁運動消失（akinesis），ⓓ dyskinesis，および，ⓔ tardokinesis を模式的に示す．壁運動低下と壁運動消失の間に高度壁運動低下（severe hypokinesis）を設定することが多い．

▶ Dyskinesis は心筋自体に収縮が認められず，収縮期に左室内圧の上昇により外側へ突出するような動きを示すことをいう．心尖部で認めることが多いが，それ以外の領域でも認められる．

▶ 上記の5段階の評価以外に収縮時相の遅れを呈する場合を tardokinesis と評価することもある（図 2-4ⓔ）．

- 局所壁運動は心内膜境界の移動や，心周期に一致した壁厚変化で評価する．心内膜境界の移動で評価することが多いが，周囲の心筋の収縮に影響されて評価が不正確になることもある．
- 心室は心収縮期に一致して壁厚が変化し，心腔方向へは収縮期に壁厚は増加する．局所壁運動は心内膜境界の移動よりも収縮期の壁厚増加を指標として評価する方が正しい．
- 正常では収縮期に壁厚は拡張期に比べて30%以上増加する．収縮期の壁厚増加が30%以下の場合が局所壁運動異常であり，壁厚増加が10〜30%の場合を hypokinesis，10% 未満の場合を severe hypokinesis とする[3]．ただし目視法による壁厚変化の評価には限界がある．
- 目視法では severe hypokinesis と hypokinesis の鑑別が難しいため，壁運動正常と壁運動消失の間はすべて hypokinesis とすることもある．アメリカ心エコー図学会（ASE）のガイドラインでも壁運動異常のスコア化において severe hypokinesis は設けず，hypokinesis のみとしている．ただし一般には severe hypokinesis と hypokinesis に分けていることが多い[4]．上述の壁厚変化による hypokinesis，severe hypokinesis の基準も ASE の別のガイドラインに基づいたものである[3]．
- これらの評価については施設で一定の基準を設けておくことが望ましい．

3 局所壁運動評価と左室分画

- 心エコーでの局所壁運動の評価は，基本断面において左室をいくつかの領域に分画し，各領域の壁運動を評価することで行う．
- 左室領域の分画としてはアメリカ心エコー図学会（ASE）による16分画または17分画モデルが用いられることが多い（図2-5）[4]．このモデルは左室領域を冠動脈の支配領域に基づいて分画したものであり，冠動脈疾患の局所壁運動評価に適している．

図2-5 アメリカ心エコー図学会（ASE）推奨の左室分画モデル

ASEの推奨による左室全体を17分画モデルを示す．冠動脈支配を考えて決定した分画であり，各断面における領域ごとの支配血管を示している．
文献4より改変引用．

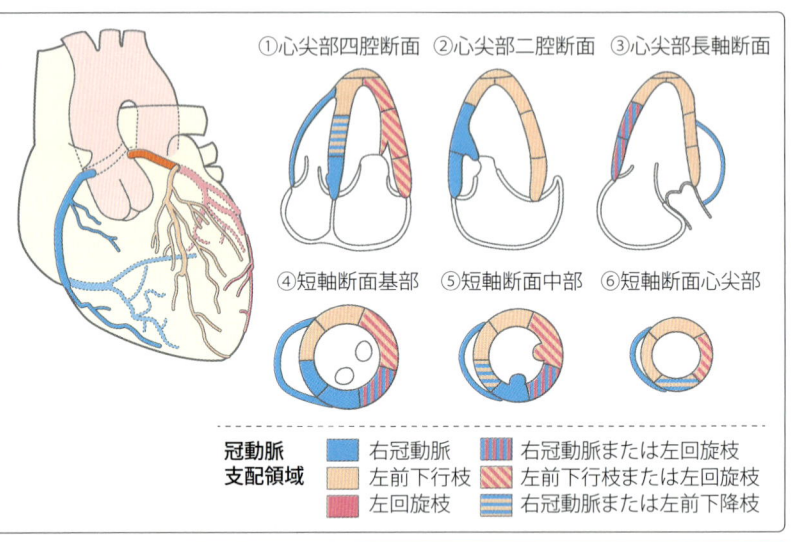

①心尖部四腔断面　②心尖部二腔断面　③心尖部長軸断面
④短軸断面基部　⑤短軸断面中部　⑥短軸断面心尖部

冠動脈支配領域：
- 右冠動脈
- 左前下行枝
- 左回旋枝
- 右冠動脈または左回旋枝
- 左前下行枝または左回旋枝
- 右冠動脈または左前下降枝

> ⚠ 冠動脈の走行と支配領域について，巻頭の折込付録にもまとめているので参照されたい．

- 16分画モデルは心尖部を2分画とし，さらに真の心尖部を加えたものが17分画モデルである．しかし真の心尖部は元々動きがなく壁運動として評価することは困難である．17分画モデルは心筋コントラストエコーなどによる心筋灌流評価のためのモデルであり，局所壁運動評価には16分画モデルが適する[4]．
- 左室の壁運動異常を半定量的に評価するために壁運動異常をスコア化することが推奨される．スコア化にはいくつかの方法があり，ASEが推奨する方法では各領域の局所壁運動を

正常/過収縮	1
壁運動低下（hypokinesis）	2
壁運動消失（akinesis, 無視できるほどの収縮を示すものも含む）	3
dyskinesis	4
心室瘤形成（aneurysmal）	5

とスコア化する[4]．スコアの総和を左室の壁運動スコア（wall motion score），それを観察した分画の数で割って求めた平均値を壁運動スコア係数（wall motion score index）とする．

4 心エコー各断面における冠動脈の走行と支配領域

- 冠動脈疾患における壁運動異常は心筋虚血が生じている領域に出現する（陳旧性心筋梗塞の場合は以前に生じた領域）．心筋虚血は冠動脈の病変部位より末梢側にのみ生じる．したがって冠動脈疾患の局所壁運動異常を評価するためには，心エコー上で冠動脈がどのように走行し，各領域が冠動脈のどの部位から血液を灌流されているかを理解する必要がある．
    - ▶ ASE の 17 分画モデルも冠動脈の支配領域に基づいて決められている．このモデルについても冠動脈の走行に基づいて考えると理解しやすくなる（付録参照）．
- 急性心筋梗塞においては責任部位より末梢領域のすべての領域に何らかの局所壁運動異常が認められるのが基本である．よって局所壁運動異常を示す領域を正しく評価することで責任病変を推定することが可能である．ただし側副血行路の発達や責任病変の閉塞状態（完全閉塞か，わずかに血流が残存しているか）により違いが生じる．
- 冠動脈再疎通療法を行った心筋梗塞症例では，その後の回復の程度により壁運動異常の有無は決定される．局所壁運動異常が残存する領域は責任病変より末梢の支配領域（リスク領域）であることを示すが，リスク領域内でも再疎通により壁運動が正常化する場合もある．よって陳旧性心筋梗塞では局所壁運動異常から病変枝を求めることは可能であるが，病変部位を推定することは困難である．
- 狭心症の場合は領域ごとの虚血の程度によって壁運動異常の有無が決定される．安静時には壁運動異常を認めないことが多いが，高度狭窄例では安静時でも壁運動を認めることもある．その場合も虚血のより高度な末梢側のみに壁運動異常が生じることが多い．狭心症でも局所壁運動異常から病変枝は推定できても病変部位はわからない．
- 狭心症については負荷により心筋虚血が生じても，局所壁運動異常は病変枝の末梢領域のみに出現することが多い．よって負荷心エコーでは病変枝は評価できても病変部位の推定は困難である．

- 以下の項目で心エコー基本断面における冠動脈走行と各領域への血流支配を示す．この解剖学的関係が冠動脈疾患の局所壁運動の基本である．

❶ 胸骨左縁左室短軸断面における冠動脈走行と血流支配

- 胸骨左縁左室短軸断面では左冠動脈はおおよそ3時の方向から入り，左前下行枝が前壁を，左回旋枝が後側壁に血液を灌流する．左前下行枝に支配される領域でも自由壁は対角枝で，中隔領域は左前下行枝本幹からの中隔枝で灌流される（図 2-6）．
- 右冠動脈は9時方向から入り，右室後壁を右室枝が，下壁領域の中隔側を #4PD が，後壁側を #4PL が灌流する．
- 右冠動脈と左回旋枝の大きさのバランスには個体差があり，特に後壁領域については右冠動脈で灌流される場合と左回旋枝で灌流される場合がある．

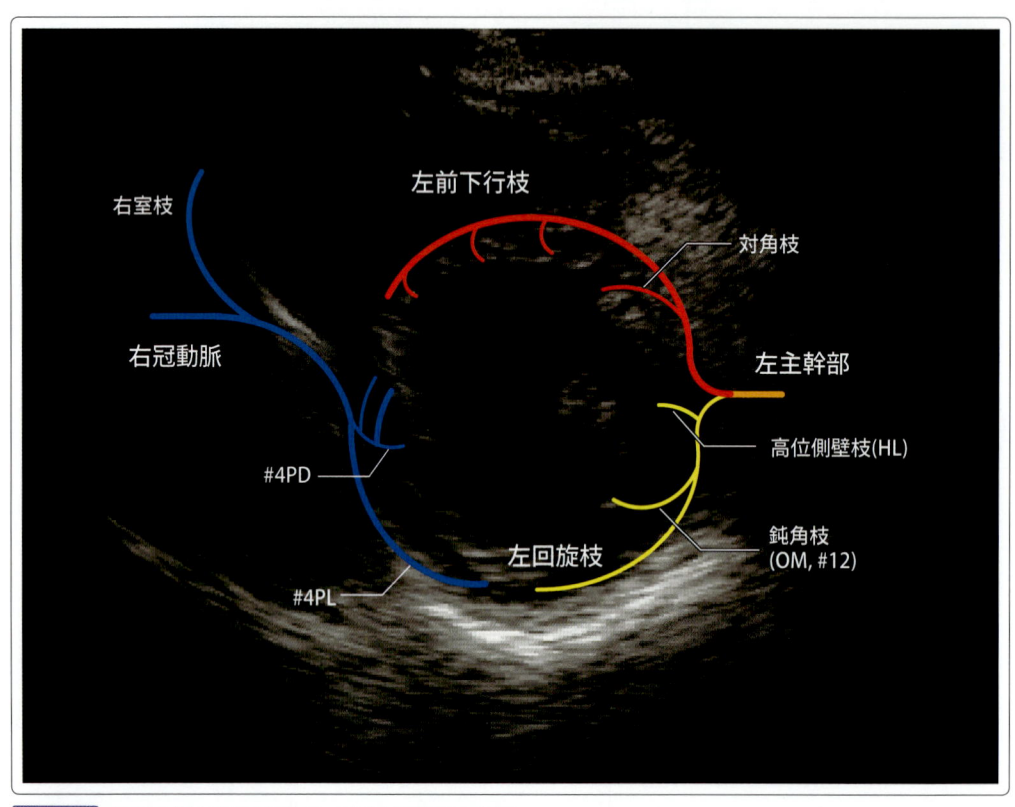

図 2-6 胸骨左縁左室短軸断面における冠動脈の走行

左右冠動脈の走行を模式的に示す．実際の冠動脈の走行には個人差もあり，必ずしも図と一致しない場合がある．特に左回旋枝と右冠動脈による後壁領域の支配範囲は個人差が大きい．

❷ 心尖部四腔断面における冠動脈走行と血流支配

- 心尖部四腔断面は主に左前下行枝（中隔枝）および左回旋枝の支配領域に相当する．ただし中隔基部は右冠動脈 #4PD に灌流される（図 2-7）．
  - 心尖部四腔断面は冠動脈造影の第 2 斜位に相当し，冠動脈走行も第 2 斜位での像に一致する（図 2-8）．

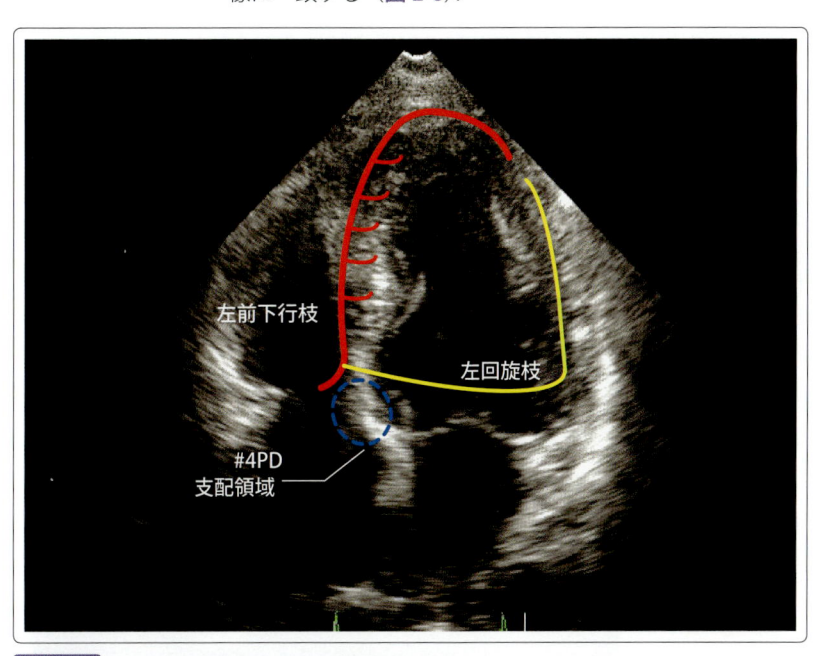

図 2-7　心尖部四腔断面における冠動脈の走行
心尖部四腔断面における左冠動脈の走行を模式的に示す．心尖部四腔断面で認められる領域は主に左冠動脈で支配される．ただし心室中隔の基部のみは右冠動脈 #4PD 枝で支配される．

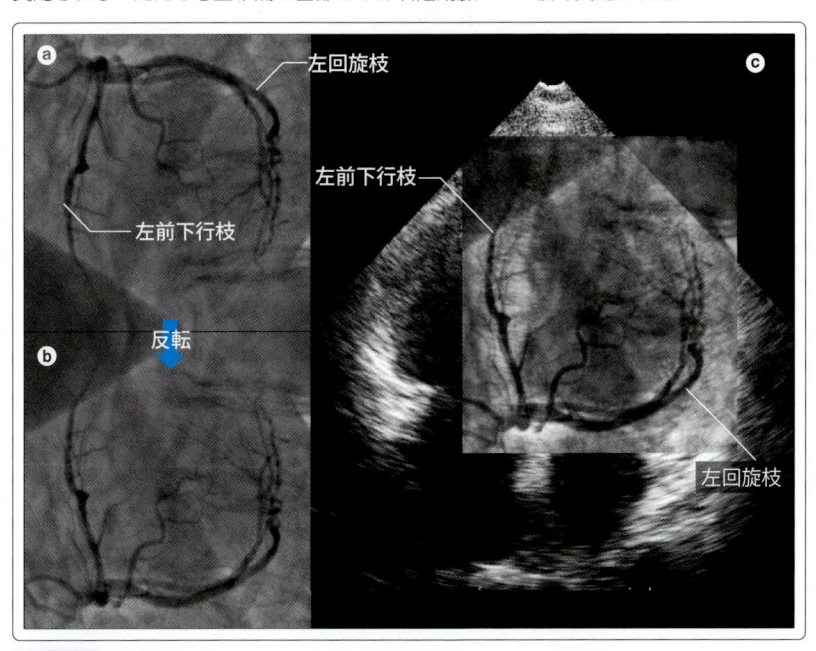

図 2-8　冠動脈造影と心エコー基本断面の関係：心尖部四腔断面
心尖部四腔断面は冠動脈造影の第 2 斜位に相当する．第 2 斜位像（ⓐ）を上下反転し（ⓑ），心尖四腔像に重ね合わせた（ⓒ）．

4　心エコー各断面における冠動脈の走行と支配領域

❸ 心尖部二腔断面における冠動脈走行と血流支配

- 心尖部二腔断面は下壁および自由壁領域がそれぞれ右冠動脈ならびに左前下行枝の支配領域に相当する（図2-9）.
  ▶ 心尖部二腔断面は冠動脈造影の第1斜位に相当する（図2-10）.
- 左前下行枝支配領域のうち，心尖部以外の領域は自由壁領域であり，対角枝に灌流される領域である．心尖部領域のみは左前下行枝本幹末梢により灌流される．
  ▶ ASEのガイドライン[4]では自由壁領域は左前下行枝支配とのみ示されているが（図2-5），対角枝に支配される領域であることは左室の解剖学的構造からも明らかである．図2-10に示した冠動脈造影での第1斜位像でも対角枝が支配していることが示される．

図 2-9 心尖部二腔断面における冠動脈の走行

心尖部二腔断面における左右冠動脈の走行を模式的に示す．左側の下壁領域は右冠動脈で灌流される．右側の自由壁領域～心尖部は左前下行枝の支配領域であるが，自由壁を灌流するのは左前下行枝から分岐した対角枝である．

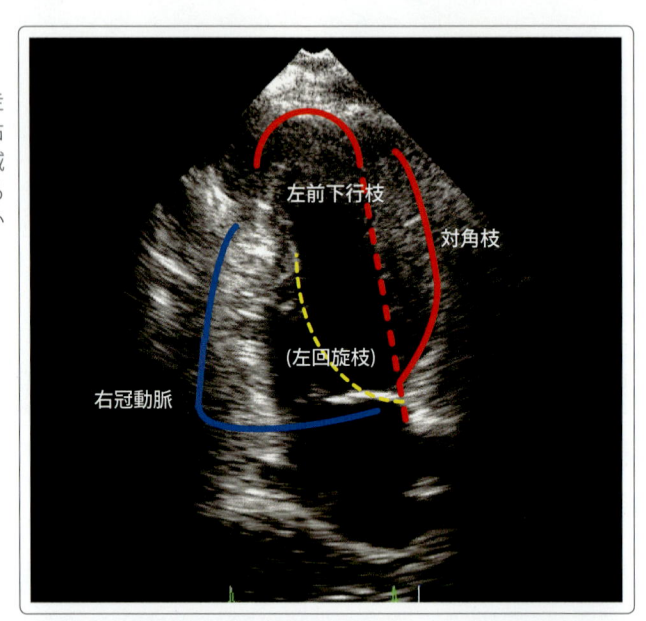

図 2-10 冠動脈造影と心エコー基本断面の関係：心尖部二腔断面

心尖部二腔断面は冠動脈造影の第1斜位に相当する．第1斜位像(ⓐ)を上下反転し(ⓑ)，心尖部二腔断面に重ね合わせた像において(ⓒ)．第1斜位像の対角枝が自由壁領域に対応している．

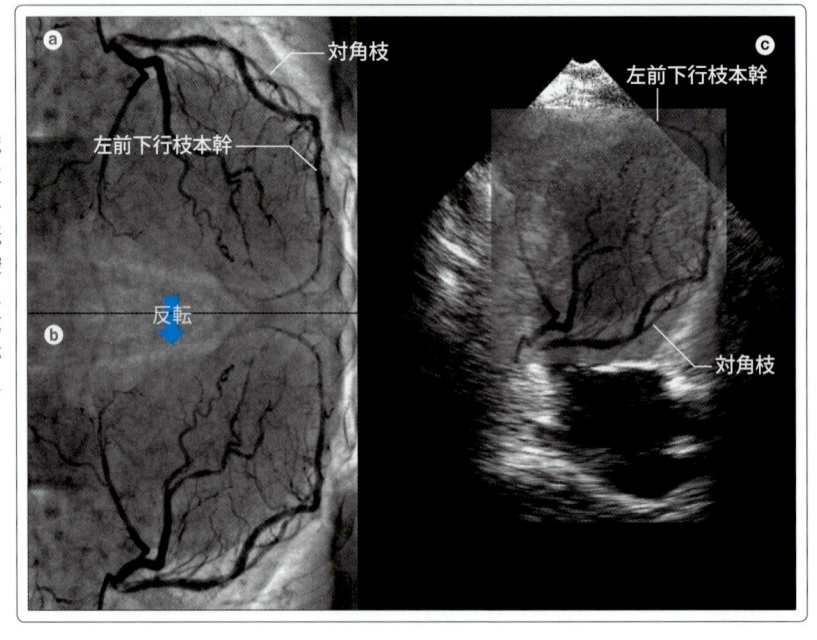

④ 心尖部左室長軸断面における血流支配

- 17分画モデルの像（図 2-5）で示すように，心尖部左室長軸断面は左前下行枝および左回旋枝／右冠動脈の支配領域に相当する．
- 左前下行枝領域は主に本幹（に由来する中隔枝）により灌流され，心尖部は本幹末梢で灌流される（図 2-11ⓑ）．ただし心尖部より少し手前の一部は対角枝で灌流されるようである．
- 下〜後壁領域は右冠動脈支配の場合も左回旋枝支配の場合もあり，この断面での壁運動のみではどちらが責任病変であるかが判定できない．他の断面での評価と合わせて判定する．

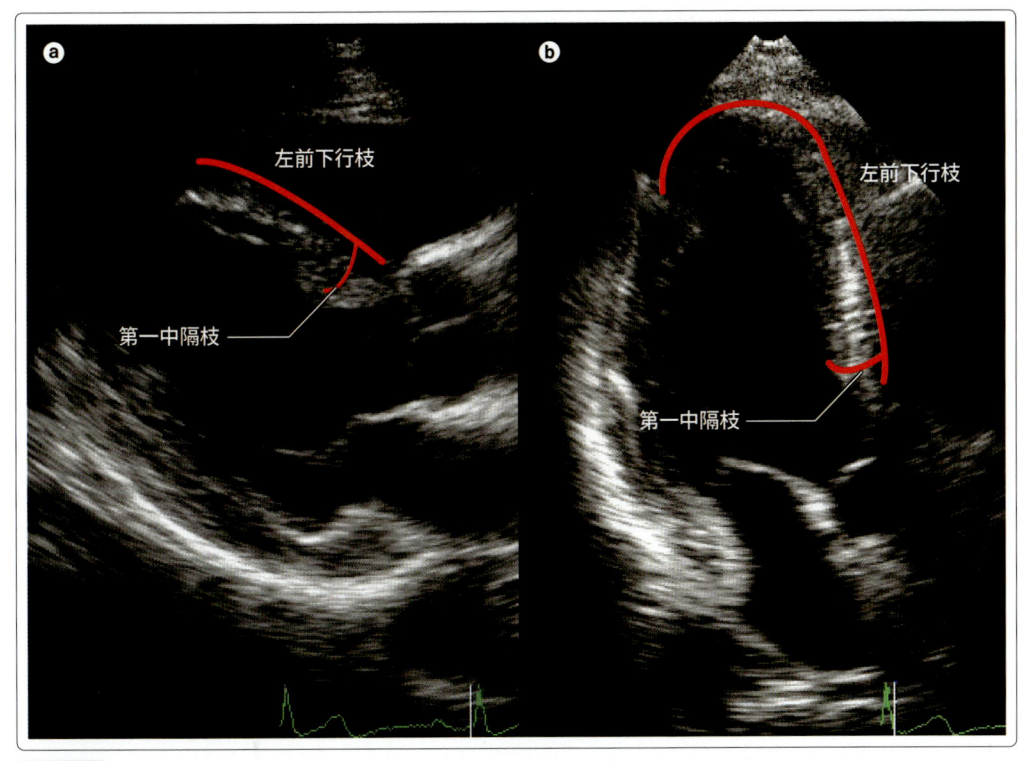

図 2-11 胸骨左縁左室長軸断面（ⓐ）・心尖部左室長軸断面（ⓑ）における左前下行枝の走行
左前下行枝の走行のみを示す．対側の領域は右冠動脈に支配される場合と左回旋枝に支配される場合があり，限定できないためこの図には示していない．

参考　冠動脈走行と心電図変化

- 急性心筋梗塞の心電図変化も胸骨左縁左室短軸断面での冠動脈走行を考えると理解しやすい．図2-12 に胸腔内における短軸像で見た左室と心電図胸部誘導の位置関係を示す．
- 心電図においては電極に向かう電流の電位は上向き，電極と反対方向に向かう電流の電位は下向きに示される．心筋障害電流である急性心筋梗塞時の ST 上昇も同様である．
- 前壁梗塞では障害電流は電極方向に向かうので各胸部誘導（主に V2〜V5）で上昇する（図2-13）．

図 2-12　胸骨左縁左室短軸断面における冠動脈の走行と心電図胸部誘導

胸郭内における心臓および冠動脈と心電図胸部誘導の位置関係を胸骨左縁左室短軸断面を用いて模式的に示した．必ずしも解剖学的に正確な位置関係ではないことに留意のこと．

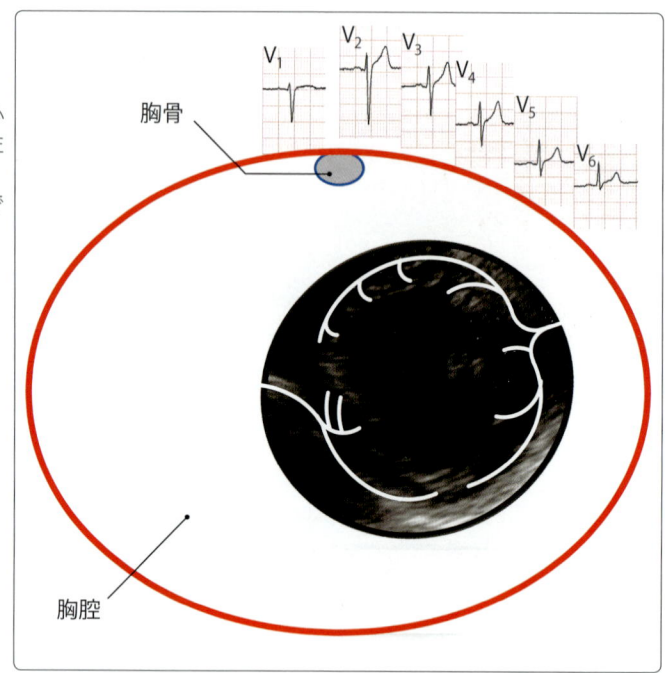

図 2-13　前壁梗塞における胸部誘導での心電図変化

左前下行枝を責任病変とする急性心筋梗塞では前壁が障害され，電極に近づく障害電流は胸部誘導（主に V2〜V5）での ST 上昇として認められる．

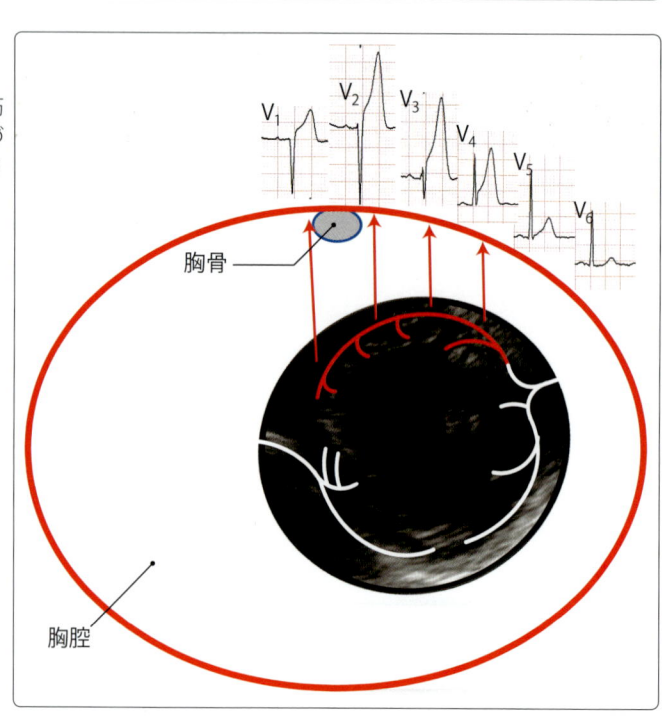

- 下壁は前胸部から見ると心臓の対側に位置することになる．そのため下壁梗塞の場合，前胸部誘導では心臓に対して下壁と対称位置にある誘導，主に V1〜V3 誘導で ST 部分が低下する（図 2-14）．
- 後壁も前胸部から見て心臓の対側にある．そのため後壁梗塞では主に V2〜V4 誘導で ST 低下を認める．一方，V5，V6 誘導は後側壁に対応した位置にあるため，ST の軽度上昇を認める場合がある（図 2-15）．
- 実際の心筋梗塞では心臓の位置関係，責任病変部位，冠動脈の支配領域の大きさなどにより前胸部誘導で ST 変化を示す誘導には違いがある．

図 2-14　下壁梗塞における胸部誘導での心電図変化

右冠動脈を責任病変とする急性心筋梗塞では下壁が障害され，電極方向から遠ざかる障害電流は胸部誘導（主に V1〜V3）での ST 低下として認められる．

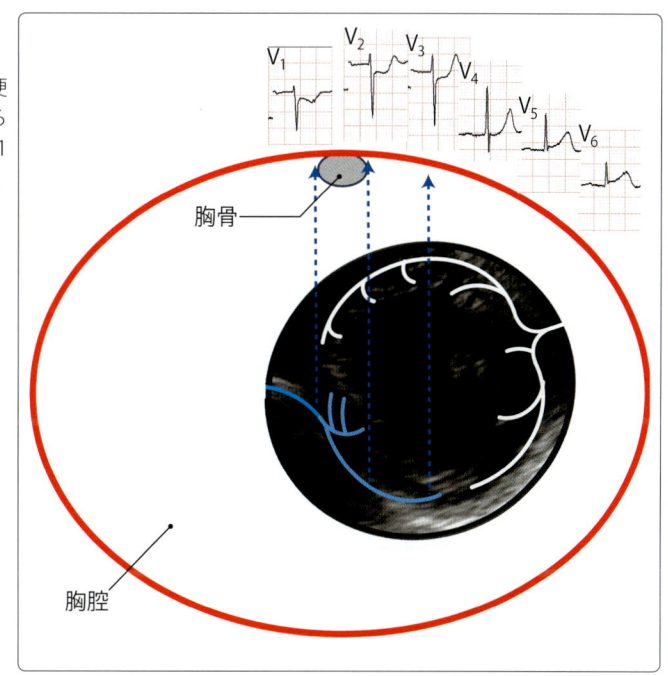

図 2-15　後壁梗塞における胸部誘導での心電図変化

左回旋枝を責任病変とする急性心筋梗塞では後壁が障害され，電極方向から遠ざかる障害電流は胸部誘導（主に V2〜V4）での ST 低下として認められる．V5，V6 誘導は後側壁に対応した位置にあり，電極に近づく障害電流として ST が軽度上昇することがある．

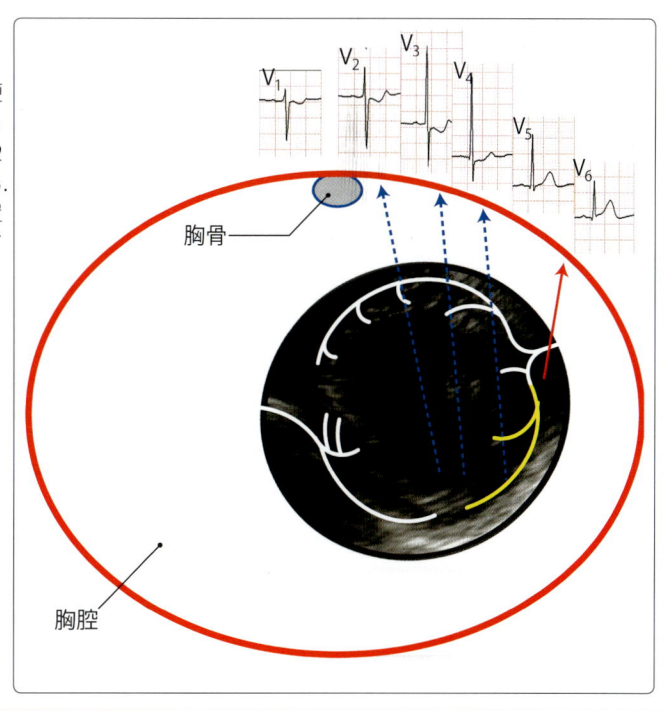

4　心エコー各断面における冠動脈の走行と支配領域

5 急性心筋梗塞における責任病変と壁運動異常

- 急性心筋梗塞では責任病変より末梢の冠動脈に支配された領域に壁運動異常が出現する．したがって後述のように局所壁運動異常の出現する範囲から責任病変を推測することが可能である．それに対し不安定狭心症を含む狭心症では，高度狭窄例で壁運動異常を認める場合でも，多くは責任冠動脈の末梢領域にのみ壁運動異常が現れる．そのため責任冠動脈については鑑別できても責任病変まで推定することは困難である．
    - ▸ 不安定狭心症では胸痛が持続している時に心エコー検査を実施できる場合もある．その場合でも責任病変部位に対応した領域全体に壁運動異常が出現することもあるが，支配領域の末梢部位のみに壁運動異常が認められることもある．
- 急性心筋梗塞では壁運動異常は閉塞部位より末梢側の冠動脈に灌流される領域のほぼ全体に現れ，支配領域よりも近位側の壁運動は正常に保たれる．そのため，正常な壁運動の領域と壁運動が低下する領域の境界が冠動脈の閉塞部位に対応していることになる．壁運動異常が出現する境界を見出し，その部分が冠動脈のどの部分で灌流されているかがわかれば，そこが責任病変であると推測できる．
    - ▸ 側副血行路や冠動脈の閉塞状態により急性心筋梗塞でも壁運動異常の領域が全て壁運動消失（akinesis）を呈するわけではない．壁運動低下（hypokinesis）であっても局所壁運動異常があればそこは虚血領域＝責任病変より末梢領域と考える．
- 以下の項目では責任冠動脈ごとに，冠動脈責任病変の位置を推定する方法を述べる．ただしこれらは一枝病変で側副血行路による影響が小さい場合を想定している．
    - ▸ 実際には側副血行路などの存在により単純に推定できない場合もある．急性心筋梗塞では多枝病変例も多く，複数の冠動脈支配領域に壁運動異常が認められることもある．

1 左前下行枝を責任血管とする急性心筋梗塞（前壁梗塞）

- 左前下行枝を責任血管とする急性心筋梗塞では壁運動異常は心尖部〜前壁中隔（〜左室自由壁）領域に出現する．左室自由壁領域に壁運動異常があるかは責任病変部位が対角枝より手前か否かによって決まる．
- 局所壁運動異常の分布をみることにより責任病変が左前下行枝近位部（AHA分類の#6）か中部（AHA分類の#7）かを推定できる．
    - ▸ 冠動脈についてのAHA分類では左前下行枝の第一中隔枝より近位部を#6，第一中隔枝より遠位部を#7と分類する．
- 図2-11で示したように胸骨左縁左室長軸断面および心尖部左室長軸断面で第一中隔枝は中隔基部を灌流する．責任病変が左前下行枝近位部（#6）の場合，左前下行枝の第一中隔枝領域である中隔基部領域も含めて壁運動が低下する．

遠位部の場合，第一中隔枝領域の血流は維持されるため中隔基部の収縮は保たれる．よって胸骨左縁左室長軸断面および心尖部左室長軸断面で中隔基部に壁運動異常があれば責任病変は #6，なければ #7 と推測される（図 2-16，図 2-17，▶動画 2-1，▶動画 2-2）．

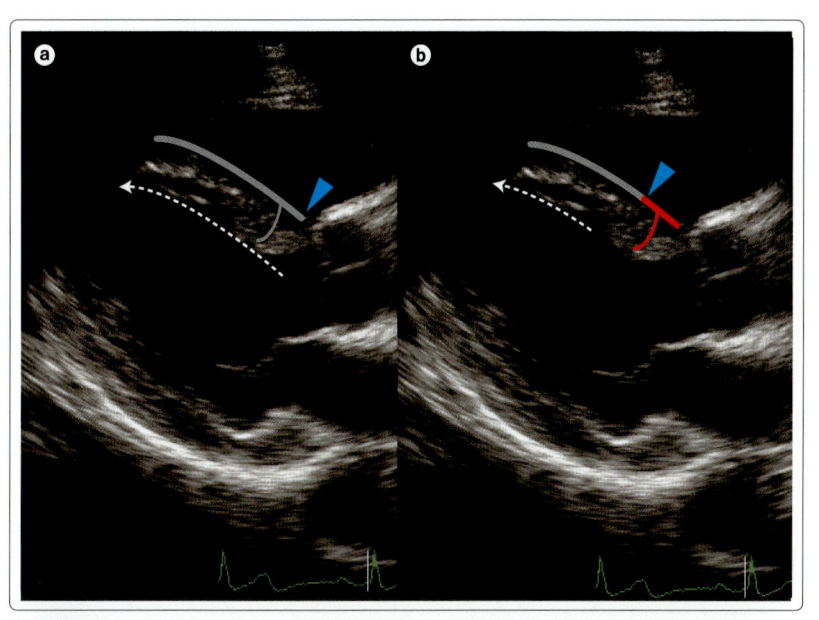

図 2-16 ▶動画 **前壁梗塞における責任病変と壁運動異常：胸骨左縁左室長軸断面**
矢印で閉塞部位，灰色で血流の途絶した血管部位，破線で壁運動異常の現れる範囲を示す．胸骨左縁左室長軸断面において第一中隔枝は中隔基部を灌流する．前壁梗塞において中隔基部の壁運動も低下している場合は左前下行枝近位部(#6, ⓐ，▶動画 2-1)，中隔基部の壁運動が保たれている場合は中部(#7, ⓑ，▶動画 2-2)が責任病変と考えられる．

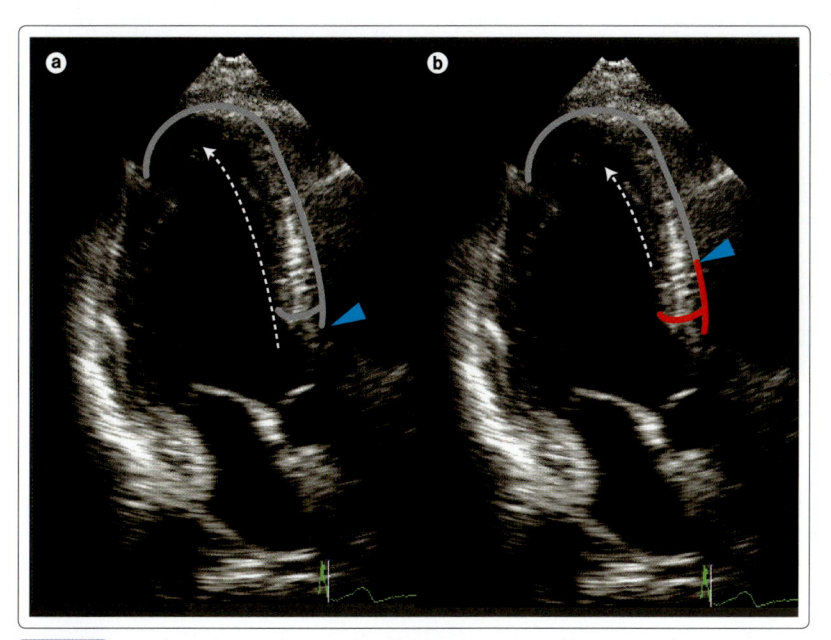

図 2-17 前壁梗塞における責任病変と壁運動異常：心尖部左室長軸断面
心尖部左室長軸断面でも胸骨左縁左室長軸断面と同じく第一中隔枝は中隔基部を灌流する．よって中隔基部の壁運動も低下している場合は左前下行枝近位部(#6, ⓐ)，中隔基部の壁運動が保たれている場合は中部(#7, ⓑ)が責任病変と考えられる．

❷ 左回旋枝を責任血管とする急性心筋梗塞（後壁梗塞）

- 左回旋枝を責任血管とする急性心筋梗塞では壁運動異常は側壁〜後壁領域に出現する．ただしその範囲のどの領域に壁運動異常が認められるかについては責任病変の部位によって決まる．また左回旋枝の大きさ（＝右冠動脈とのバランス）によって，後壁が含まれない場合や下壁領域まで拡がる場合もある．壁運動異常の分布のみからでは責任動脈が右冠動脈か左回旋枝を区別することが困難なこともある．

- 左回旋枝については壁運動異常の範囲から責任病変が #11 か #12 か #13 かを区別できる．
    - ▶ 冠動脈の AHA 分類では左回旋枝からの枝である鈍角枝（OM 枝）を #12 とし，左回旋枝本幹で鈍角枝が分岐するより手前を #11，分岐した以降を #13 とする．

- 胸骨左縁左室短軸断面で鈍角枝の支配領域（#12 領域）とそれ以降の #14 の支配領域に壁運動異常が認められれば責任病変は #11 と考えられる（図 2-18 ⓐ，▶動画 2-3）．#12 支配領域のみの場合は #12 が（図 2-18 ⓑ，▶動画 2-4），#14 領域のみの場合は #13 が責任病変の可能性が高い（図 2-18 ⓒ，▶動画 2-5）．

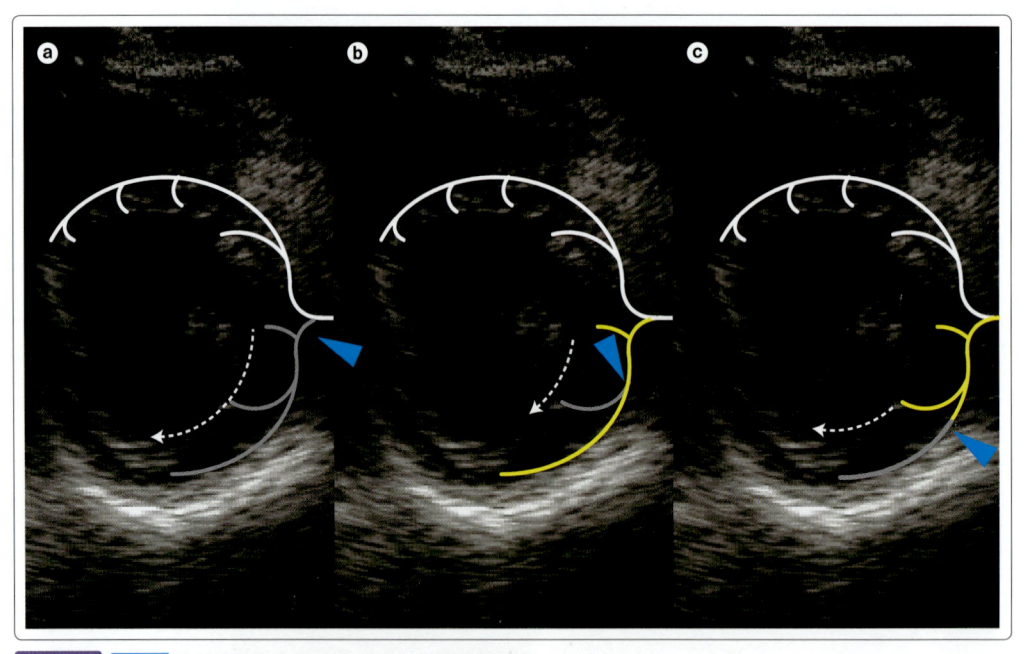

図 2-18 ▶動画 **後壁梗塞における責任病変と壁運動異常**
矢印で閉塞部位，灰色で血流の途絶した血管部位，破線で壁運動異常の現れる範囲を示す．胸骨左縁左室短軸断面で鈍角枝の支配領域（#12 領域）とそれ以降の #14 の支配領域に壁運動異常が認められれば責任病変は #11 と考えられる（ⓐ，▶動画 2-3）．#12 支配領域のみの場合は #12 が（ⓑ，▶動画 2-4），#14 領域のみの場合は #13 が（ⓒ，▶動画 2-5）責任病変と考えられる．

❸ 右冠動脈を責任血管とする急性心筋梗塞（下壁梗塞）

- 右冠動脈を責任血管とする急性心筋梗塞では壁運動異常は下壁～後壁領域に出現する．ただし右冠動脈の大きさ（＝左回旋枝とのバランス）によって後壁の壁運動は保たれる場合や壁運動異常が側壁の近くまで拡がる場合もある．
- 右冠動脈については責任病変が右冠動脈近位部（#1）か中部（#2）以降かを区別する．
    ▶ 冠動脈のAHA分類では最初の右室枝が分岐するより手前を#1とする．
- 右冠動脈近位部（#1）を病変とする場合は右室の壁運動異常を伴う（図2-19，▶動画2-6）．よって右室の壁運動異常を伴う場合を#1，右室の壁運動が正常の場合は#2が責任病変と考えられる．
- 右室壁の1/3（前壁）は左冠動脈，2/3（側壁～後壁側）は右冠動脈右室枝で灌流される．よって下壁梗塞では右室後壁の壁運動を見るべきである．そのために，右室は心尖部四腔断面よりも胸骨左縁左室短軸断面で観察する方がよい．
    ▶ 右冠動脈右室枝は複数存在している．したがって#2が責任病変であっても二本目以降の右冠動脈より近位部で閉塞した場合，心尖部に近い領域では右室の壁運動異常を認めることもある．短軸断面でも心尖部に近い断面のみで右室の壁運動異常が認められる場合は#2が責任病変である可能性がある．短軸断面僧帽弁レベルから右室の壁運動異常がある場合は#1が責任病変である可能性が高い．
- 近位部病変の閉塞は右室梗塞を伴うはずである．右室梗塞は心電図での右側胸部誘導V3R，V4RのST上昇によって診断され，血行動態としては左室前負荷の低下による血圧低下をきたすのが典型的な右室梗塞の病態である．しかし右室へは側副血流が供給されていることも多く，また虚血に対する耐性も強い．

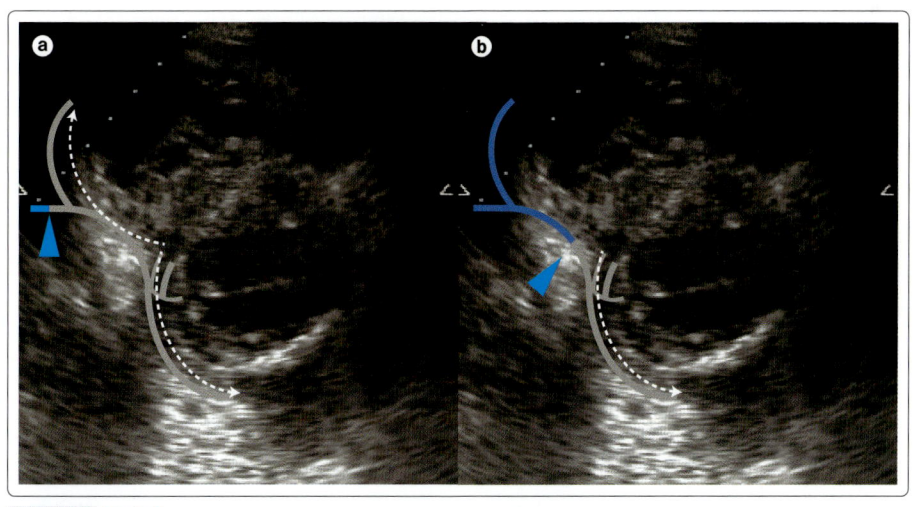

図2-19 ▶動画2-6 **下壁梗塞における責任病変と壁運動異常**
矢印で閉塞部位，灰色で血流の途絶した血管部位，破線で壁運動異常の現れる範囲を示す．胸骨左縁左室短軸断面で右室後壁と左室下壁領域に壁運動異常が認められれば責任病変は右室枝より近位部（#1）と考えられる（ⓐ）．右室後壁の壁運動が保たれている場合は責任病変は#2以遠と考えられる（ⓑ）．ただし右室枝は複数存在するため#2が責任部位でも右室中部以降では壁運動異常を認めることもある．また右室への側副血行血流が認められる場合もあり，#1の閉塞でも右室の壁運動が比較的保たれていることもある．

そのため右冠動脈近位部病変であっても，必ずしも血圧低下などの古典的な病態を認めるとは限らない．そのような場合も心エコーでは右室後壁の壁運動を認めることが多い．血圧が維持された下壁梗塞例であっても近位部病変の可能性を考えてエコー検査を実施すべきである．

- 左室の下壁領域は右冠動脈の末梢である #4PD と #4PL により灌流される．#4PL は後壁に近い領域を灌流する．#4PD は中隔枝を分岐しているため，胸骨左縁左室短軸断面で下壁から中隔下部までを灌流する．
    ▶ 責任冠動脈が右冠動脈か左回旋枝かの鑑別が困難な場合に，短軸断面で中隔下部まで壁運動異常が認められた場合，右冠動脈である可能性が高い．ただし中隔下部の壁運動が保たれていても左回旋枝が責任病変であるとは限らない．

> **Pitfall　心エコーによる下壁梗塞と後壁梗塞の鑑別**
>
> - 心電図でⅡ，Ⅲ，aVF で ST 上昇を認める場合，右冠動脈を責任病変とする下壁梗塞の可能性が高いが，左回旋枝を責任病変とする可能性も否定できないことが多い．そのような場合，胸骨左縁左室短軸断面，心尖部四腔断面，心尖部二腔断面での壁運動異常の分布から鑑別できる場合も多い．
> - しかし右冠動脈と左回旋枝による冠動脈支配には個人差が大きい．後下行枝（posterior descending branch, PD）および後側壁枝（posterior lateral branch, PL）が右冠動脈から分岐するものを右冠動脈優位型，左回旋枝から分岐するものを左冠動脈優位型という．日本人では約 90％ が右冠動脈優位型，10％が左冠動脈優位型である．
> - このような個人差から心エコーでも下壁梗塞と後壁梗塞の鑑別が困難な場合もある．また後壁のみの壁運動異常を呈する場合も鑑別は難しい．これらの場合下記のような点が参考になる．
> - 右室の壁運動異常を伴う場合は右冠動脈が責任病変．
> - 胸骨左縁左室短軸断面で下壁領域の壁運動低下が中隔下部まで広がっている場合は右冠動脈が責任病変の可能性がある．
> - 胸骨左縁左室短軸断面で下壁領域の壁運動低下が下壁全体に広がらない場合（8〜9時方向にまで達しない場合），左回旋枝の可能性がある．
> - 胸骨左縁左室短軸断面で後壁領域の壁運動低下が側壁全体に（3時方向まで）広がっている場合は左回旋枝が責任病変の可能性がある．
> - 心尖部四腔断面で中隔基部に壁運動異常が認められる場合，右冠動脈が責任病変の可能性が高い．
> - ただし，どうしても心エコーでは鑑別できない症例も存在する．

4　左冠動脈主幹部を責任部位とする急性心筋梗塞

- 左主幹部梗塞は左前下行枝近位部と左回旋枝近位部両方の閉塞と同等の病態を呈する．したがって左前下行枝支配領域（前壁）と左回旋枝支配領域（後壁）に連続した壁運動異常が生じる（図 2-20 ⓐ，▶動画 2-7）．
    ▶ 左前下行枝と左回旋部の二枝病変との鑑別は心エコーのみでは困難な場合もある．いずれかの病変部位が近位部でない場合，側壁部位に一部壁運動が保たれ

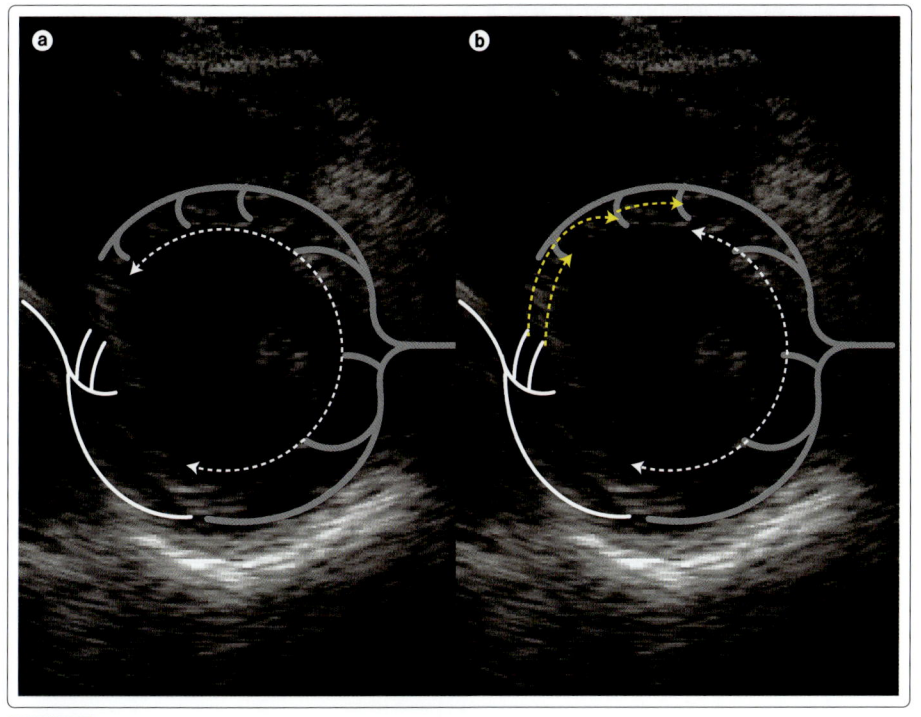

図 2-20 ▶動画 左主幹部梗塞における壁運動異常
ⓐ 左主幹部梗塞は左前下行枝と左回旋枝の近位部よりの閉塞と同等の病態を呈する．したがって左前下行枝支配領域（前壁）と左回旋枝支配領域（後壁）に連続した壁運動異常（破線部）が生じる． ▶動画 2-7
ⓑ 左主幹部梗塞で右冠動脈 #4PD より中隔穿通枝を介して左前下行枝へ灌流される側副血行路が発達している場合，心室中隔の血流が保たれる（黄色破線部）．その場合，胸骨左縁左室短軸断面における中隔の壁運動は保たれ，壁運動異常が側壁～後壁にのみ（白色破線部）認められる場合もある． ▶動画 2-8

ている領域が認められる．二枝の壁運動異常領域が連続していない場合は左主幹部梗塞よりも二枝病変の可能性がある．二枝病変でも両方とも近位部病変である場合は左主幹部梗塞と鑑別困難であるが，この場合は病態的にも左主幹部梗塞と同等である．

- 多くの場合ショックを呈し，非常に危険な病態である．心エコーで左主幹部梗塞を示唆する所見が得られた場合，迅速な対処が必要である．血行動態が安定していても，急激な状態の悪化が予測されるので注意を要する．
- 左主幹部梗塞は発症後早期にショック，死亡に至ることも少なくない．医療機関まで到達することが可能であった症例では，左主幹部が完全閉塞でなく血流が残存しているか，側副血行路が発達していることがほとんどである．
- 側副血行路としては右冠動脈 #4PD より中隔穿通枝を介して左前下行枝へ灌流されることが多い．そのため側副血行路が発達した左主幹部梗塞では胸骨左縁左室短軸断面における中隔の壁運動が保たれている場合もある．このような場合，梗塞領域が広く見えず左主幹部梗塞を見逃してしまう危険もある．中隔の壁運動が保たれていても前側壁～後壁に連続した壁運動が認められるような場合，左主幹部梗塞を考える必要がある（図 2-20 ⓑ， ▶動画 2-8）．

❺ 壁運動異常から側副血行路を推定する

- 側副血行路の存在は虚血領域の壁運動異常を軽減することがある．そのために側副血行路が発達した症例では壁運動異常の分野や程度が，一見解剖学的な冠動脈の分布と一致しないように見える場合もある．そのような例では壁運動異常の評価から責任病変を推定することが難しい．

- それに対して，壁運動異常への影響を考えることで責任病変の病態や，側副血行路の存在・程度を推定することができる場合もある．急性心筋梗塞ではリスク領域全体が虚血に陥り，領域全体の壁運動が消失しているはずである．リスク領域内でわずかでも壁運動が残存している領域には何らかの形で血液が灌流されている．その機序としては冠動脈の責任病変部位が完全閉塞ではなく，わずかでも前方血流が保たれているか，側副血流があるかである．

- 責任病変の不完全閉塞では，責任病変に近い部分の血流が最も保たれる．心エコーでは壁運動異常を呈する領域内でより近位側に近い領域にのみで壁運動がある程度〔例えば壁運動消失（akinesis）ではなく，壁運動低下（hypokinesis 〜 severe hypokinesis）として〕保たれる．残存血流が豊富な場合はリスク領域内で広範囲に軽度の壁運動が残存する．このような壁運動異常を認めた場合，責任病変は完全閉塞でない可能性が考えられる．

- リスク領域において，近位部以外の部分で壁運動異常が推定されるよりも軽微であったり壁運動が正常に保たれていた場合，その領域に側副血行路を介して血液が灌流している可能性がある．このような領域の解剖を考えることにより側副血行路を推定することが可能な場合もある．

- 側副血行路の推定として比較的わかりやすいのが，左主幹部梗塞の項でも述べた右冠動脈から中隔穿通枝を介して左前下行枝へ入る側副血行路である（図2-21）．側副血行路が発達している症例では胸骨左縁左室短軸断面における中隔領域の壁運動は比較的保たれている（▶動画 2-9）．側副血行路がほとんどない症例では，壁運動異常が中隔の下部近くまで広範囲に広がることが多い（図2-22，▶動画 2-10）．したがって中隔領域での壁運動異常の拡がりや程度から右冠動脈から左前下行枝への側副血流の程度を推定できる．

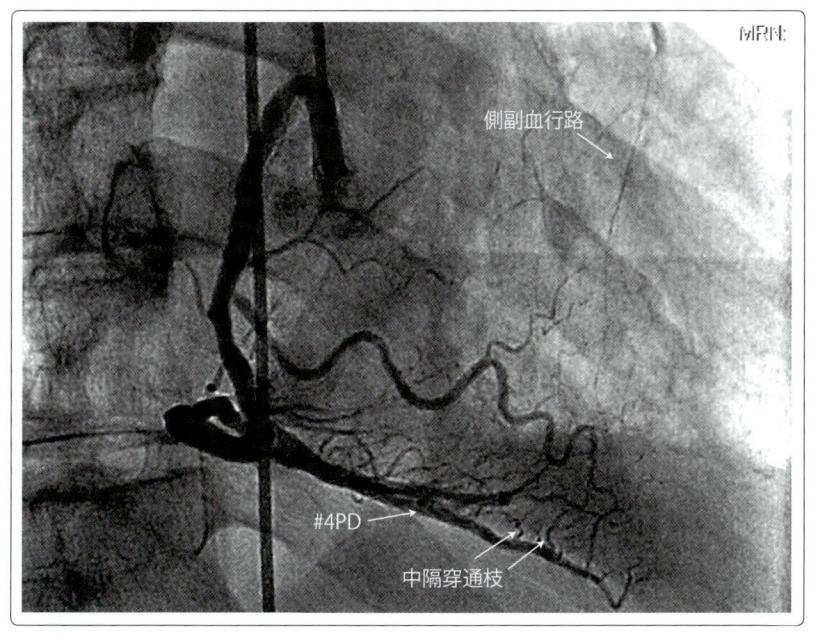

図 2-21　前壁梗塞における側副血行路
前壁梗塞における右冠動脈造影を示す．前壁梗塞においては右冠動脈 #4PD から中隔穿通枝を介して左前下行枝へ入る側副血行路が発達しやすい．

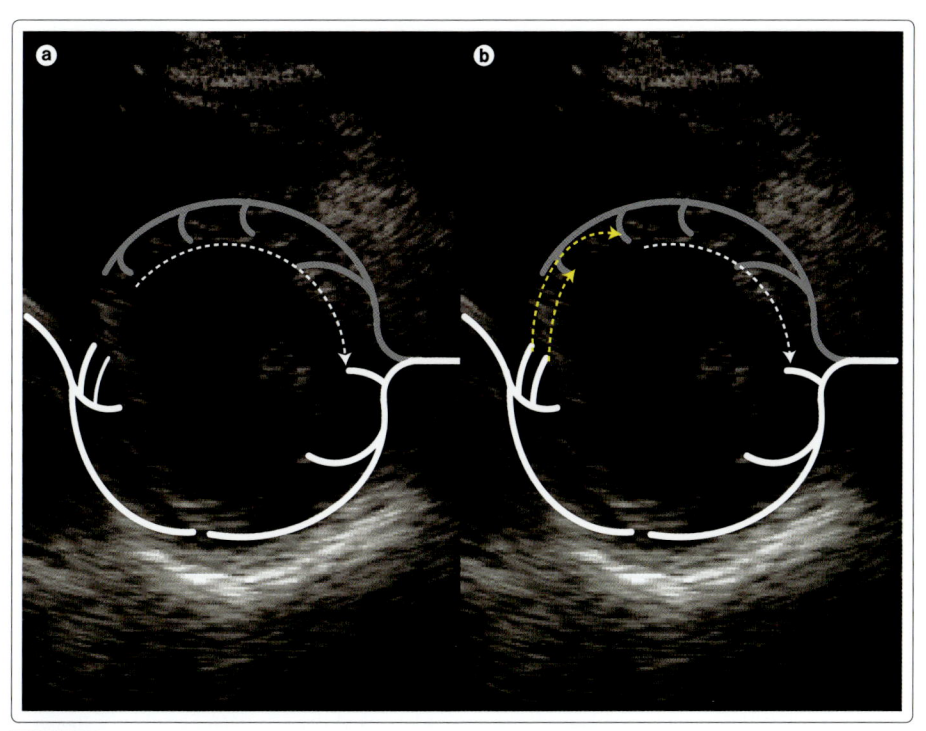

図 2-22　▶動画　前壁梗塞における側副血行路と壁運動異常の範囲
ⓐ 右冠動脈からの側副血行路がほとんどない症例では，壁運動異常は中隔の広範囲（白色破線部）に認められる．
ⓑ 右冠動脈 #4PD より中隔穿通枝を介して左前下行枝へ灌流される側副血行路が発達している場合，心室中隔の血流は保たれる（黄色破線部）．そのため，中隔領域で壁運動異常を認める範囲（白色破線部）は限定される．
▶動画 2-10

5　急性心筋梗塞における責任病変と壁運動異常　29

❻ 多枝病変での壁運動異常

- 冠動脈疾患では責任冠動脈が一枝とは限らない．心エコーでも多枝病変の可能性を考えて評価する必要がある．
- 急性心筋梗塞の壁運動異常は，多枝病変であっても各々の領域の壁運動異常は一枝病変と同じであり，それらの複合として理解される．ただし広範囲での壁運動異常を呈するため，心筋疾患との鑑別が必要となることもある．
- 多枝病変症例の急性心筋梗塞では，一部の領域は陳旧性心筋梗塞として壊死している場合もある．そのような領域は心筋菲薄化を示している場合もあるが，壁厚が正常に保たれている場合も多い．菲薄化を認める領域は今回の病変ではない可能性が高く，心エコーの結果がどの病変を優先的にPCIすべきかの決定に役立つこともある．壁厚が保たれている場合は，どちらの領域が急性期の病変に対応しているか心エコーのみからでは鑑別が難しい．

文献

1) Forrester J, et al: Functional significance of regional ischemic contraction abnormalities. Circulation 54: 64-70, 1976
2) Nesto R, et al: The ischemic cascade: temporal sequence of hemodynamic, electrocardiographic and symptomatic expressions of ischemia. Am J Cardiol 59: 23C-30C, 1987
3) Shanewise J, et al: ASE/SCA guidelines for performing a comprehensive intraoperative multiplane transesophageal echocardiography examination: recommendations of the American Society of Echocardiography Council for Intraoperative Echocardiography and the Society of Cardiovascular Anesthesiologists Task Force for Certification in Perioperative Transesophageal Echocardiography. J Am Soc Echocardiogr 12: 884-900, 1999
4) Lang R, et al: Recommendations for chamber quantification: a report from the American Society of Echocardiography's Guidelines and Standards Committee and the Chamber Quantification Writing Group, developed in conjunction with the European Association of Echocardiography, a branch of the European Society of Cardiology. J Am Soc Echocardiogr 18: 1440-1463, 2005

3 心筋梗塞の合併症

　心筋梗塞の合併症には不整脈，左室機能不全，機械的合併症（左室自由壁破裂，心室中隔穿孔，乳頭筋断裂）に加え，心室瘤，左室内血栓，心膜炎，右室梗塞などがある．これらを診断するに当たり心エコー図法は非常に有用である．

　ここでは，診断において心エコー図検査が中心的役割を果たす機械的合併症，心室瘤，左室内血栓，心膜炎などについて述べる．

1. 機械的合併症
2. 心室瘤
3. 左室内血栓
4. 右室梗塞
5. 心膜炎

1 機械的合併症

❶ 左室自由壁破裂

- 急性心筋梗塞の約 0.8 〜 6.2% の症例に合併する.
- 危険因子は高齢で小柄な女性に多く，高血圧の既往，心肥大がない，陳旧性心筋梗塞，側副血行路の欠如，抗凝固薬の服用などである.
- 機械的合併症の中で最も頻度が高い.
- 発症時期は心筋梗塞発症後1週間以内である.
- 急性型（穿孔性破裂型）と亜急性型（出血性解離型）に分類される.
- 急性型では心タンポナーデ，電気収縮解離によって血行動態が急激に悪化するため，外科的処置がなされなければ，救命は極めて困難である.
- 亜急性型は心タンポナーデをきたすが，経過は緩やかなため，早期に心エコー図法による診断がつけば，外科的処置にて救命が可能である．亜急性型の分類を図 3-1 に示す.
- 好発部位は左前下行枝（LAD）領域末梢の前壁から側壁の乳頭筋レベルに発症しやすい.

図 3-1
亜急性型心室自由壁破裂の種類
- ⓐ 正常壁厚部位での貫壁性の梗塞による裂創（矢印）.
- ⓑ 梗塞領域拡大による壊死部位の進展.
- ⓒ 多発性細管状破裂（矢印）.
- ⓓ 正常壁厚部位での梗塞巣心外膜層の亀裂（矢印）.
- ⓔ 心外膜血腫（矢印）.
- ⓕ 出血性梗塞（矢印）.

文献1より引用改変.

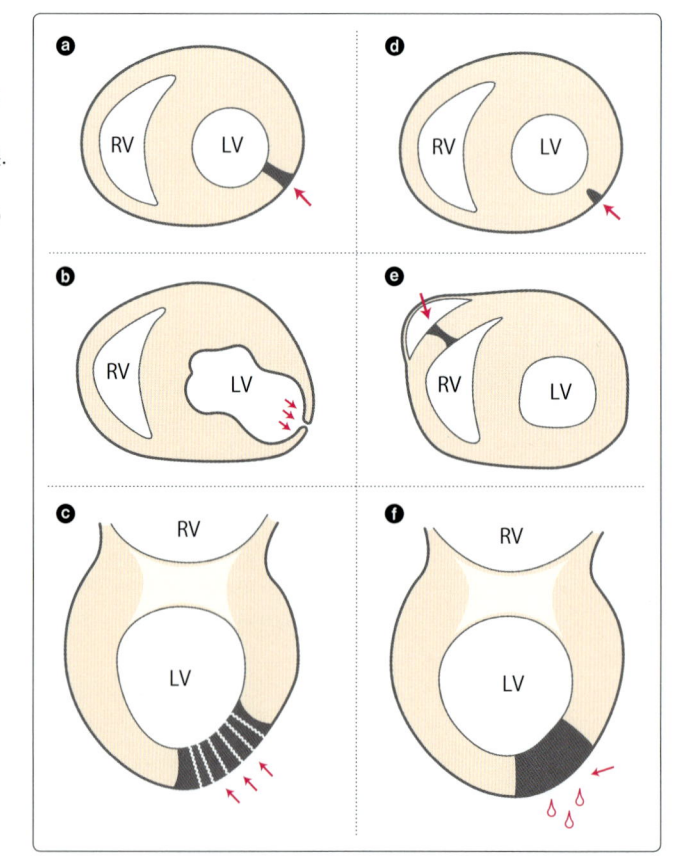

a エコー所見

- 壊死部と正常部の境界を詳細に観察する．
- 破裂部位を直接観察する．カラードプラ法を併用して破裂部を描出する．
- 心膜液貯留および心タンポナーデの診断
- echo-free space に伴う高輝度の塊状エコー（血腫）を伴うこともある．

> **Point** 心膜液が少量でも，心タンポナーデが出現しうることに留意する（図3-2）．

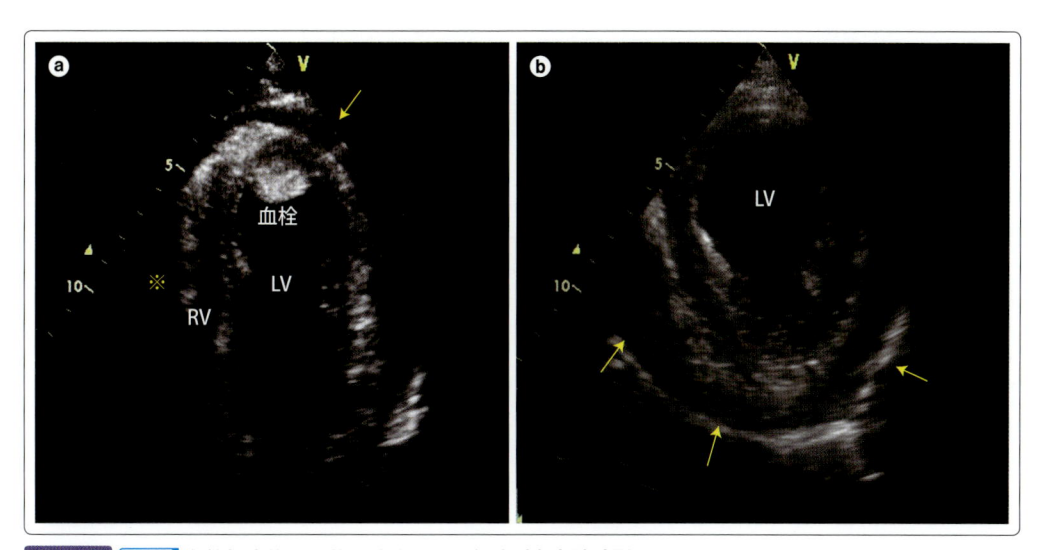

図 3-2 ▶動画 心筋梗塞後5日後に発症した亜急性型自由壁破裂

ⓐ 心尖部四腔断面．心膜液を認める（矢印）．左室心尖部に壁運動異常を認め，球状の血栓を認める．右室は圧排され心タンポナーデをきたしている（※）．▶動画 3-1
ⓑ 胸骨左縁左室短軸断面．心膜液は等輝度で血液が貯留している（矢印）．▶動画 3-2

LV：左室，RV：右室 画像提供：群馬県立心臓血管センター　戸出浩之先生

❷ 心室中隔穿孔

- 急性心筋梗塞の約 0.2 〜 2% の症例に合併する．
- 危険因子は高齢の女性，高血圧の既往，狭心症の既往がない初めての心筋梗塞などである．
- 発症時期は心筋梗塞発症後 1 週間以内である．

a 身体所見

- 全収縮期雑音を聴取．
- 最強点は第 4 肋間から心尖部で thrill を伴うことが多い．

b 心エコー所見

- 壊死部と非壊死部の境界に生じやすい．
- 前壁中隔梗塞では心尖部側，下壁梗塞では左室基部側に起こる（図 3-3）．

> **図 3-3　心室中隔穿孔の好発部位**
> ①心尖部は前壁中隔梗塞に合併することが多く，単純型（左室と右室の開口部が同じレベル）が多い．
> ②心基部は下壁梗塞に合併することが多く，複雑型（蛇行性で左室と右室の開口部が違うレベル）が多い．
> LV：左室，RV：右室

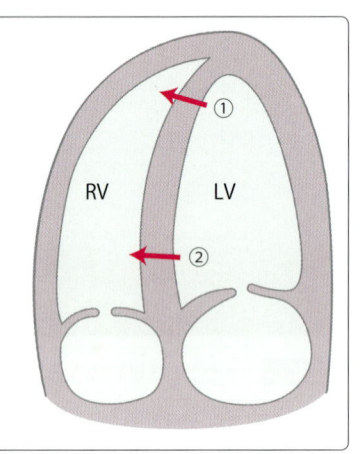

- 短軸断面乳頭筋レベル，心尖部四腔断面で観察しやすい（図 3-4, 5）．
- 心エコー図法による心室中隔穿孔の検出率は 40 〜 70% で，カラードプラ法を併用すると約 90% の症例で検出可能となる．

> **Point**
> - 心室中隔穿孔を見逃さないためには必ず聴診をする．
> - 心室中隔は穿孔するだけでなく心室中隔解離や右室壁にも解離が及ぶ場合があるため，穿孔の周囲を断層像およびカラードプラ法で詳細に確認する必要がある．

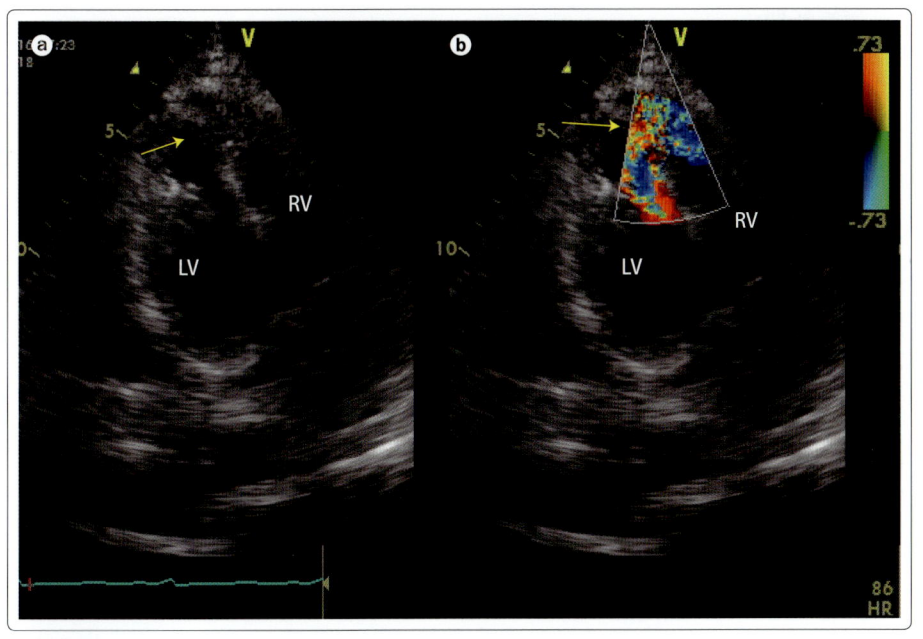

図 3-4 ▶動画 3-3 **前壁中隔梗塞に合併した心尖部単純型心室中隔穿孔**
ⓐ心尖部四腔断面．中隔心尖部の壁は連続性を認めず穿孔している(矢印)．
ⓑ心尖部四腔断面．カラードプラ法．左室から右室に短絡血流を認める(矢印)．
LV：左室，RV：右室

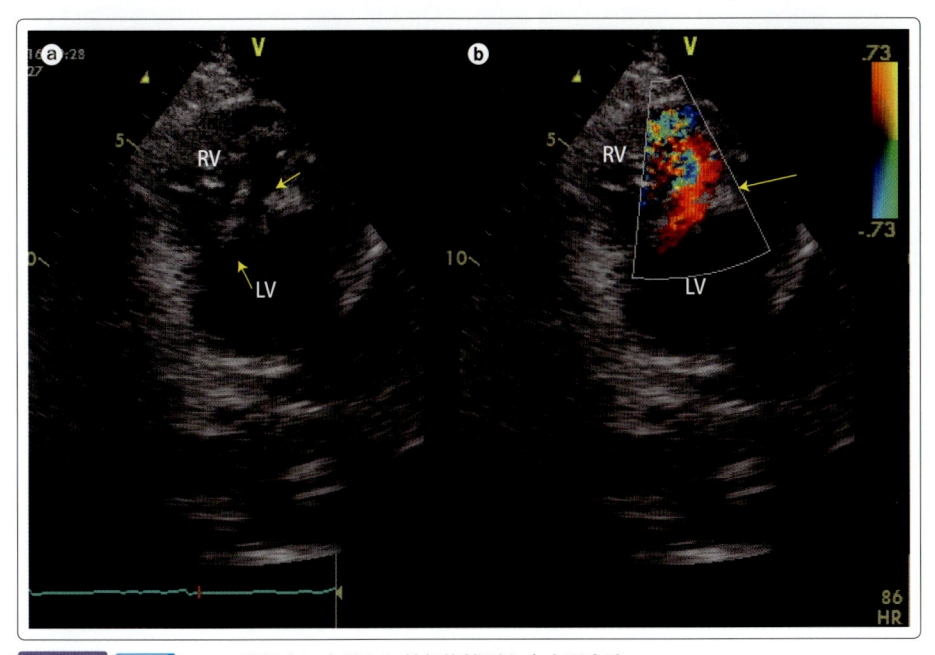

図 3-5 ▶動画 3-4 **下壁梗塞に合併した基部複雑型心室中隔穿孔**
ⓐ胸骨左縁左室短軸断面．左室から複雑に壁内を蛇行し右室に連続する穿孔を認める(矢印)．
ⓑ胸骨左縁左室短軸断面．カラードプラ法．左室から壁内を通り右室へ流入する短絡血流を認める(矢印)．
LV：左室，RV：右室

3 乳頭筋断裂

- 急性心筋梗塞の約1%の症例に合併する．
- 発症時期は心筋梗塞発症後1週間以内である．
- 前乳頭筋は左前下行枝と左回旋枝の二重支配のため断裂しにくい．
- 後乳頭筋は右冠動脈，左回旋枝のどちらかの単独支配のため断裂が起きやすい．

a 身体所見

- 突然の肺水腫．
- 広く放散する強大な収縮中期ないし全収縮期雑音．

b エコー所見

- 収縮期に僧帽弁が左房側へ翻転する（flail mitral leaflet）．
- 腱索に付着する断裂した乳頭筋を示す塊状エコー（図3-6ⓐ）．
- カラードプラ法による重症僧帽弁逆流の検出（図3-6ⓑ）．

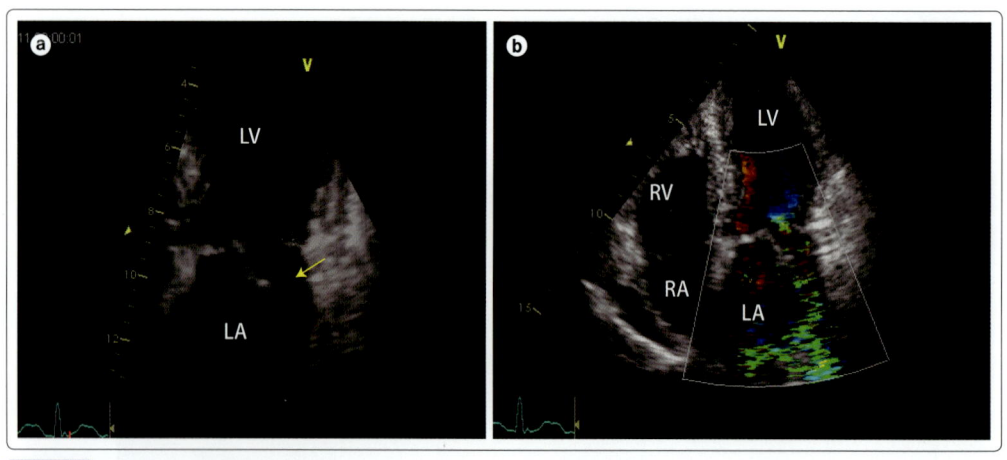

図3-6 ▶動画 乳頭筋断裂の症例
ⓐ心尖部四腔断面．ⓑの拡大図．断裂した乳頭筋を認める（矢印）．▶動画 3-5
ⓑ心尖部四腔断面．カラードプラ法．乳頭筋断裂に伴い高度MRを認める．▶動画 3-6
LA：左房，LV：左室，RA：右房，RV：右室　　　　画像提供：群馬県立心臓血管センター　戸出浩之先生

2 心室瘤

- 真性心室瘤，仮性心室瘤，心外膜下心室瘤に分類される（図3-7）．

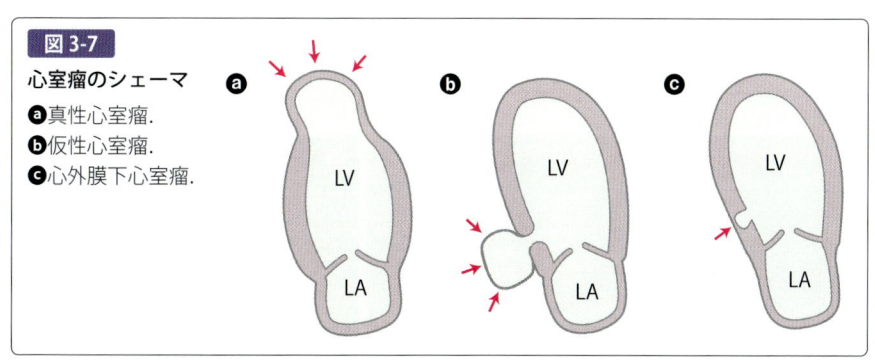

図3-7 心室瘤のシェーマ
ⓐ真性心室瘤．
ⓑ仮性心室瘤．
ⓒ心外膜下心室瘤．

- 病態や経過，治療方針が全く異なるため心エコー図法による診断が非常に重要である．

❶ 真性心室瘤

- 前壁中隔梗塞に伴い心尖部に形成されることが多いが，後下壁領域に形成されることもある．

ⓐ 心電図所見

- 心筋梗塞発症後に異常Q波が出現する誘導でST上昇が持続するときには，心室瘤が疑われる（図3-8）．

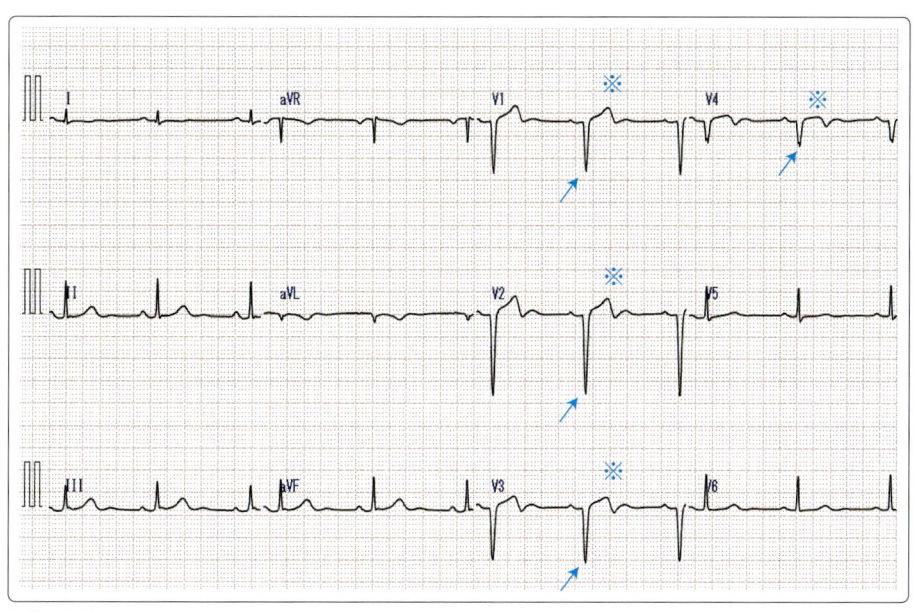

図3-8 心室瘤の心電図所見
V1〜V4で異常Q波(矢印)，同部位でST上昇を認める(※)．

b エコー所見（図 3-9, 10, 11）

- 全心周期にわたり隣接する部位から外方に突出した膨隆部を認める．
- 瘤の入口部は比較的広く，周囲の心筋との連続性を認める．
- 壁の菲薄化，エコー輝度の上昇．
- 瘤内のもやもやエコーならびに壁在血栓を合併することがある．

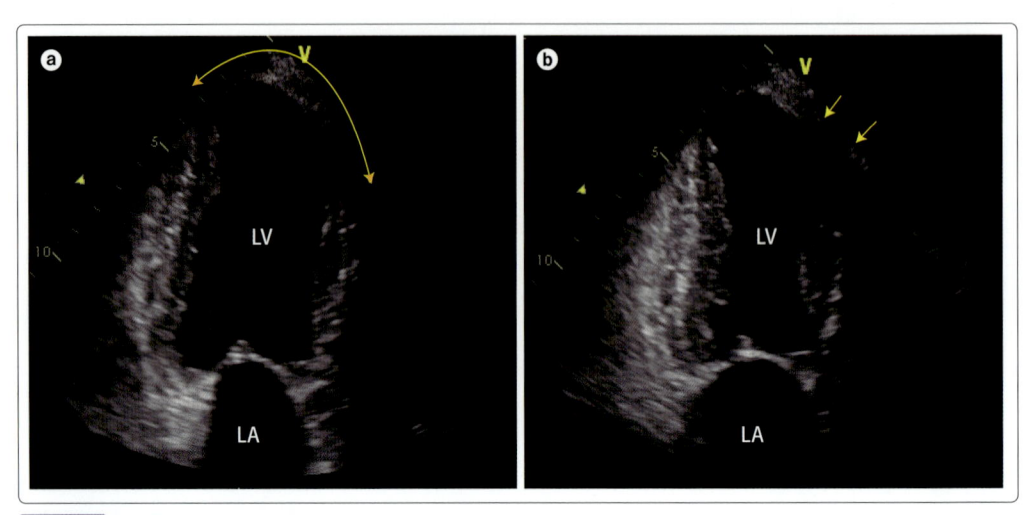

図 3-9　▶動画 3-7　前壁中隔梗塞に合併した真性心室瘤
ⓐ 心尖部長軸断面．拡張末期．心尖部の壁は菲薄化し心室瘤を認める（矢印）．
ⓑ 心尖部長軸断面．収縮末期．瘤は外方運動している（矢印）．　　　　　　　　　LA：左房，LV：左室

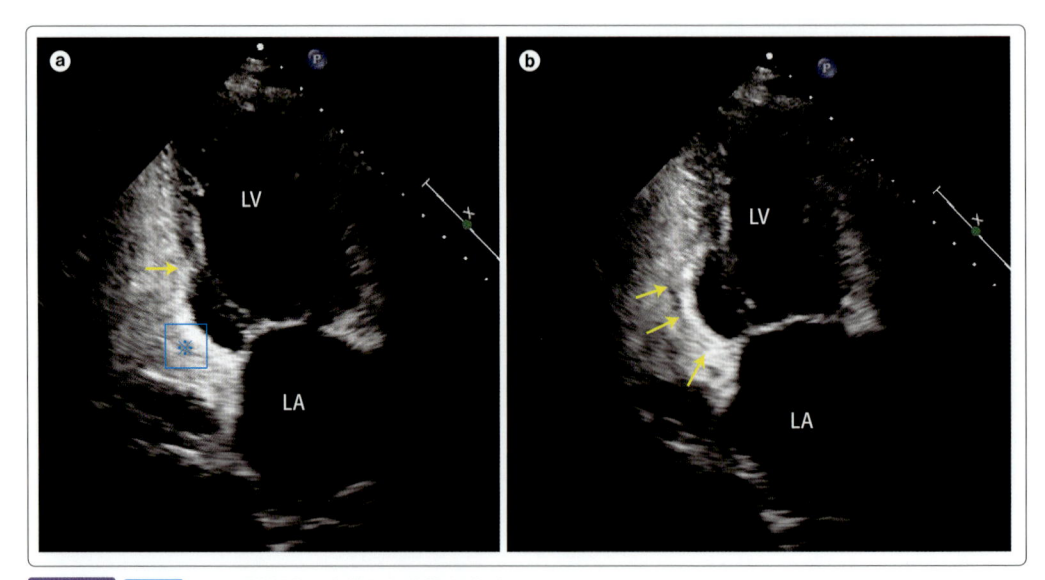

図 3-10　▶動画 3-8　下壁梗塞に合併した真性心室瘤
ⓐ 心尖部二腔断面．拡張末期．下壁基部は菲薄化，エコー輝度が上昇し，心室瘤を認める（※）．正常心筋との境界が明瞭である．（矢印）．
ⓑ 心尖部二腔断面．収縮末期．瘤は外方運動している（矢印）．　　　　　　　　　LA：左房，LV：左室

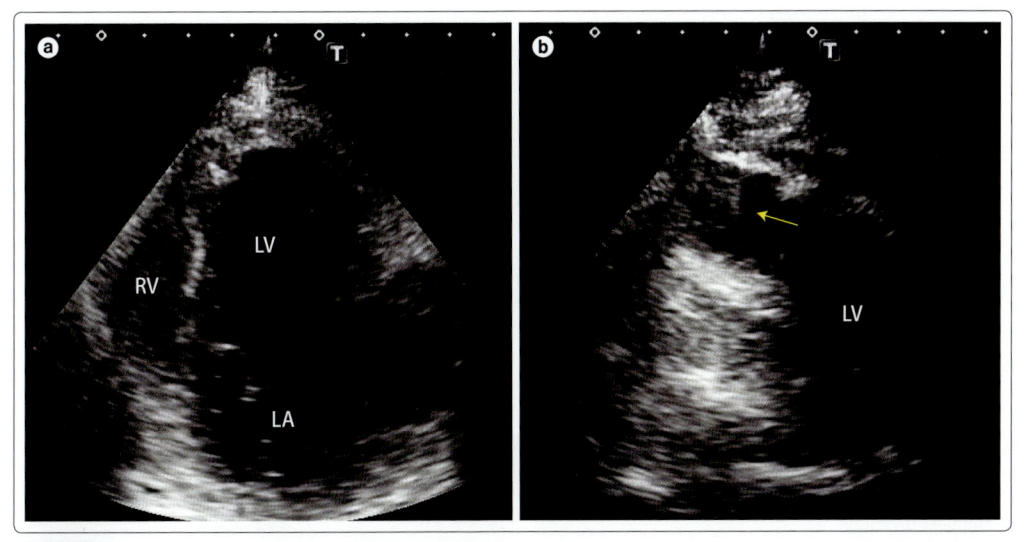

図 3-11 ▶動画 真の心尖部を描出し血栓を検索する

ⓐ 通常の四腔断面である．明らかな心尖部瘤は認めない． ▶動画 3-9
ⓑ 心尖部の位置から 1 肋間上げて記録すると真の心尖部が描出される．心尖部の瘤内に血栓を認める（矢印）．
　▶動画 3-10

LA：左房，LV：左室，RV：右室

> **Point** 心尖部壁在血栓を見逃さないためには，心尖部の位置から 1 肋間上げて真の心尖部を描出することが重要である（図 3-11）．

❷ 仮性心室瘤

- 瘤壁には心筋層が含まれず器質化した血栓や心外膜からなる．
- 心筋組織が含まれないため，非常に脆弱で破裂の危険性が高い．
- 外科的治療を行うことが望ましい．

a エコー所見（図 3-12, 13）

- 瘤壁には心筋層を認めず，周囲の心筋層が瘤の入口部で途絶する．
- 瘤の入口部は狭い．
- カラードプラ法にて瘤内を出入りする血流シグナルを認める．

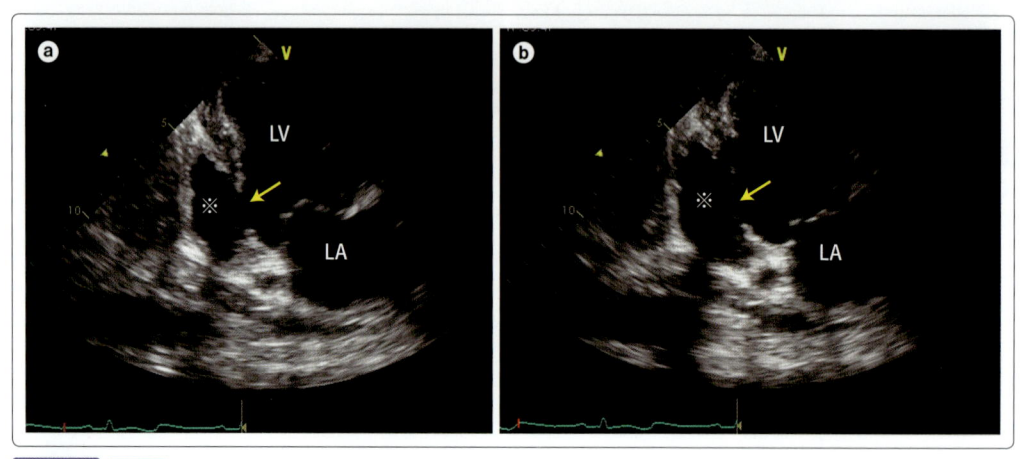

図 3-12 ▶動画 3-11 仮性心室瘤の断層像
ⓐ心尖部二腔断面．拡張末期．仮性心室瘤（※）は左室壁から外方に突出し瘤の入口部は狭い（矢印）．
ⓑ心尖部二腔断面．収縮末期．拡張期に比べ収縮期では仮性心室瘤が拡大している（矢印）．
LA：左房，LV：左室

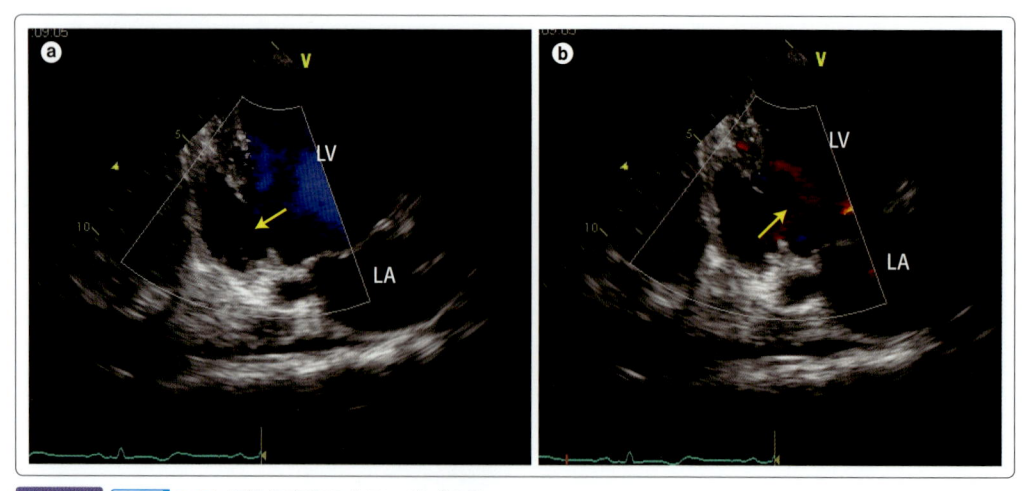

図 3-13 ▶動画 3-12 仮性心室瘤のカラードプラ像
ⓐ心尖部二腔断面．拡張末期．カラードプラ法．ⓑ心尖部二腔断面．収縮末期．カラードプラ法．
仮性心室瘤を通過する異常血流（矢印）は，収縮期には左室から瘤内へ，拡張期には瘤内から左室へ認められる．
LA：左房，LV：左室

③ 心外膜下心室瘤

- 仮性心室瘤の特殊な形で，心外膜の明らかな突出を伴わない限局した心室瘤である．
- 心外膜と心膜との間には癒着を認めない．

a エコー所見（図3-14）

- 心内膜の連続性の消失．
- 狭い入口部．
- カラードプラ法にて瘤内を出入りする血流シグナルを認める．

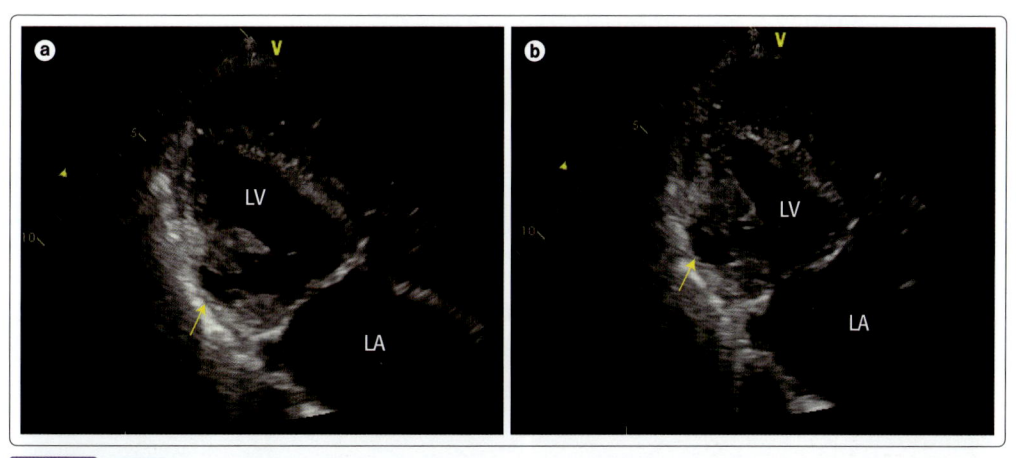

図3-14 ▶動画 3-13 **心外膜下心室瘤**
ⓐ心尖部長軸断面．拡張期．ⓑ心尖部長軸断面．収縮期．
左室後壁の心筋は瘤入部で途絶し，限局した瘤を形成している（矢印）． LV：左室，LA：左房

3 左室内血栓

- 壁運動が低下した部位に血流のうっ滞が生じることにより形成される．
- 頻度は前壁中隔梗塞で39％，非前壁中隔梗塞が0〜5％である．
- 発症時期は心筋梗塞発症後1週間以内であることが多い．
- CRPが高値な症例で発生頻度が高い．
- 梗塞サイズや左室容量が大きく，心尖部に瘤を形成する場合発生頻度が高い．

a エコー所見（図3-15）

- 血栓の大きさ，形態，可動性，付着部位を確認する．
- 新鮮血栓の場合はエコー輝度が比較的低い．
- 器質化した血栓はエコー輝度が高い．

> **Point** 心尖部に心室瘤を認める場合，心尖部を拡大し，高周波探触子で心尖部を詳細に検索する．

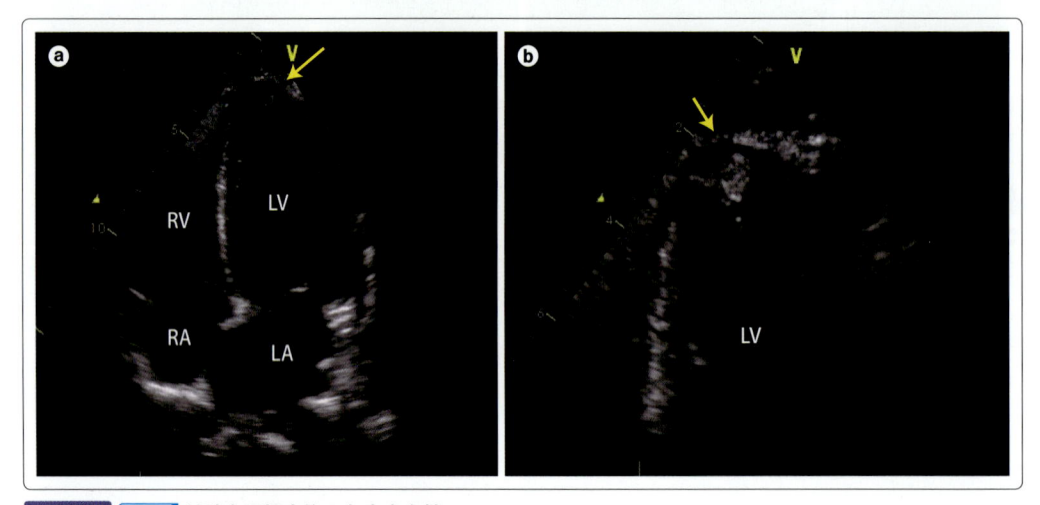

図3-15 ▶動画 前壁中隔梗塞後の左室内血栓
ⓐ 心尖部四腔断面．心尖部に球状の血栓を認める（矢印）．▶動画 3-14
ⓑ 心尖部四腔断面（心尖部拡大像）．心尖部を拡大し，高周波プローブで観察することで血栓が明瞭化する（矢印）．▶動画 3-15
LV：左室，LA：左房，RV：右室，RA：右房

4 右室梗塞

- 右冠動脈近位部閉塞による左室下壁梗塞に合併する.
- 全心筋梗塞の 7～23% に合併する.
- 貫壁性下壁梗塞の 19～51% に合併する.

a 身体所見

- 低血圧，頸静脈怒張，Kussmaul 徴候を認める.

b エコー所見（図 3-16, 17, 18, 21, 22）

- 右室自由壁の壁運動異常.
- 右室拡大.
- 心室奇異性運動.

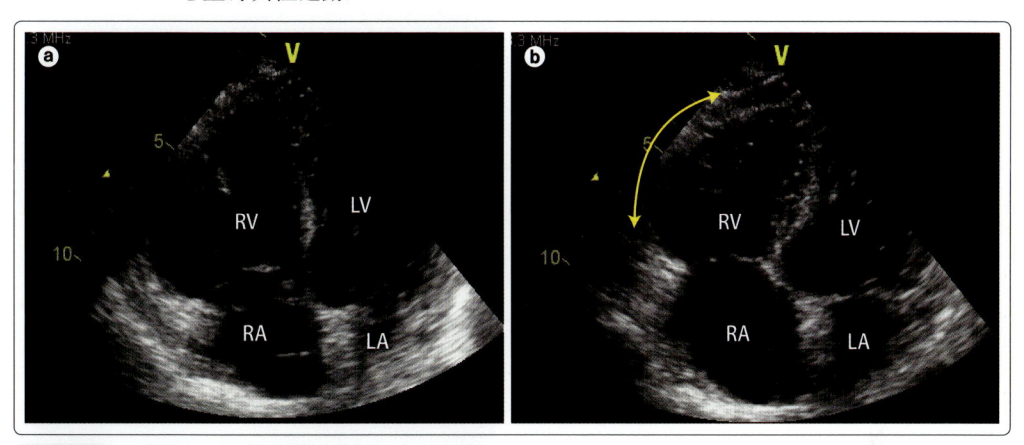

図 3-16　▶動画 3-16　下壁梗塞に合併した右室梗塞
右室長軸断面．ⓐ拡張期．右室の拡大を認める．ⓑ収縮期．右室自由壁は無収縮である（矢印）．
LA：左房，LV：左室，RA：右房，RV：右室

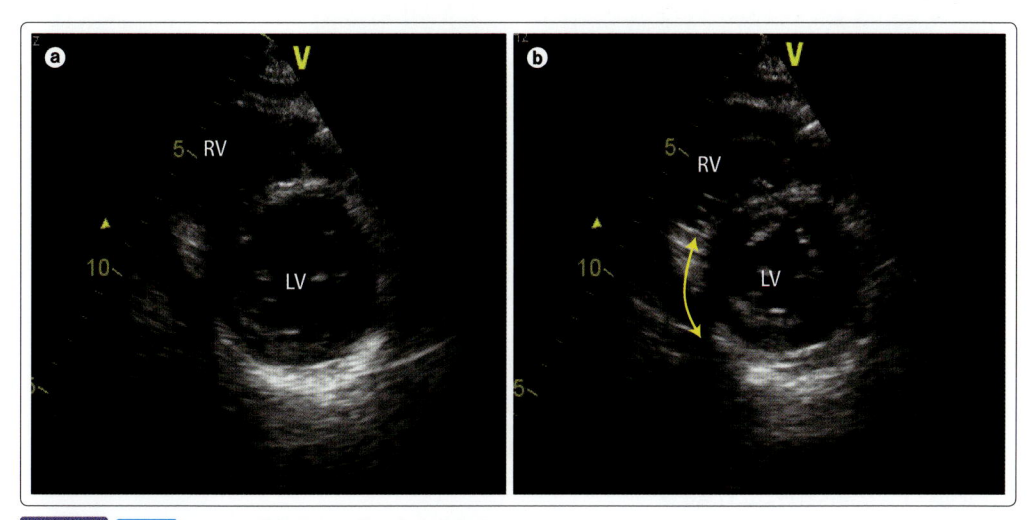

図 3-17　▶動画 3-17　下壁梗塞に合併した右室梗塞
胸骨左縁左室短軸断面．腱索レベル．ⓐ拡張期．ⓑ収縮期．下壁領域で無収縮を認める（矢印）．

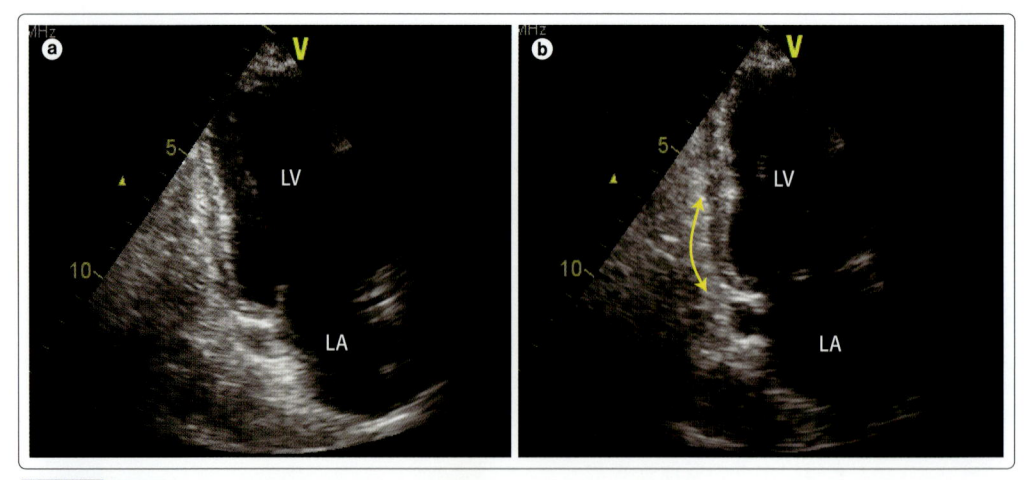

図 3-18 ▶動画 3-18 下壁梗塞に合併した右室梗塞
心尖部二腔断面．ⓐ拡張期．ⓑ収縮期．下壁基部で無収縮を認める（矢印）． LA：左房，LV：左室

図 3-19 下壁梗塞に合併した右室梗塞
冠動脈 CT．右冠動脈近位部完全閉塞を認める（※）．
LAD：左前下行枝，LCX：左回旋枝，RCA：右冠動脈

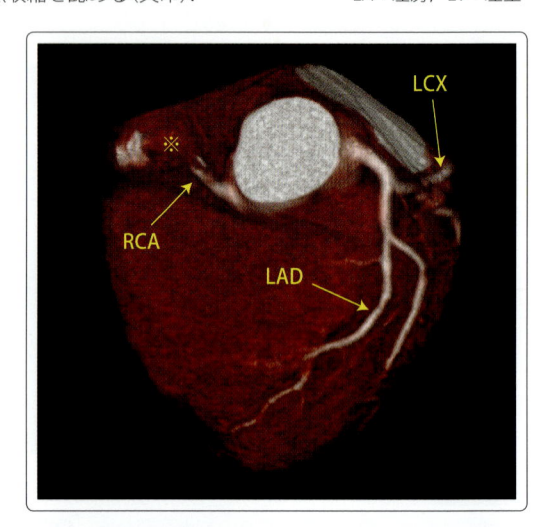

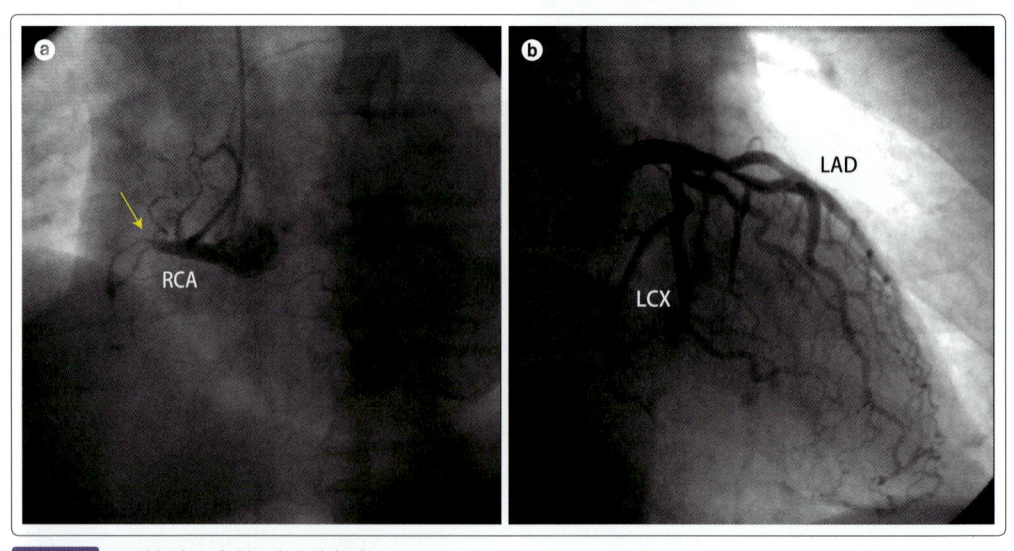

図 3-20 下壁梗塞に合併した右室梗塞
ⓐ右冠動脈造影．右冠動脈近位部完全閉塞を認める（矢印）．ⓑ左冠動脈造影．有意狭窄は認めない．
LAD：左前下行枝，LCX：左回旋枝，RCA：右冠動脈

> **Point** 右室長軸断面，右室二腔断面，右室流出路長軸断面を描出して壁運動異常を観察する．

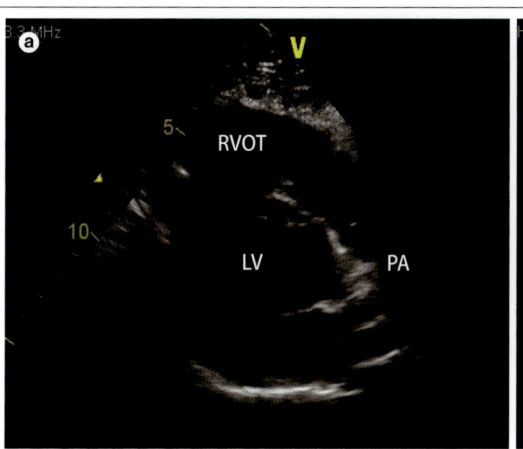

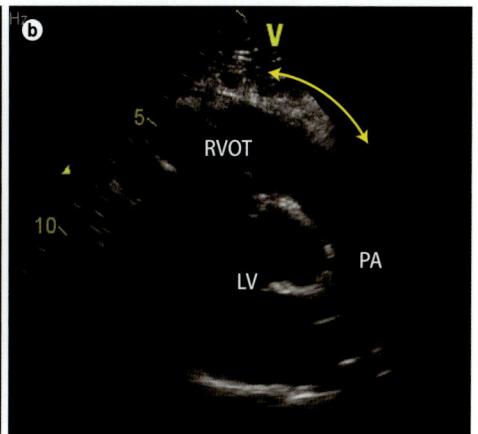

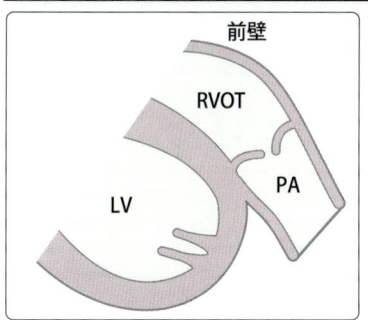

図 3-21 ▶動画 3-19 **右室流出路断面**

ⓐ 拡張期．右室流出路短軸断面から反時計方向にわずかに回転し右室流出路がなるべく長軸になるよう断面を調節する（壁運動異常を捉えやすい）．
ⓑ 収縮期．右室流出路の壁運動異常が明瞭化する（矢印）．
LV：左室，PA：肺動脈，RVOT：右室流出路

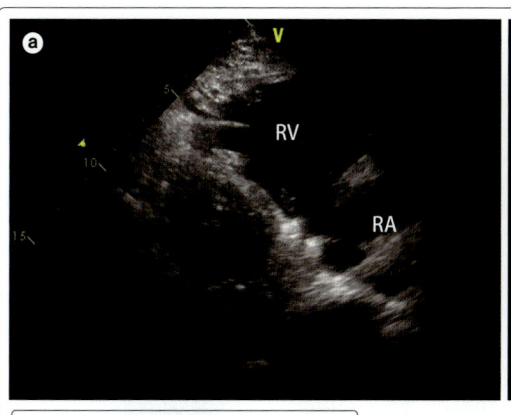

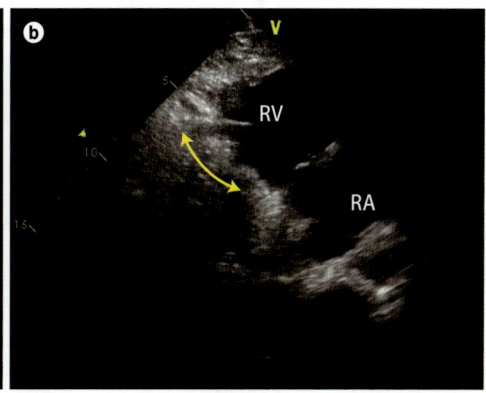

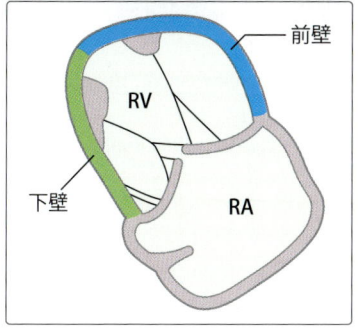

図 3-22 ▶動画 3-20 **右室二腔断面**

ⓐ 拡張期．右室流入路断面像から反時計方向にわずかに回転し，断面を調節すると右室二腔断面が描出される．
ⓑ 収縮期．右室下壁の壁運動異常が明瞭化する（矢印）．
RA：右房，RV：右室

3 心筋梗塞の合併症

4 右室梗塞

45

5 心膜炎

- 発症早期の心膜炎と亜急性期の Dressler 症候群に分けられる.
- 早期の心膜炎は 6 〜 20% の症例で合併する.
- 亜急性期の Dressler 症候群は 1 〜 3% の症例で合併し, 2 〜 10 週間後に見られる.

a 身体所見
- 心膜摩擦音の出現.

b エコー所見
- 心膜炎に伴う少量の心膜液貯留.

> **Point** 急性期に心膜液を認めた場合には亜急性型左室自由壁破裂との鑑別が必要なため, 壊死部と正常部の境界を詳細に検索する.

文献

1) Figueras J, et al: Left ventricular free wall rupture: clinical presentation and management. Heart 83: 499-504, 2000
2) Purcaro A, et al: Diagnostic Criteria and Management of Subacute Ventricular Free Wall Rupture Complicating Acute Myocardial Infarction. Am J Cardiol 80: 397-505, 1997
3) Birnbaum Y, et al: Ventricular septal rupture after acute myocardial infarction. N Engl J Med 347: 1426-1432, 2002
4) Seo Y, et al: Peak C-Reactive Protein Concentration Correlates With Left Ventricular Thrombus Formation Diagnosed by Contrast Echocardiographic Left Ventricular Opacification in Patients With a First Anterior Acute Myocardial Infarction. Circ J 70: 1290-1296, 2006

4 運動負荷心エコー

運動負荷心エコーは，トレッドミルやエルゴメーターなどの運動負荷時に心電図だけでなく心エコーを組み合わせて評価する検査法である．本法は，薬剤負荷心エコー時のように点滴ルートを必要とせず，簡便でしかも生理的検査法であり，わが国でも2012年4月から保険収載された．主に冠動脈疾患の診断の鋭敏な手法として用いられ，非常に有用な検査法である．

本章では冠動脈疾患に対し運動負荷心エコーを実施する際に，必要な事項について，負荷前から，負荷中および負荷後の心エコー画像描出や保存，左室壁運動の読み方，壁運動評価のコツ，さらには最終報告書作成について詳述する．

1. Ischemic cascade と心エコー評価
2. 負荷心エコーの目的
3. 運動負荷の方法
4. 壁運動の評価法
5. 負荷心エコーによる心筋診断の感度と特異度
6. 3次元心エコーによる評価
7. ストレインを用いた評価
8. 拡張期の異常を評価する方法
9. 予後推定
10. 報告書（レポート）の書き方

1 Ischemic cascade と心エコー評価

- 冠動脈の有意狭窄により心筋虚血が生じた時に心臓に起こる変化としてはまず心筋灌流が低下し，代謝障害，拡張障害，収縮障害，心電図変化，そして胸痛の順に生じる．このような心筋虚血出現後の一連の現象を ischemic cascade と呼ぶ．
- 心エコーを用いることにより，心筋虚血により誘発される胸痛や心電図変化よりも早期に，冠血流の減少，心筋灌流の低下，左室拡張障害，および収縮障害を鋭敏に診断することができる．

2 負荷心エコーの目的

- ヨーロッパ心臓病学会のガイドライン[1]による，負荷心エコーの目的について表 4-1 に示す．主に冠動脈疾患の診断のために行われるが，記載以外の目的としては，心筋 viability の診断，あるいは最近では肺高血圧の重症度評価にも用いられる．

表 4-1　負荷心エコーの目的

① 冠動脈疾患の診断
② 急性心筋梗塞後等診断が確定している患者の予後とリスク評価
③ 術前のリスク評価
④ 呼吸困難を訴える症例への心疾患の関与の評価
⑤ 血行再建術後の評価
⑥ 虚血の部位診断
⑦ 心臓弁膜症の重症度評価

文献 1 より引用．

- 2003 年の ACC/AHA/ASE ガイドラインでは，心電図で虚血が診断困難な場合，つまりジゴシンの内服使用者，あるいは安静時の心電図で左室肥大，1 mm 以上の ST 低下，早期興奮症候群（WPW 症候群），完全左脚ブロック症例において，心筋虚血診断のために運動負荷心エコーを施行することはクラス I（有効であることが証明されている）とされている．

3 運動負荷の方法

- トレッドミルやエルゴメーターのような動的運動負荷と，ハンドグリップのような静的運動負荷に分けられる．

① 運動負荷心エコーを始める前に

- 運動負荷終了後のトレッドミルからベッドへの移動時間を短縮して，心エコーの記録を迅速に開始するために，トレッドミル，ベッド，エコー装置をコンパ

図 4-1 ▶動画 4-1
トレッドミル運動
負荷心エコー図法の記録

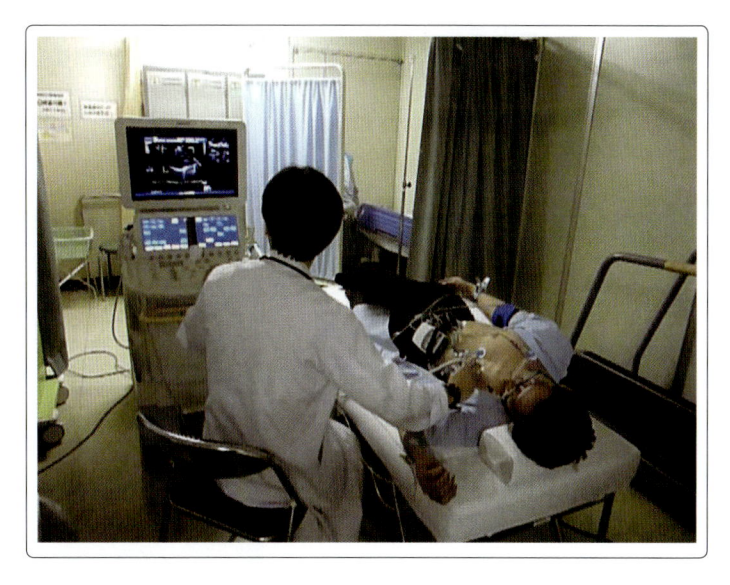

クトに配置する（図 4-1）．
- 緊急薬剤や補液セット，DC ショックや吸引などのチェックを必ず行う．
- 負荷の具体的な方法や合併症について詳細に説明して，承諾書を得る．被検者本人だけでなく，その家族にも検査を実施する旨を事前に伝えておく必要がある．
- 被検者に最近の胸部症状を問診する．
- 検査の流れについて（負荷直後のトレッドミル装置からベッドへの速やかな移動，左側仰臥位になること，さらには画像収集時の呼吸の調節等）事前に説明する．

> **Pitfall**
> 運動負荷の禁忌症例には施行しない（表 4-2）[2]．特に最近の胸部症状の状態を事前に必ず聴取して，不安定狭心症の状態であれば運動負荷心エコーを実施してはいけない．

表 4-2 運動負荷の禁忌

絶対禁忌	相対禁忌
・急性心筋梗塞発症早期，不安定狭心症	・左冠動脈主幹部の狭窄
・コントロール不良の不整脈	・中等度の狭窄性弁膜症
・症候性高度大動脈弁狭窄	・高度の電解質異常
・急性あるいは重症心不全	・重症高血圧
・急性肺塞栓または肺梗塞	・頻脈性不整脈または徐脈性不整脈
・急性心筋炎または心膜炎	・閉塞性肥大型心筋症などの流出路狭窄
・解離性大動脈瘤などの重篤な血管病変	・運動負荷が十分行えない精神的・身体的障害例
	・高度房室ブロック

文献 2 より引用．

3　運動負荷の方法

❷ トレッドミル運動負荷心エコー

- 安静時の心エコーを記録する．
- 超音波記録のためのビーム投入部位と，心電図胸部誘導の心電図電極の部位が重複する場合は，心電図電極を1肋間上下に移動させて装着する（図4-2）．

図 4-2　胸部誘導の装着
超音波ビーム投入部位を避けて心電図電極を装着する．

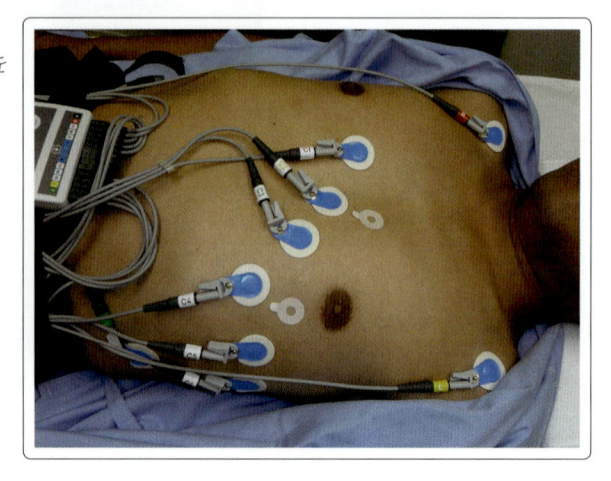

- 仰臥位で負荷前の心電図，血圧を記録する．
- 患者をベルトの上に立たせて，心電図を記録後，運動負荷を開始する．
- ベルトの速度と傾斜が段階的に増加していくBruce法等の一般的な運動負荷のプロトコールを用いて，段階的に運動負荷量を増大させる．
- 負荷中は心電図をモニターすることにより，ST-T変化や，不整脈の監視を行い，1分ごとに心電図，血圧を測定する．
- 運動中は歩行困難による転倒が起こらないように，十分に注意をしながら症候限界まで負荷を施行する．
- 目標心拍数を達成した場合あるいは中止基準（表4-3）に達した場合はその時点で運動を終了する．

表 4-3　運動負荷心エコーの中止基準

A	目標心拍数の達成
B	収縮期血圧 220 mmHg 以上，拡張期血圧 120 mmHg 以上
C	持続性頻拍性不整脈出現
D	収縮期血圧 40 mmHg 以上の血圧低下
E	2領域以上の広範囲の壁運動低下所見の出現
F	心電図上，0.2 mV 以上のST低下
G	胸痛の出現および増悪
H	耐えられない症状

文献1より引用．

- 直ちにベッドに移動し，左側臥位になり，負荷終了直後の心エコー記録を行う．
- 負荷後の画像記録中は呼吸が荒くなるが，できるかぎり呼気の状態を長く保ち，安定した画像を記録するように努める．
- 負荷終了後1分30秒以内に心エコーの記録を全て終了することが望ましい．

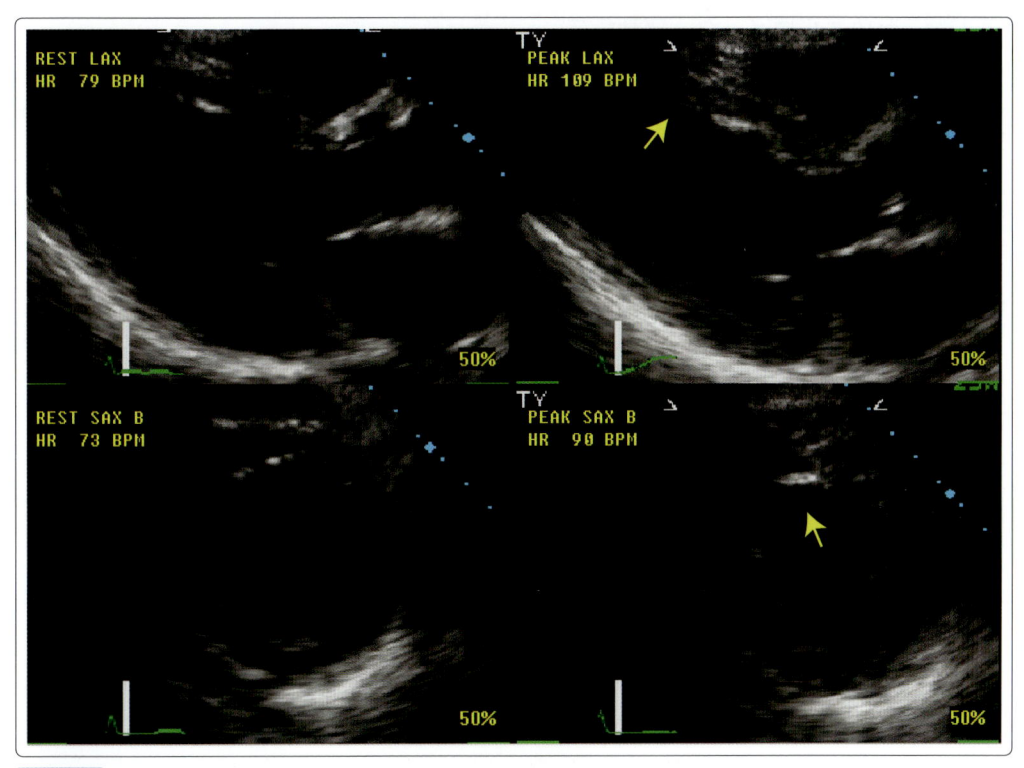

図 4-3 ▶動画 4-2, 3, 4　**負荷前と直後の心エコー画像の評価**

上：胸骨左縁左室長軸断面，下：胸骨左縁左室短軸断面（腱索レベル），左：負荷前，右：負荷終了直後．
運動負荷によって前壁中隔から心尖部にかけて新たな壁運動異常が出現した（矢印）．冠動脈造影では左前下行枝近位部に 90％狭窄がみられた．

> ⚠ **Pitfall**
> - トレッドミル運動負荷心エコーでは運動中の壁運動評価は困難であるため，負荷前と直後の心エコー画像を評価する（図 4-3）．
> - 高齢者では筋力の低下もあり，運動中の転倒の危険性がある．被検者に絶えず声かけをするなどの十分な配慮を払い，安全な運動負荷検査を実施する．

❸ 臥位エルゴメーター運動負荷

- 心電図電極と，自動血圧計を装着する．
- 心エコー記録のためのビーム投入部位と胸部誘導の心電図電極が重なる場合は，心電図電極を1肋間上下して，ビーム投入部位以外に心電図電極を装着する．
- エコーベッドを軽度左側臥位にして，上半身をやや上昇さる．
- 安静時の心電図，血圧および心エコーを記録する．
- 自転車のペダルに足をかけて，60回転／分のスピードで運動負荷を開始する．
- 25ワットから開始し，3分ごとに負荷を25ワットずつ増加させる．運動中は常に60回転／分の回転数を保持する．
- 負荷中は心電図をモニターして，ST-T変化や，不整脈の監視を行い，1分ごとに心電図，血圧を測定する．
- 症候限界まで施行するが，目標心拍数達成時点あるいは中止基準（表4-3）に達した場合はそこで運動を終了する．
- 臥位エルゴメーター運動負荷心エコー法では運動負荷中の心エコーの評価が可能であり，通常は各ステージで画像の観察を行う．
- エルゴメーターによる運動は下肢のみの運動なので，下肢疲労で途中中止となることが多い．したがって，できるかぎり励まして，目標心拍数まで運動を継続させる．
- 負荷終了直前の時点で，約1分で最大運動負荷時の取り込みを行う．
- 負荷終了直後に，さらに負荷直後の画像の取り込みを行う．

> **Pitfall** ベッドを軽度左側臥位，上半身をやや上昇させると，心エコー画像が描出しやすい（図4-4）．

図4-4 仰臥位エルゴメーター運動負荷心エコー図法の記録

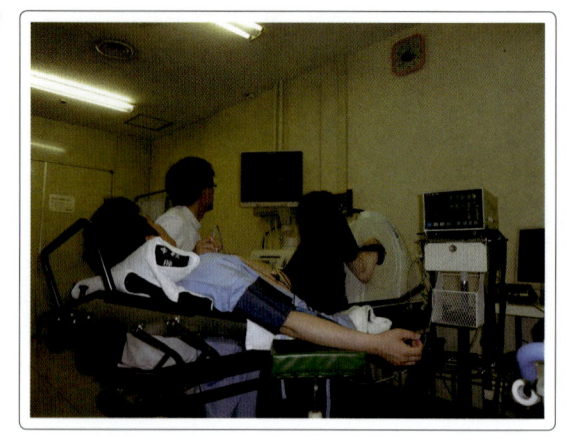

- 負荷中の壁運動を観察することが可能である唯一の検査方法である．
- 運動中に壁運動だけでなく，多くのドプラ指標を評価することが可能である．
- 臥位の状態で自転車をこぐ運動であり，トレッドミル運動負荷のように転倒の危険性はない．

4 壁運動の評価法

- 胸骨左縁左室長軸断面，短軸断面（腱索レベル，乳頭筋レベル），心尖部四腔断面，二腔断面，心尖部長軸断面を描出して，それらの断層像を保存する．
- 心エコー上の判定は，負荷前と負荷時の画像を side by side に並べて同時に動画再生させて評価する．
- 通常は，視覚的評価による半定量的な壁運動評価がルーチン検査として施行されている．

① 壁運動のスコアリング

- アメリカ心エコー図学会（ASE）[3]では，左室を16分割して壁運動を表4-4のごとく分類して，各領域の半定量評価の合計値を，評価した分画で割った値を wall motion score index（WMSI）と称して壁運動のパラメータとして用いている．

表 4-4　壁運動の分類

分類	点数
正常（normokinesis）	1
低収縮（hypokinesis）	2
無収縮（akinesis）	3
奇異収縮（dyskinesis）	4
心室瘤（aneurysm）	5

文献4より引用．

- このWMSIの値が高いほど壁運動異常は高度である．
- 負荷前後のWMSIを用いた評価は，最新の心エコー装置ではなくても施行可能であり，心筋虚血の診断に有用である．
- 当施設では severe hypokinesis を追加した6段階で壁運動の評価を行っている．

② 評価時の注意点

- Hypokinesis と severe hypokinesis に段階を分けて壁運動の評価を行っているが，この場合は検者間で評価の差がさらに生じやすくなるので，日頃から施設内の検者間で壁運動評価について議論して，統一しておく必要がある．
- 壁運動評価は，単に左心内膜面の移動だけに注目するのではなく，壁厚の変化にも注意して判定する．
- 正常例では，運動負荷により壁運動は安静時より亢進する．
- 運動負荷により壁運動の亢進や壁厚の増加が見られない場合は異常と判定する．
- ドブタミン負荷時と運動負荷時の左室壁運動亢進の程度は異なる．
- 壁運動評価のためには，心筋よりも心内膜面が描出されている必要がある．心エコーのゲインは少し高めにして心内膜面がきれいに描出できるように心がける．

- ある断面で新たな壁運動異常を確認しても，可能なかぎり他の断面で同部位に同様の異常が出現していることを確認する．
- 胸骨左縁左室短軸断面は1断面に冠動脈3枝全ての灌流領域を含んでおり，きれいに描出されれば，診断に非常に重要な断面である．しかしながら，短軸断面の斜め切りは偽陽性もしくは偽陰性の原因ともなるため注意が必要である．
- 心尖部からの断面では，心尖部を的確に含んだ断面ではない場合，偽陽性，偽陰性の原因になるので注意が必要である．

> **Pitfall**
> - ドブタミン負荷心エコーは交感神経β刺激作用により，左室収縮力亢進を引き起こし，血圧の上昇と相まって，虚血を誘発するのが主なメカニズムであり，運動負荷によるメカニズムと同じではない．
> - ドブタミン負荷時の方が運動負荷時よりさらに左室壁運動亢進の程度は大きい．したがって，ドブタミン負荷を多く施行している施設では，運動負荷時の壁運動評価には注意が必要である．
> - 運動負荷心エコーの壁運動評価の基本は，局所の収縮異常を eye ball によって，半定量的に評価するものであり，まずはお勧めしたい．
> - 運動負荷前後で同じ断面を評価する必要があるが，まったく同じ断面を描出することが困難な場合が多く，偽陽性，偽陰性の原因となるので注意が必要である．

5 負荷心エコーによる心筋診断の感度と特異度

- メタアナリシスを用いた手法での報告を**表4-5**[5]に記載した．
- 運動負荷が最も感度が高く，アデノシン負荷は逆に感度は最も低い．ドブタミン負荷は感度，特異度ともに2番目に高く，ジピリダモール負荷は特異度が最も高い．

表4-5 負荷心エコーの診断精度

負荷方法	感度（%）	特異度（%）
運動負荷	82.6	84.4
アデノシン	68.4	80.2
ドブタミン	79.6	85.1
ジピリダモール	71.0	92.2

All study published between 1981-2001 Meta-analysis

> **Pitfall**
> 運動負荷時の著明な血圧の上昇は，左室の後負荷増大と心筋酸素消費量増加などにより心内膜下虚血が誘発されて，一過性に壁運動異常が出現することがあるので，運動負荷心エコーの偽陽性の要因になるとの報告がある．

6　3次元心エコーによる評価

- 運動負荷心エコーでは，負荷前後で同一断面を side by side で評価する必要があるが，2次元エコー図では必ずしも負荷前と同じ断面を負荷後にも描出できないことが多い．
- 3次元エコー図では負荷前後に得られたボリュームデータから同一断面を切り出して評価することが可能であり，小さい領域の壁運動異常でも見落としがなく評価できるので，正確な診断が可能になる（図 4-5）．
- 2次元エコー図の断面以外に壁運動異常が出現するような場合に，3次元エコー図では，左室の様々な断面を描出することが可能なので，壁運動の正確な診断が可能になる．

図 4-5 ▶動画

運動負荷3次元心エコー

左室全体を記録した3次元心エコーにおいては，心内膜境界が自動的に検出される．検出された心内膜境界から左室17分画の領域ごとの左室容積の心周期での変化曲線が得られる．

ⓐ負荷前の3次元エコーにおいては明らかな異常はない．
▶動画 4-5

ⓑ負荷直後の3次元心エコーでは，心尖部に新たな壁運動異常が出現した．左室容積変化曲線では心尖部領域の容積の心周期での変化が減少した（矢印）．
▶動画 4-6

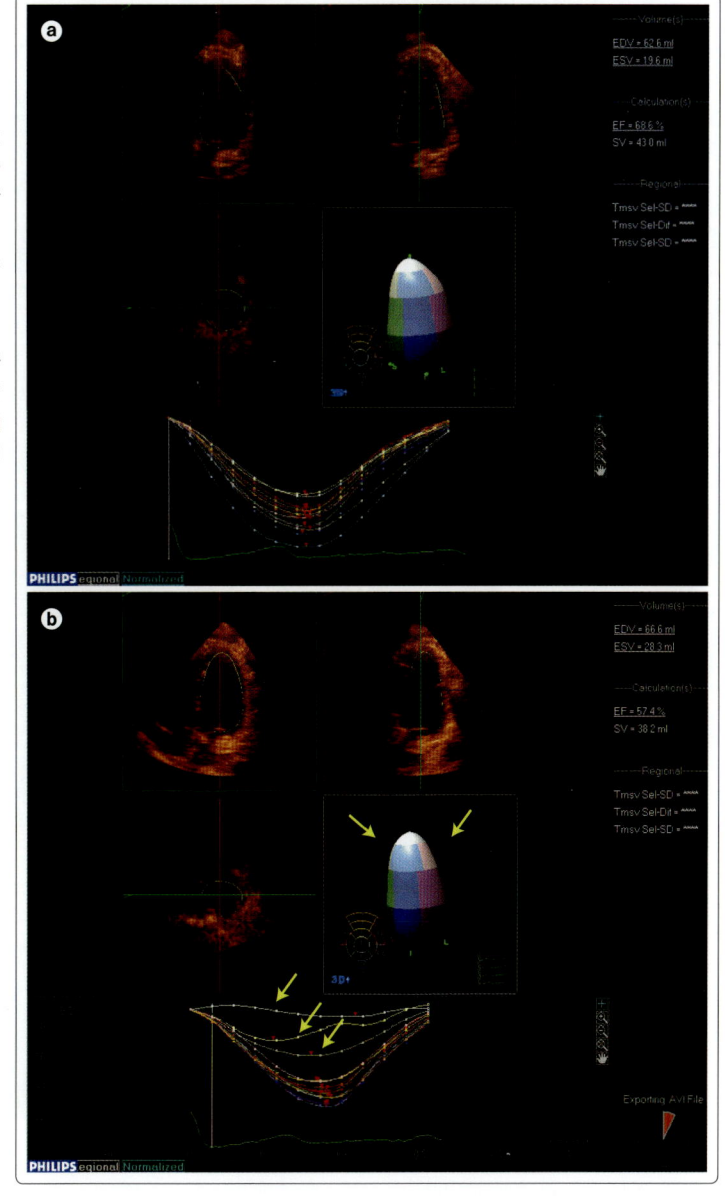

7 ストレインを用いた評価

- 組織ドプラ法や，2D スペックルトラッキングを用いたストレインやストレインレート法等の定量的評価は，負荷心エコーの客観的な診断に有用であるが，従来の半定量的な視覚的評価法と比較した報告では，診断精度に有意な差はなかった．
- 壁運動評価を客観的に表現できるため，多くの人に納得してもらいやすい（図4-6）．
- 今後，さらなる定量的な壁運動の評価法や提示法の確立が望まれる．

図 4-6
スペックルトラッキングから radial strain を求めた運動負荷心エコー

胸骨左縁左室短軸断面．
ⓐ 負荷前．
ⓑ 運動負荷直後．
運動負荷直後に前壁中隔，前壁領域に新たな壁運動異常が出現して，ストレインは低下した．

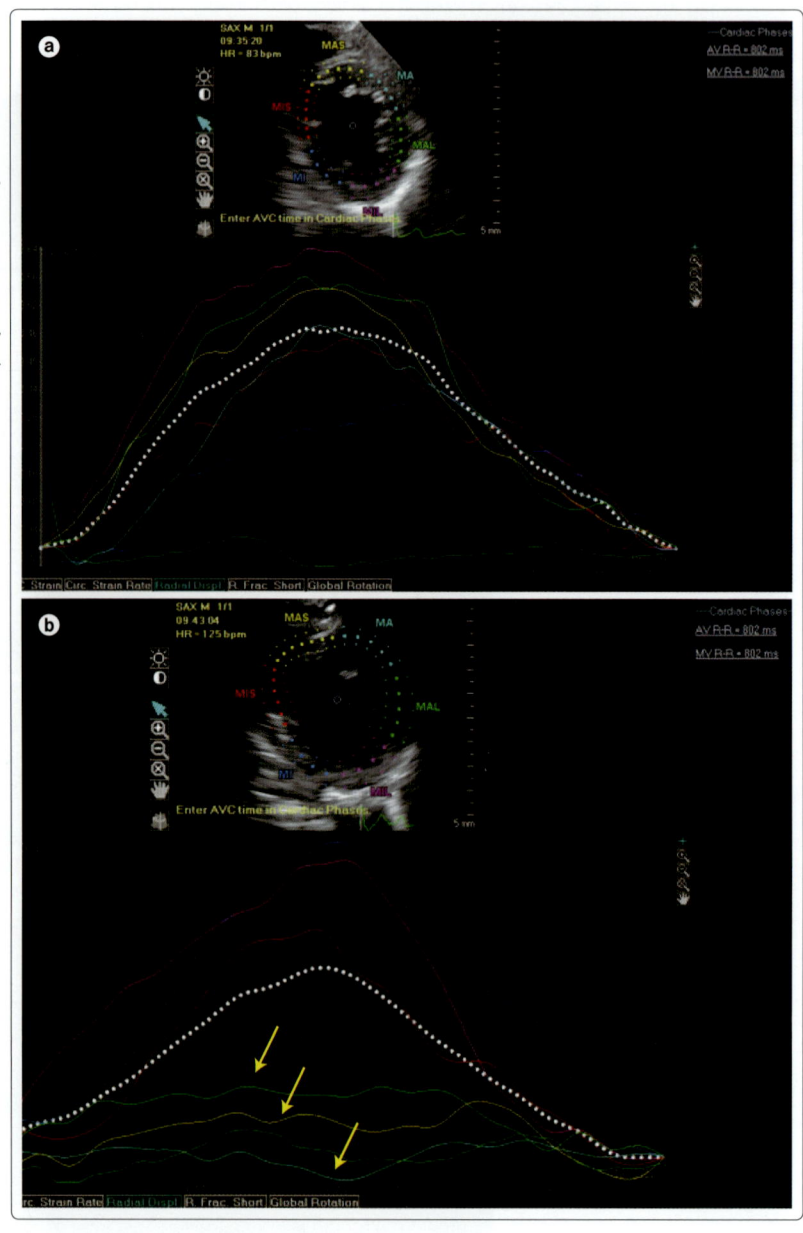

4 冠動脈疾患における運動負荷心エコー

8 拡張期の異常を評価する方法

- Post systolic shortening（PSS）とは，駆出期以降に出現する心筋の収縮のことを指す．左室心筋は大動脈弁閉鎖後には左室圧が急速に低下して，左室心筋にかかる張力は急速に低下する．PSS はそれまで高い心内圧のために収縮できなかった局所の心筋長が短縮する現象である．この PSS の出現は，心筋虚血の指標となることが報告されている．
- 安静時においても高度冠動脈狭窄症例では，左室の収縮は正常で収縮期心筋ストレイン値の低下はなくても，PSS が観察され，収縮のタイミングが拡張早期まで遅れて見られる．
- 石井ら[5]は，スペックルトラッキング法を用いて，虚血が消失した後でも拡張期の時相まで異常が残存することを臨床例で報告している．彼らは拡張期の異常が運動負荷終了後 20 分以上残存することを示し，虚血からの回復期には遷延することを報告している．

9 予後推定

- 安静時正常血圧でも，運動負荷時の血圧上昇が大きい場合，将来の高血圧発症の独立した危険因子になることが報告されている．
- 1,325 例のトレッドミル運動負荷心エコー施行後の予後を観察した結果，運動負荷心エコーが陰性であれば全く心イベントが発生しなかったのは 3 年間で 97.4％であり，非常に予後が良い．
- 4,004 例のトレッドミル運動負荷心電図検査陰性例（負荷で心電図異常がなく，胸部症状もなし）に，再度運動負荷心エコーを実施した．この冠動脈疾患を有する可能性が極めて低い母集団においても，669 例（16.7％）に心エコー上壁運動異常が出現したため心筋虚血を判定でき，さらにその群は予後不良であることが報告されている．
- 3,063 例に運動負荷心エコーを施行して運動負荷の症状は胸痛のみ 19％，呼吸困難のみ 42％，胸痛と呼吸困難が 58％であった．その後，平均 3.1 年間の観察では，胸痛のみの群より呼吸困難のみあるいは胸痛と呼吸困難の群の方が予後不良であった．つまり胸痛のみの群より運動時の呼吸困難（拡張障害による左室拡張末期圧の上昇）がみられる方が予後に関連することを報告した．

10 報告書（レポート）の書き方

- 検査中に起こったことはできるかぎり詳細に記載する．症状は何分に起こり何分に消失したかを被検者の生の言葉で記載した方がよい．例えば頭が『ガンガン』痛いとか，胸が『キリキリ』するなど，患者の訴えを具体的に記載する．
- 同時に記録した心電図についても，胸部誘導の電極を移動させた場合はその旨

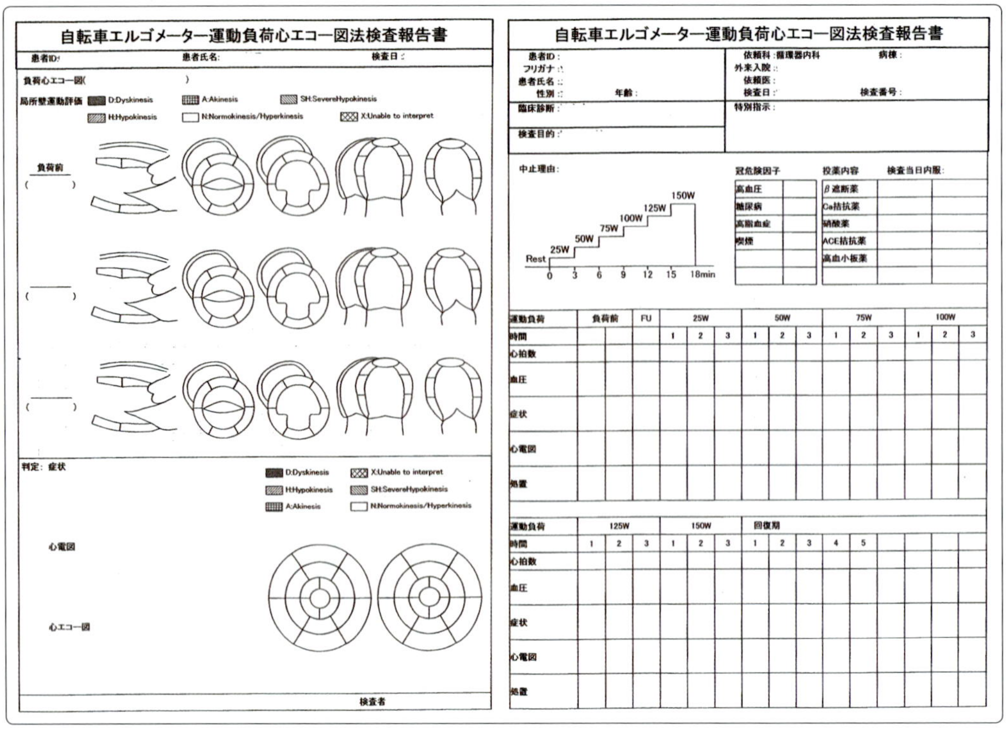

図 4-7　負荷心エコー報告書

を記載し，さらに ST セグメントや T 波の変化についても，何分から生じ，最大の ST 変化はどの程度なのか，何分後に改善したのか等を記載する．
- 不整脈が出現した場合も，種類や頻度等を詳細に記載する．
- 心エコー画像の評価は最も大切である．報告者は同一画面に負荷前と最大負荷時あるいは負荷直後の保存した画像を何回もループ再生させて，最終的に所見を記載する．
- 画質不良の時や判定不可能の分画があればその旨を記載する．
- 最終的に報告書に心筋虚血が誘発されたのか否かを明確に記載する必要がある．つまり，自覚症状，心電図，心エコーについて陽性か陰性かを分けて記述する．当施設の報告書を掲載する（図 4-7）．

文献

1) Sicari R, et al: European Association of Echocardiography. Stress Echocardiography Expert Consensus Statement--Executive Summary: European Association of Echocardiography(EAE)(a registered branch of the ESC). Eur Heart J 30: 278-289, 2009
2) 循環器病の診断と治療に関するガイドライン．慢性虚血性心疾患の診断と病態把握のための検査法の選択基準に関するガイドライン（2010 年改訂版）
3) Lang RM, et al: Recommendations for chamber quantification: a report from the American Society of Echocardiography's Guidelines and Standards Committee and the Chamber Quantification Writing Group, developed in conjunction with the European Association of Echocardiography, a branch of the European Society of Cardiology. J Am Soc Echocardiogr 18: 1440-1463, 2005
4) Noguchi Y, et al: A meta-analytic comparison of echocardiographic stressors. Int J Cardiovasc Imaging 21: 189-207 2005
5) Ishii K, et al: Exercise-induced post-ischemic left ventricular delayed relaxation or diastolic stunning: is it a reliable marker in detecting coronary artery disease? J Am Coll Cardiol 53: 698-705, 2009

5 薬剤負荷心エコー

冠動脈疾患において，治療方針の決定や予後を評価する上で虚血の有無や心筋 viability を評価することは重要である．負荷心エコーは，負荷時の左室壁運動を心エコーで評価することにより，安静時の心エコーのみでは評価できない心筋虚血や心筋の viability を評価することが可能である．

また，負荷心エコーを行うことで，近年増加している，糖尿病患者や高齢者などにみられる症状を訴えないいわゆる無症候性心筋虚血患者の検出が可能である．

1. はじめに
2. 負荷心エコーの適応と診断精度
3. 負荷心エコーの種類と特徴
4. 薬剤負荷心エコー（ドブタミン）の方法
5. 心筋虚血，心筋 viability の評価，判定
6. 実証例
7. 薬剤負荷心エコーの問題点と新しい評価方法

1 負荷心エコーの適応と診断精度

- 冠動脈疾患における負荷心エコーの適応を表5-1に示す．中でも心筋 viability の診断には，ドブタミン負荷心エコーが不可欠である．
- 冠動脈疾患において，運動負荷，薬剤負荷心エコーともその診断精度はトレッドミル負荷心電図よりも優れ，核医学診断法とほぼ同等の診断精度を持つ（表5-2）．
- 特に左室肥大や左脚ブロックなど，核医学検査では診断精度が低下する症例では負荷心エコーが有用である．

表5-1 冠動脈疾患における負荷心エコーの適応

1. 心筋虚血の診断
    - ①症状や心電図変化から，心筋虚血が疑われる場合
    - ②狭心症と診断された症例における虚血部位と重症度の判定
    - ③冠動脈インターベンションの標的となる冠動脈病変の選択
2. 心筋 viability の診断
    - ①虚血を有する患者で安静時から高度壁運動異常がある場合
    - ②心筋梗塞患者で高度壁運動異常がある場合
3. 冠動脈疾患冠者の予後評価

文献1より引用改変．

表5-2 冠動脈疾患に対する各モダリティの診断率

負荷法	感度（%）	特異度（%）
運動負荷心電図	55〜80	70〜80
負荷心筋シンチグラフィ	80〜95	70〜95
運動負荷心エコー	70〜95	75〜95
ドブタミン負荷心エコー	75〜90	75〜90
ジピリダモール負荷心エコー，アデノシン負荷心エコー	45〜80	80〜95

文献2より引用改変．

> **Pitfall** 冠動脈によって診断精度が異なり，左前下行枝，右冠動脈と比較し，左回旋枝の診断精度が低い（図5-1）．

図5-1 ドブタミン負荷心エコーの冠動脈別診断精度

LAD：左冠動脈前下行枝，LCX：左冠動脈回旋枝，RCA：右冠動脈．
文献3より引用改変．

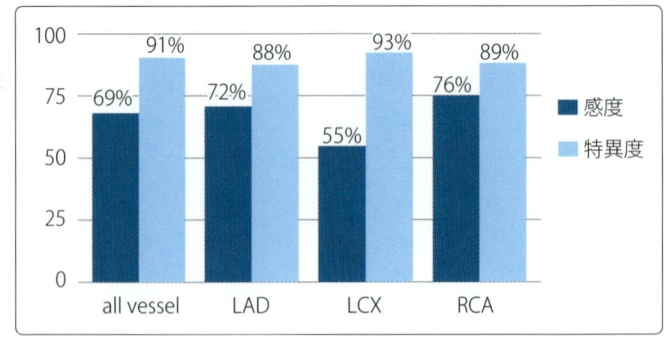

	感度	特異度
all vessel	69%	91%
LAD	72%	88%
LCX	55%	93%
RCA	76%	89%

2 負荷心エコーの種類と特徴 (表 5-3)

- 負荷には運動負荷，薬剤負荷，ペーシングによる負荷があり，わが国では前者二者が広く用いられている．

表 5-3 負荷心エコー図法の比較

負荷の種類	運動	ドブタミン	ジピリダモール
心筋仕事量	著増	増大	ほぼ不変
冠動脈拡張作用	小	小	大
負荷時の画像	やや劣る	良好	良好
診断感度(%)	70〜95	75〜90	45〜80
特異度(%)	75〜95	75〜95	80〜95

文献1より引用改変．

- 薬剤にはドブタミン，ジピリダモール，アデノシンなどがあり，ドブタミンの使用頻度が高い．
- ドブタミンはβ_1受容体を刺激し，心筋酸素需要を増大させることで虚血を誘発させ，ジピリダモールやアデノシンは冠血管を拡張させ，心筋局所の血流分布に影響を与えることで虚血を誘発させる（図5-2）．

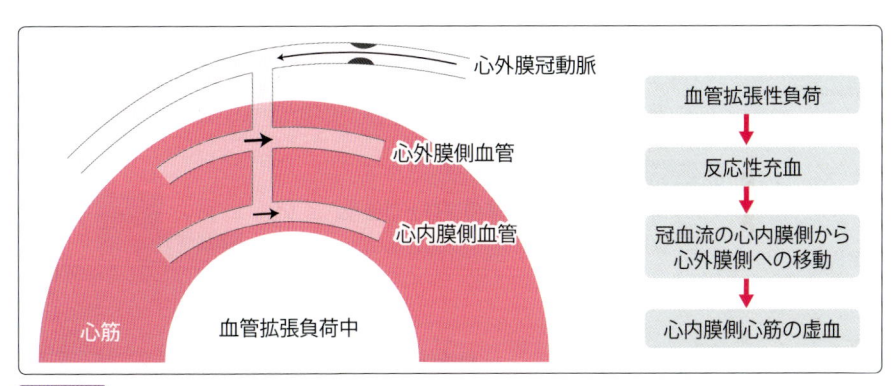

図 5-2 冠動脈盗血現象

ジピリダモールやアデノシンによる血管拡張性負荷をかけると反応性充血により，冠血流が増大する．冠動脈に有意狭窄が存在すると，その末梢には十分な血流増加が起こらず，冠血流は心内膜側から心外膜側に移動するため，心内膜側心筋に虚血が生じる．盗血現象の名前は，このように血流を奪ってしまうことからきている．
文献4より引用改変．

3 薬剤負荷心エコー（ドブタミン）の方法

- 本項では頻用されるドブタミン負荷心エコーを中心に概説する．

❶ 禁忌と中止基準

- ドブタミン負荷心エコーは有用な検査であるが，致死性不整脈や左室流出路狭窄などを誘発させる恐れがあるため，検者は十分にその禁忌や中止基準を把握している必要がある（表 5-4, 5）．

表 5-4　ドブタミン負荷心エコーの禁忌

- 2 日以内の心筋梗塞
- 不安定狭心症
- 症候性重症大動脈弁狭窄症
- 活動性心内膜炎
- 致死性不整脈
- 非代償性症候性心不全
- 急性肺塞栓及び肺梗塞
- 急性心筋炎，心膜炎
- 運動による悪化する可能性のある非心臓障害

文献 1 より引用改変．

表 5-5　ドブタミン負荷心エコーの中止基準

- 目標心拍数到達
- 負荷プロトコールの終了
- 重症不整脈の出現
- 虚血性 ST 低下
- 新たな壁運動異常の出現，増悪
- 収縮期血圧 220mmHg 以上への上昇
- 収縮期血圧 60mmHg 以下への低下
- 気分不良など被験者による中止要請

文献 1 より引用改変．

❷ 負荷の方法

- 負荷方法は施設後に違いはあるが，一般的なプロトコールを図 5-3 に示す．

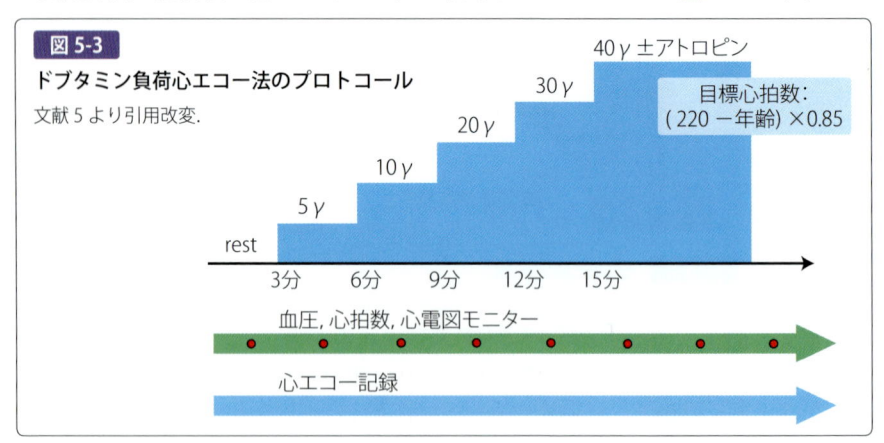

図 5-3　ドブタミン負荷心エコー法のプロトコール

文献 5 より引用改変．

rest → 5γ（3分）→ 10γ（6分）→ 20γ（9分）→ 30γ（12分）→ 40γ±アトロピン（15分）

目標心拍数：（220 − 年齢）×0.85

血圧，心拍数，心電図モニター
心エコー記録

- ドブタミンを経静脈的に投与し，5μg/kg/ 分または 10μg/kg/ 分で開始し，3 分ごとに段階的に 10μg/kg/ 分ずつ漸増する．
- 最大 40μg/kg/ 分まで増量し，それでも目標心拍数に達しない場合には，アトロピンを 0.25 〜 0.5 mg ずつ最大 2 mg まで追加投与する．
- 検査がスムーズに行えるよう検査技師などコメディカルも検査プロトコールを把握しておくことが重要である（図 5-4）．

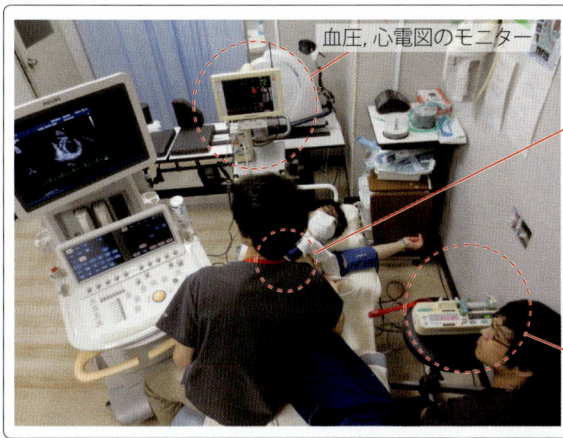

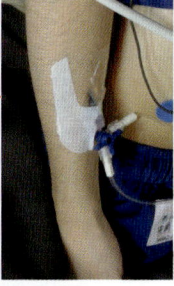

図 5-4 の写真内注釈：
- 血圧，心電図のモニター
- 薬剤が速やかに到達するように刺入部に近い位置で薬剤投与ルートをつなぐ
- 用量調節の精度が高いシリンジポンプで薬剤の投与を行う
- 副作用の出現に備えて救急カートや除細動器もいつでも使える状態にしておく．

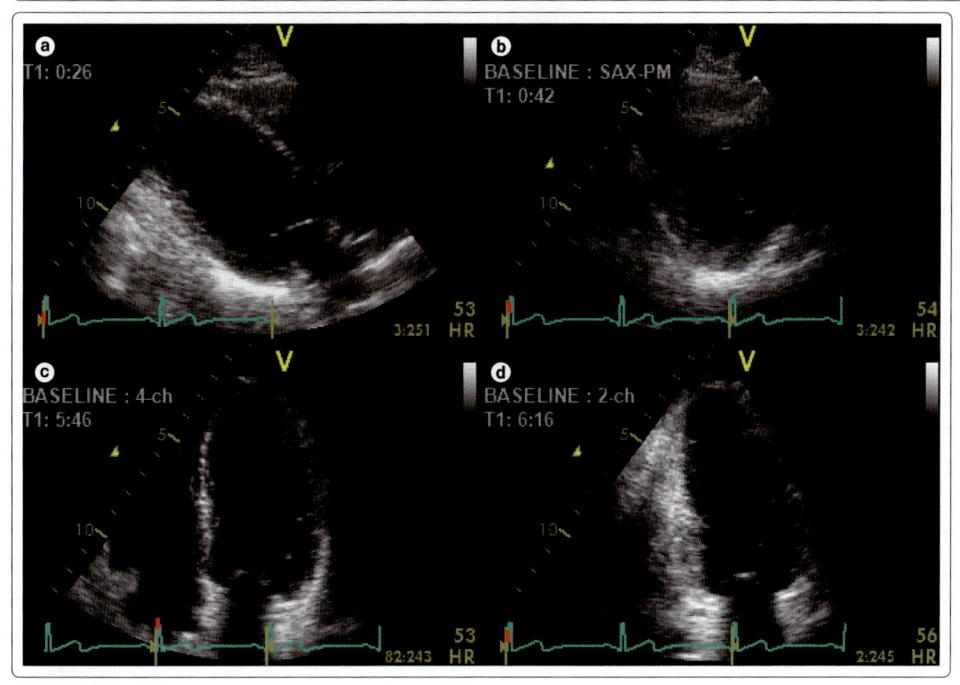

図 5-4 ドブタミン負荷心エコーの実際

図 5-5 ▶動画 5-1 **ドブタミン負荷心エコーの基本 4 断面**
基本断面となる胸骨左縁左室長軸断面（ⓐ），短軸断面乳頭筋レベル（ⓑ），心尖部四腔断面（ⓒ），二腔断面（ⓓ）を示す．これらの断面をそれぞれのステージで記録する．

❸ 心エコー図の記録（図 5-5）

- 負荷前から負荷後のリカバリーまでそれぞれのステージで記録する．
- 記録断面は胸骨左縁左室長軸断面，短軸断面乳頭筋レベル，心尖部四腔断面，二腔断面が一般的だが，心尖部長軸断面を追加すると心尖部の壁運動の評価により有用である．
- 壁運動の評価は 4 分割同時表示画像（quad screen display）で壁運動の評価を行うことが望ましい．

> **Point** 正確な評価を行うためには，検査は可能なかぎり明瞭な画像を記録し，各ステージで同じ断層像を描出することが大切である．

5 薬剤負荷心エコー

3 薬剤負荷心エコー（ドブタミン）の方法

4 心筋虚血，心筋 viability の評価，判定

❶ 壁運動の評価

- 左室局所壁運動異常は，収縮期における心内膜面の内方運動の程度と壁厚増加の低下を視覚的に半定量的に評価する．頻用されているアメリカ心エコー図学会（ASE）による壁運動異常の分類を示す（表 5-6）．

表 5-6 ASE による壁運動異常の分類

score	壁運動	心内膜面の内方運動	壁厚増加
1	正常	正常	>30% の増加
2	低収縮	減少	<30% の増加
3	無収縮	消失	変化なし
4	収縮期外方運動	外方運動	菲薄化
5	心室瘤	拡張期の変形	変化なしまたは菲薄化

文献 6 より引用．

- 局所の壁運動を 1〜5 点でスコアリングし，左室心筋の各領域の壁運動を 16 分割モデルに基づき，各ステージで評価する（図 5-6, 7）．

!> 冠動脈の走行と支配領域について，巻頭の折込付録にまとめているので参考にされたい．

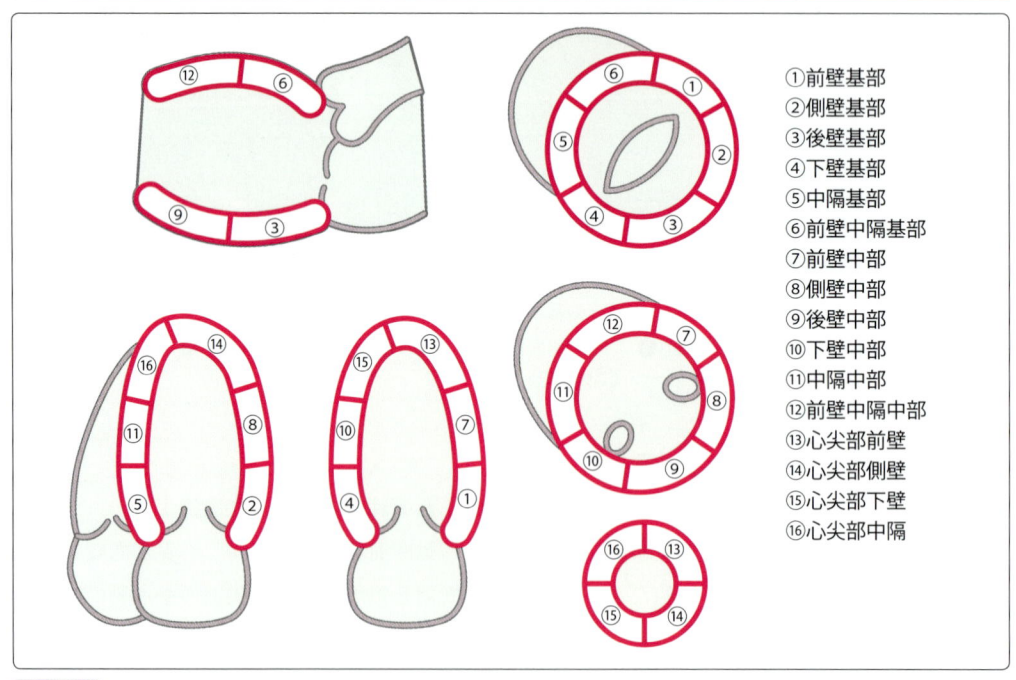

①前壁基部
②側壁基部
③後壁基部
④下壁基部
⑤中隔基部
⑥前壁中隔基部
⑦前壁中部
⑧側壁中部
⑨後壁中部
⑩下壁中部
⑪中隔中部
⑫前壁中隔中部
⑬心尖部前壁
⑭心尖部側壁
⑮心尖部下壁
⑯心尖部中隔

図 5-6 アメリカ心エコー図学会による左室 16 分割モデル

文献 7 より引用改変．

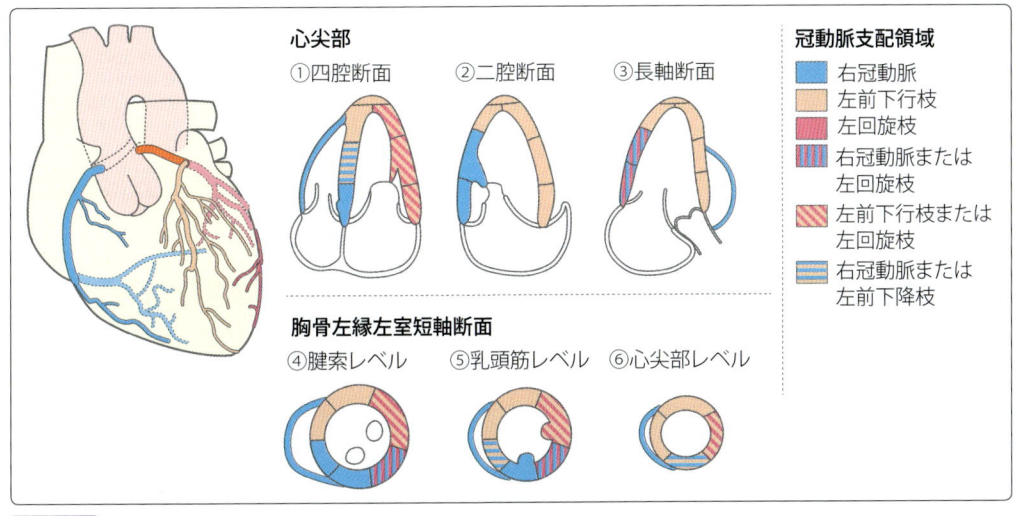

図 5-7 冠動脈支配領域と心エコー図との関係
文献 8 より引用改変．

図 5-8 Wall motion score index（WMSI）と
その実例
左室 16 分割モデルに基づき各セグメントの壁運動異
常の点数を合計し，評価できたセグメント数で除する．

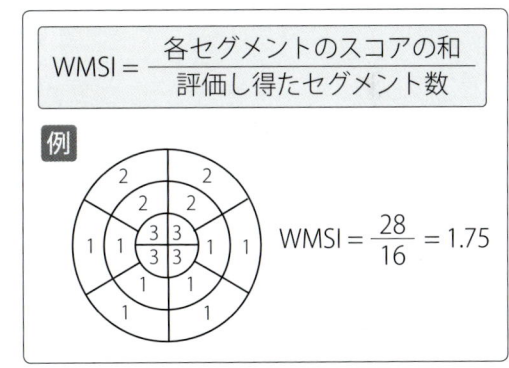

$$\text{WMSI} = \frac{\text{各セグメントのスコアの和}}{\text{評価し得たセグメント数}}$$

例

$$\text{WMSI} = \frac{28}{16} = 1.75$$

- 分割した左室のそれぞれの領域の壁運動異常のスコアを合計し，観察できた領域数で除することで，Wall motion score index（WMSI）が算出でき，半定量評価法として利用できる（図 5-8）．WMSI では，mild hypokinesis を 1.5 点，severe hypokinesis を 2.5 点，負荷後の hyperkinesis を 0 点とする場合もある．
- セグメント，ステージに分けてスコアリングすることで壁運動の変化が半定量的に評価でき，冠動脈の支配領域別に評価できる（図 5-9）．

	Basal						Mid						Apical				Wall Motion Score Index			
	antsept	ant	lat	post	inf	IVS	antsept	ant	lat	post	inf	IVS	IVS	ant	lat	inf	global	RCA	LAD	LCX
rest	1	1	1	1	2	1	1	1	1	1	1	1	1	1	1	1	1.06	1.33	1.00	1.00
low dose	1	1	1	1	2	1	1	1	1	1	1	1	1	1	1	1	1.06	1.33	1.00	1.00
intermediate	1	1	1	2	3	1	0	1	1	1	2	1	1	1	0	1	1.13	2.00	0.78	1.25
peak dose	1	1	0	2	3	1	0	0	0	0	2	1	0	0	0	0	0.69	2.00	0.33	0.50

図 5-9 WMSI のステージごとの評価
左室 16 分割のセグメントに分けて，スコアリングするとどの冠動脈に虚血やバイアビリテイがあるか判断できる．この症例では右冠動脈(RCA)のスコアが増加し，RCA の虚血が陽性と判断した．

❷ 負荷による壁運動の変化と判定

- 心筋虚血や心筋 viability は，負荷前，負荷中から負荷後にかけての壁運動を新規壁運動異常の出現や既存の壁運動異常の増悪をもって判定する．正常例を図 5-10 に示す．
- 局所壁運動の変化が前述したどの領域で生じているかを評価し，責任病変がどの冠動脈であるかを判定する．

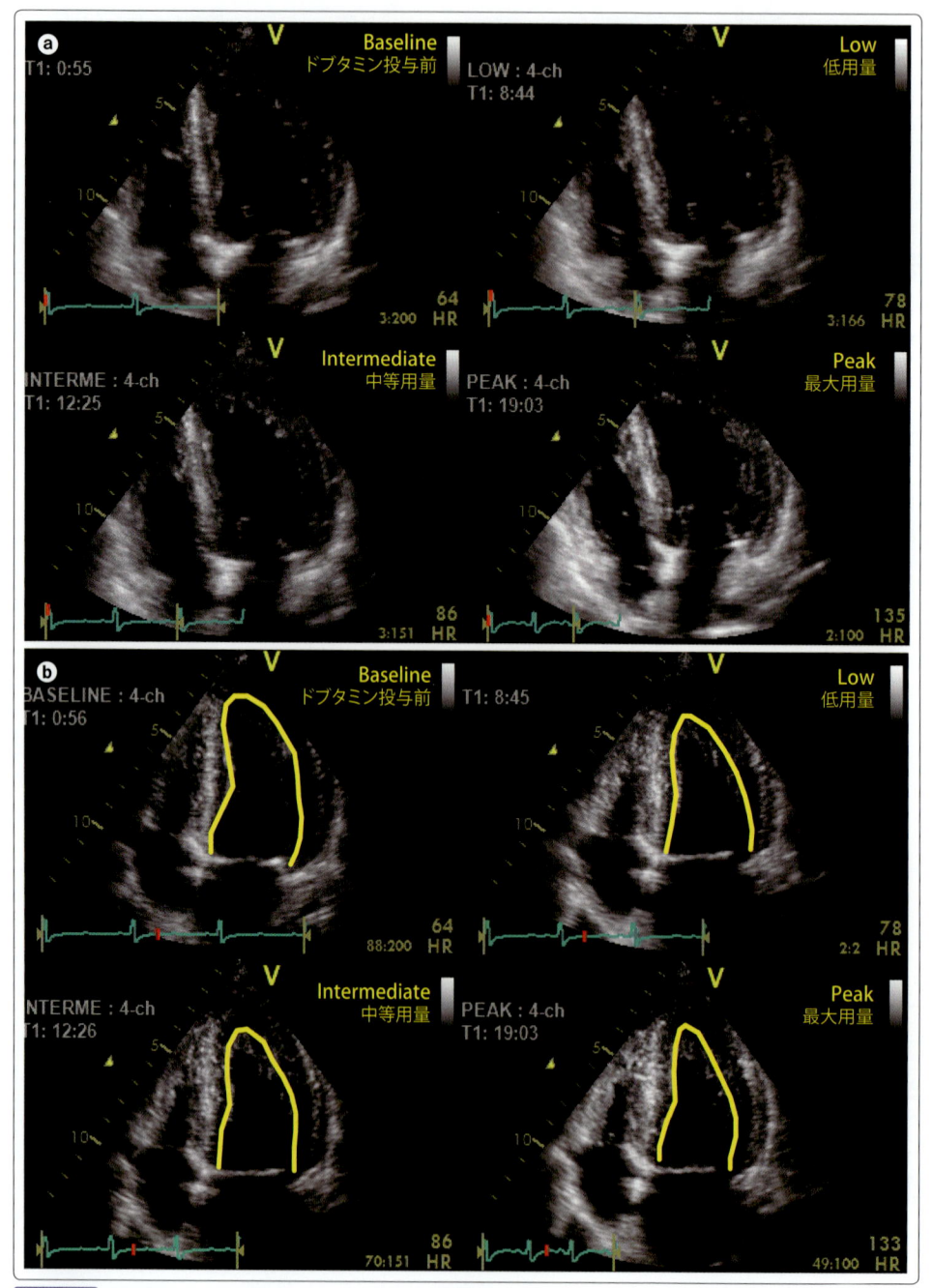

図 5-10 ▶動画 5-2 正常例におけるドブタミン負荷心エコー

ドブタミンを baseline からプロトコールに沿って漸増させていくと心内膜側の内方運動が増強し，壁厚も増大しているのが確認できる．この変化はそれぞれのセグメントで均一に認めていることから，negative と判定できる．❺ は収縮末期の時相であるが，壁運動の増強により内腔が狭小化している．

- 負荷前と負荷中の壁運動の変化の違いによって，心筋虚血，心筋 viability の有無を評価する．ドブタミン負荷心エコーでは，用量による壁運動の反応の違いによって，表5-7のように分類，判定される．
- 心筋 viability の判断が重要となってくるのは，baseline より壁運動異常を認める場合で，負荷で二相性変化（biphasic）を認めた場合には血行再建により，壁運動が改善する可能性が高い（図5-11）．

> **Point　壁運動の評価**
> - 安静時，低用量，最大負荷の断面を並列表示により比較し，過収縮の部分と，これに比べ壁運動が低下した部分の境界に存在する hinge point を検出することが重要である．例えば，左前下行枝の場合，胸骨左縁左室長軸断面の中央部前壁中隔あるいは心尖部四腔断面の心尖部よりの中隔に認められる場合が多い．
> - 左前下行枝病変の虚血は必ず，心尖部より出現し，基部に向かって進展するため，可能な限り真の心尖部を描出するようにする．

表5-7　ドブタミン負荷心エコーにおける壁運動と判定　文献9より引用改変．

反応のタイプ	壁運動 Baseline	Low dose	High dose	心筋 viability	虚血
持続改善型（sustained improvement）	正常〜異常	改善	改善	10〜20%	なし
二相性変化型（biphasic）	異常	改善	悪化	70〜80%	あり
増悪型（worsening）	正常〜異常	不変〜悪化	悪化	20〜30%	あり
不変型（no change）	異常	不変	不変	5〜10%	なし

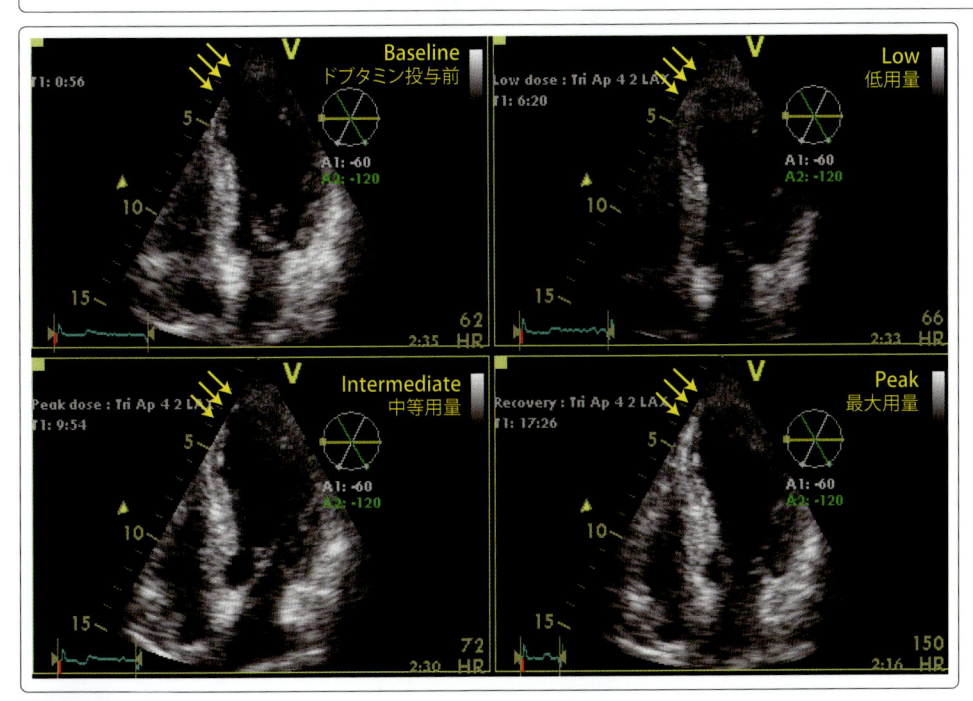

図5-11　動画5-3　ドブタミン負荷心エコーにおける二相性変化
心尖部よりの中隔（矢印）が，baseline では hypokineis であったが，low dose, intermediate dose では，mild hypokinesis〜normal に改善している．Peak dose まで用量を増やすと，心尖部は severe hypokinesis となり，二相性変化を認めた．

> **Pitfall**
> - ドブタミンにより過収縮となった結果，左室中央部に内腔閉塞が生じ，同部位の前後で生じる圧較差のため，心尖部にあたかも虚血を生じたような収縮のタイミングの遅れや低下を認める場合がある（図5-12）．
> - 連続波ドプラにより左室内の血流速波形を記録し，圧較差の存在の有無を判定することで偽陽性を減らすことができる．

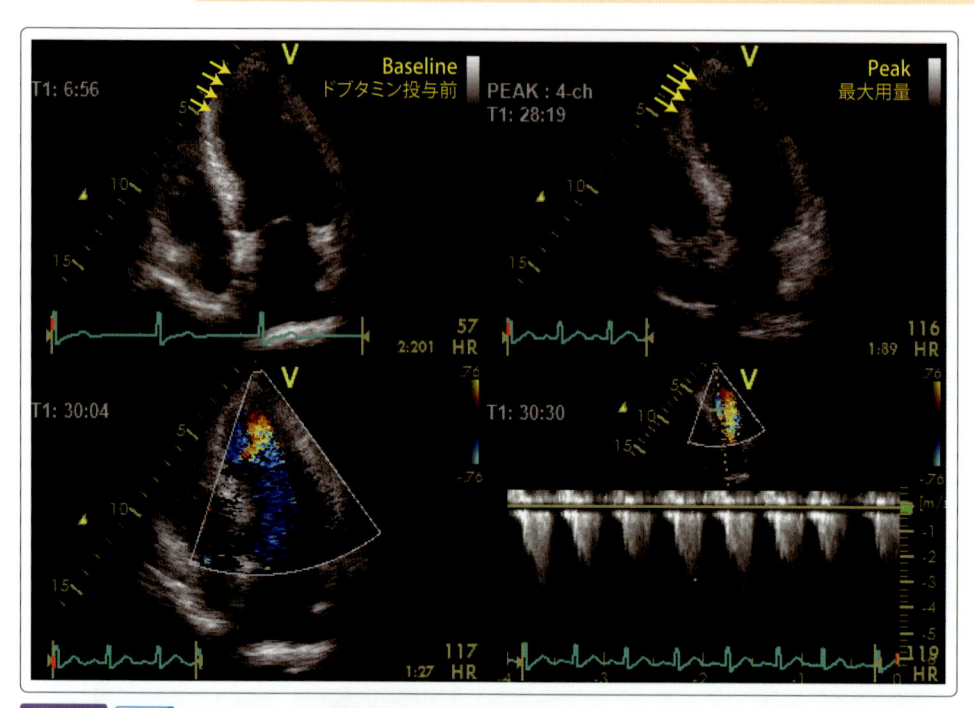

図5-12　▶動画 5-4　ドブタミン負荷心エコーによる内腔閉塞

負荷のため心尖部よりの中隔の収縮（矢印）が低下しているように見えるが，左室の内腔閉塞と同部位の加速血流を認めているため，偽陽性の可能性がある．

> **Point　心筋 viability**
> - 壁運動異常がある領域でその局所に生存心筋があることを心筋 viability が存在するという．
> - 安静時に壁運動異常を認める場合，その心筋に viability があるのか，既に梗塞を起こしているのかを判断することは極めて重要である．
> - 壁運動異常が持続している場合には，梗塞以外に気絶心筋（stunned myocardium）と冬眠心筋（hibernating myocardium）の病態を考える．
> - 気絶心筋（stunned myocardium）
>   - 心筋虚血に陥った後，血行再建により冠血流量が回復した後にも収縮低下が遷延する状態．数日から数週間で壁運動は次第に改善する．
> - 冬眠心筋（hibernating myocardium）
>   - 冠血流の高度の低下が長期間におよび慢性化することにより心筋灌流域の収縮低下を認める状態．
> - いずれも低用量ドブタミン負荷で壁運動の改善を認める．

5 実症例

症例1 71歳女性

主訴：労作時胸痛

現病歴：糖尿病性腎症による末期腎不全に対して，透析導入された際に問診で労作時胸痛の訴えを認めていた．安静時心エコー図検査では，左室は局所壁運動異常なく，収縮能もEF 60%と良好であったが，高血圧，糖尿病，慢性腎臓病と冠動脈リスクファクターを多く持っているため，心筋虚血の評価目的でドブタミン負荷心エコーを施行した（図5-13）．

経過：ドブタミン負荷心エコーで右冠動脈の虚血が疑われたため，冠動脈造影を施行したところ，右冠動脈は#3〜#4にかけて高度なびまん性狭窄病変であった（図5-14）．

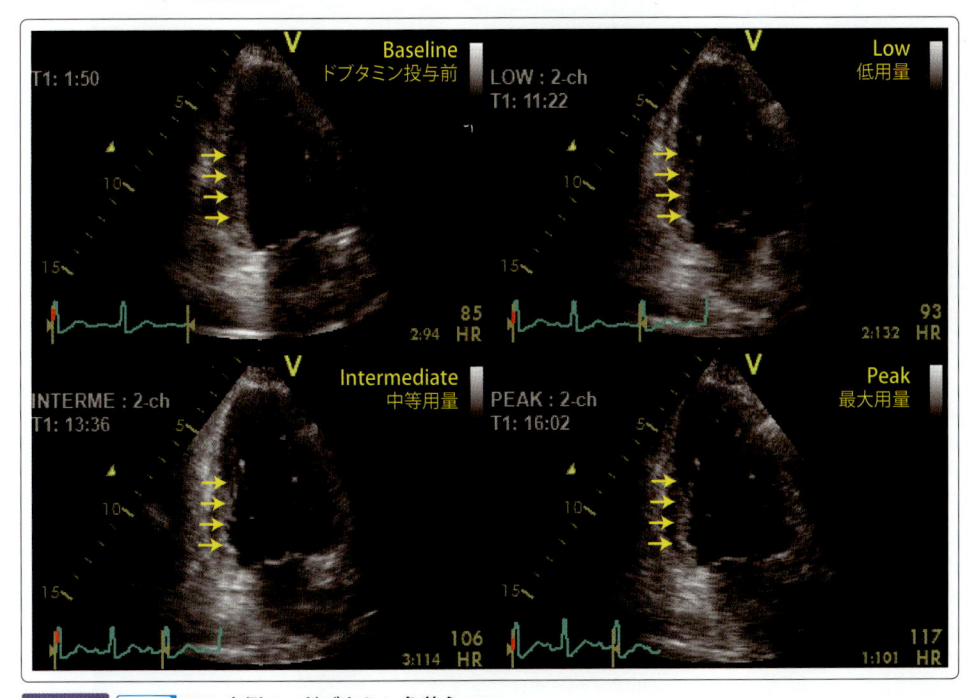

図5-13 ▶動画 5-5 症例1 ドブタミン負荷心エコー

Baselineでは，下壁基部はhypokinesisであったが，intermediate doseからpeak doseにかけて下壁基部はakinesisとなり，baselineで正常であった下壁中部もhypokinesisとなった．

図5-14

症例1
冠動脈造影

冠動脈造影の結果，右冠動脈は高度なびまん性狭窄病変であった．こちらに対して，#3〜#4に冠動脈バルーン拡張術を施行した．

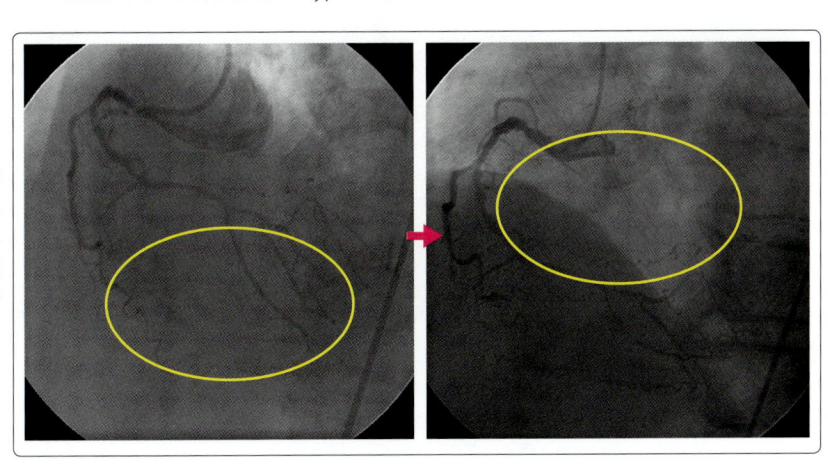

| 症例 2 | 78歳男性 |

主訴 ：胸痛

現病歴：高血圧，糖尿病で近医フォロー中であったが，労作，安静問わない胸痛を認めるようになったため，当科受診した．安静時心エコー図検査では局所壁運動異常は認めなかったが，症状から狭心症が疑われたため，ドブタミン負荷心エコーを施行した（図5-15）．

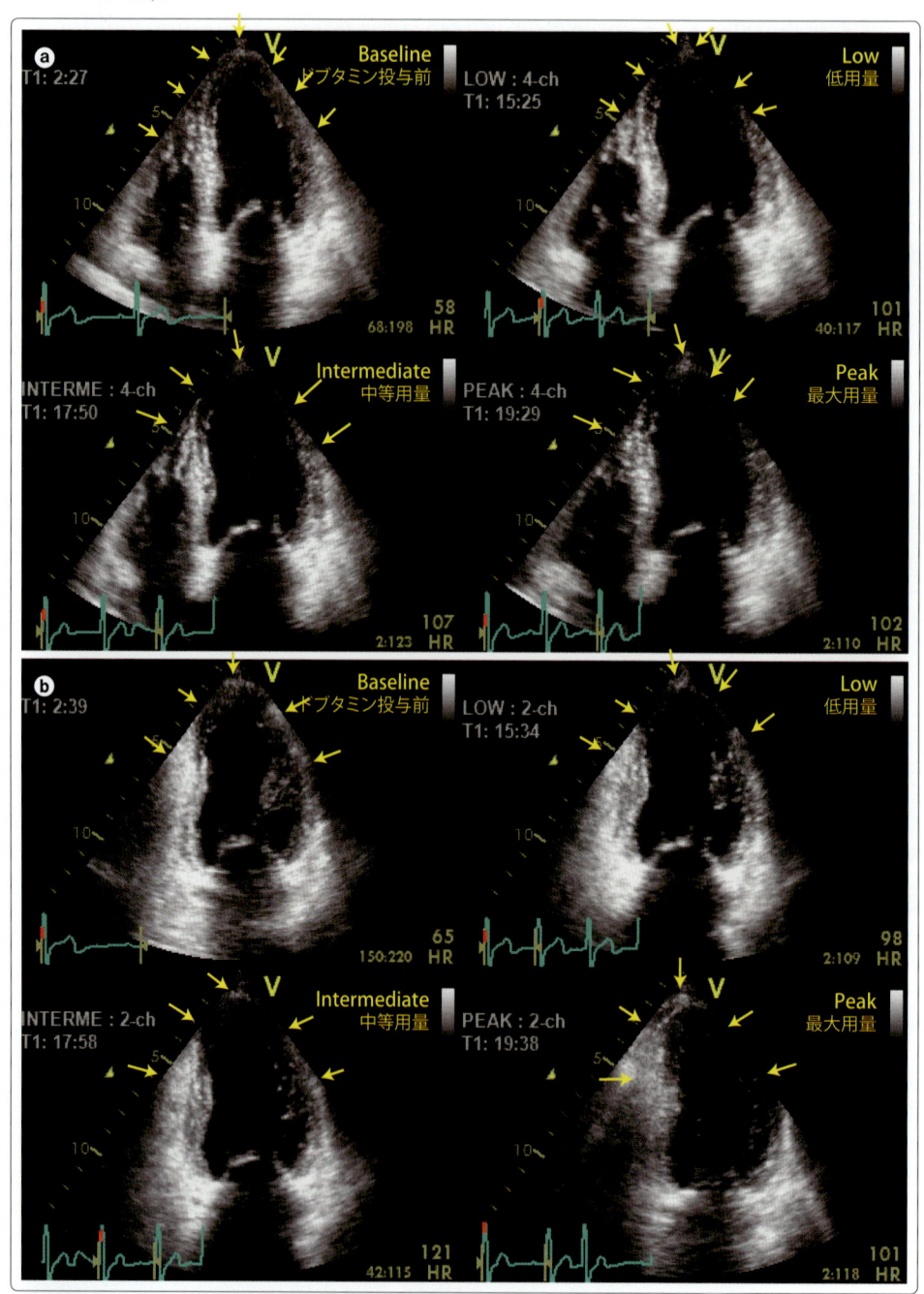

図 5-15 ▶動画　症例2　ドブタミン負荷心エコー

Baselineでは明らかな左室局所壁運動異常は認めなかったが，ドブタミン負荷により心基部を除く領域で壁運動低下を来たし，左室内腔の拡大を認めた（矢印）．これらの所見からは多枝病変や左主幹部病変が強く疑われる．
ⓐ心尖部四腔断面．▶動画 5-6　ⓑ心尖部二腔断面．▶動画 5-7

経過　：ドブタミン負荷心エコーで多枝病変が疑われ，冠動脈造影の結果（図 5-16）と合致，その後冠動脈血行再建を行った．

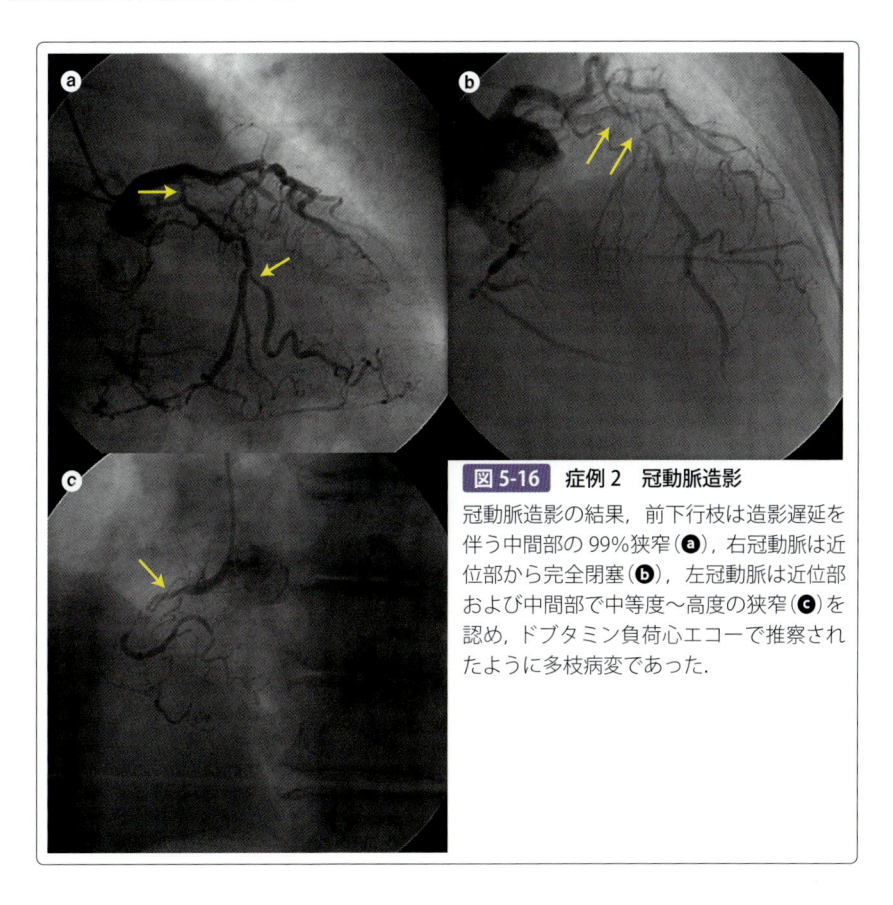

図 5-16　症例 2　冠動脈造影

冠動脈造影の結果，前下行枝は造影遅延を伴う中間部の 99％狭窄（ⓐ），右冠動脈は近位部から完全閉塞（ⓑ），左冠動脈は近位部および中間部で中等度〜高度の狭窄（ⓒ）を認め，ドブタミン負荷心エコーで推察されたように多枝病変であった．

6　薬剤負荷心エコーの問題点と新しい評価方法

❶ 問題点

- 左室をセグメント化したり，壁運動をスコアリングしたりすることで評価に客観性を持たせているが，それでも視覚的評価を基本としているため，診断は検者の経験に依存する．
- 負荷中という限られた時間内で正確に同一断面を描出することは時に困難な場合がある．

❷ 新しい方法

- 定量的な方法として，組織ドプラや 2 次元スペックルトラッキングを用いたストレインレート法が報告されている．
- リアルタイム 3 次元心エコーを用いることで負荷前後のボリュームデータから同一断面を多断面で切り出して評価することが可能となり，診断精度が向上すると報告されている．

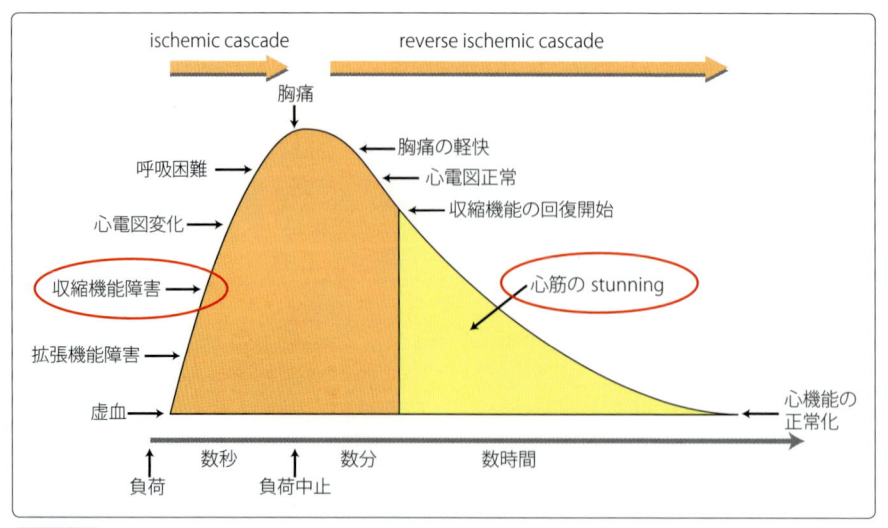

図 5-17 Ischemic cascade と reverse ischemic cascade

従来の負荷心エコーは ischemic cascade の収縮機能障害を評価するが，reverse ischemic cascade の心筋の stunning を評価した負荷心エコーの有用性も報告されている．
心筋の stunning は分単位，時間単位で残存するため，検者にとっては評価する時間的余裕がある．
文献 10 より引用改変．

- 従来の ischemic cascade ではなく，reverse ischemic cascade（図 5-17）を利用した post-systolic shortening（駆出後収縮運動）や diastolic stunnig の評価の有用性も報告されている．
- いずれの方法も従来の方法と確実な診断精度の差が出ていないことや volume rate の問題などがあり，さらなるデータの集積や機器の進歩が待たれる．

引用文献

1) 循環器病の診断と治療に関するガイドライン．循環器超音波検査の適応と判読ガイドライン（2010 年改訂版）
2) 多田英二，他：心エコーによる心筋虚血の評価．CARDIAC PRACTICE 23: 53-62, 2012
3) Geleijnse ML, et al : Methodology, feasibility, safety and diagnostic accuracy of dobutamine stress echocardiography. J Am Coll Cardiol 30: 595-606, 1997
4) Zaret BL, et al: Nuclear Cardiology 2nd ed. Mosby, p320, 1999
5) 竹内正明：ドブタミン負荷心エコー図の適応，方法と精度，負荷心エコー図．吉川純一（編）：臨床心エコー図学 第 3 版．文光堂，pp173-175, 2008
6) Schiller NB, et al: Recommendations for quantitation of the left ventricle by two-Dimensional echocardiography Committee on Standards, Subcommittee on Quantitation of Two-Dimensional Echocardiograms. J Am Soc Echocardiogr 2 : 358-367, 1989
7) 戸出浩之：壁運動評価．増田喜一（編）：心臓超音波テキスト 第 2 版．医歯薬出版，pp81-95, 2009
8) Lang RM, et al: Recommendations for chamber quantification : a report from the American Society of Echocardiography's Guidelines and Standards Committee and the Chamber Quantification Writing Group, developed in conjunction with the European Association of Echocardiography, a branch of the European Society of Cardiology. J Am Soc Echocardiogr 18: 1440-1463, 2005
9) 山田聡：【総論】負荷心エコー法．心エコー 12 : 1104-1113, 2009
10) Ope LH, et al: Heart Physiology 4th ed. Lippincott Williams & Wilkins, p537, 2003

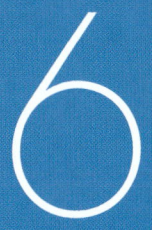

6 スペックルトラッキング法の応用

冠動脈疾患の主観的な局所壁運動異常評価には検者の熟練を要する．スペックルトラッキング（speckle tracking）法は客観的で定量的な局所心筋収縮拡張動態評価を可能にする新しい検査法として期待される．スペックルトラッキング法を臨床応用するには，心筋虚血時の心筋変形の生理学的病態の解明が不可欠であるが，現時点でいまだ未解明の課題も多い．

ここでは，虚血心筋の基本的な病態生理を踏まえ，虚血診断におけるスペックルトラッキング法応用の現在までの到達事項について整理したい．

1. スペックルトラッキングとストレイン
2. 各ストレインの特徴と虚血診断時の留意点
3. 心内膜下梗塞
4. 急性虚血後再灌流と壁運動異常
5. Post systolic shortening
6. Diastolic stunning
7. 心筋層別解析
8. 冠動脈疾患の予後とストレイン
9. 負荷心エコーとストレイン
10. 3次元スペックルトラッキング

1 スペックルトラッキングとストレイン

- 心エコースペックルトラッキング法は関心領域の白黒の濃淡輝度であるスペックルのパターンを各フレームごとにパターンマッチングして追跡する方法である．
- フレームレートは 40 〜 80 Hz が望まれる．
- 2点間のスペックルトラッキングにより，2点間の距離が1心周期にどのように伸びて縮むかを表すストレイン（図 6-1）が計測できる．

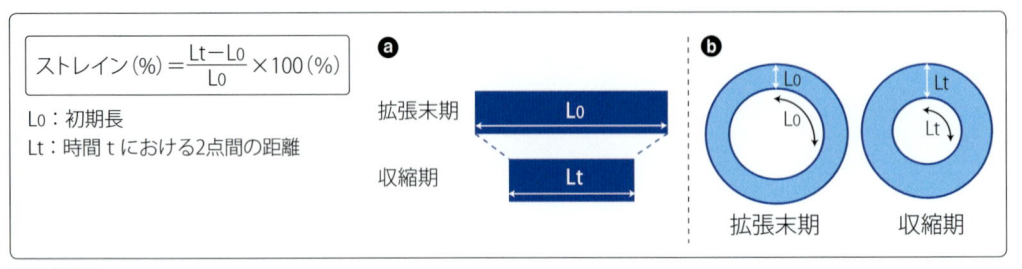

$$ストレイン(\%) = \frac{L_t - L_0}{L_0} \times 100 (\%)$$

L_0：初期長
L_t：時間 t における2点間の距離

図 6-1 ストレインの定義
ⓐ 長さ L の変化率がストレインと定義される．
ⓑ 左室短軸断面では収縮期に壁厚方向へ長さは増加する（$L_0 < L_t$）ためストレインの値は正，円周方向へは長さが減少する（$L_0 > L_t$）ためストレインの値は負となる．

- 左室の主なストレインには，longitudinal strain（長軸方向ストレイン），circumferential strain（円周方向ストレイン），radial strain（壁厚方向ストレイン）がある（図 6-2）．心尖部断面で壁厚方向のストレインを計測する場合は transverse strain と呼ぶ．

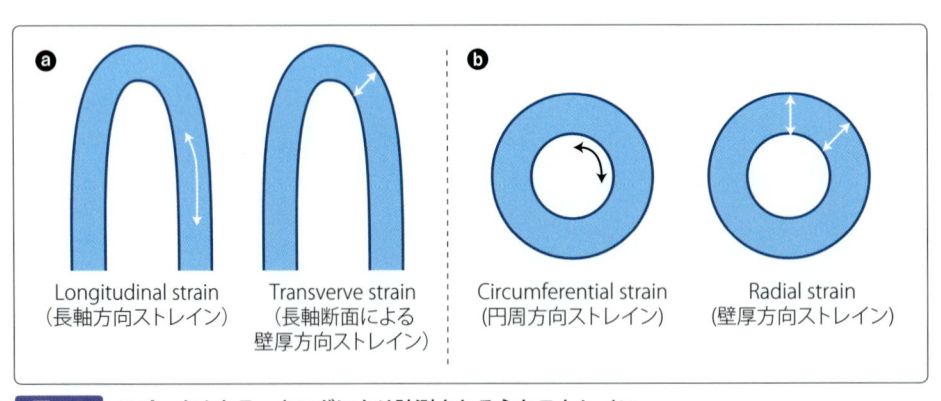

図 6-2 スペックルトラッキングにより計測される主なストレイン
ⓐ 心尖部断面では longitudinal strain，transverse strain が計測できる．
ⓑ 短軸断面では circumferential strain，radial strain が計測できる．

- 左室心筋線維走行は心内膜下層では右手方向の斜走，中層で輪状方向，外膜下層で左手方向の斜走へと連続的に変化している（図 6-3）．

図 6-3
ラット左室側壁の心筋層別の心筋線維方向

心内膜側では約70°の斜走であるが連続的に角度は変化して中層で輪状となり，心外膜側で再び−70°の斜走となる．

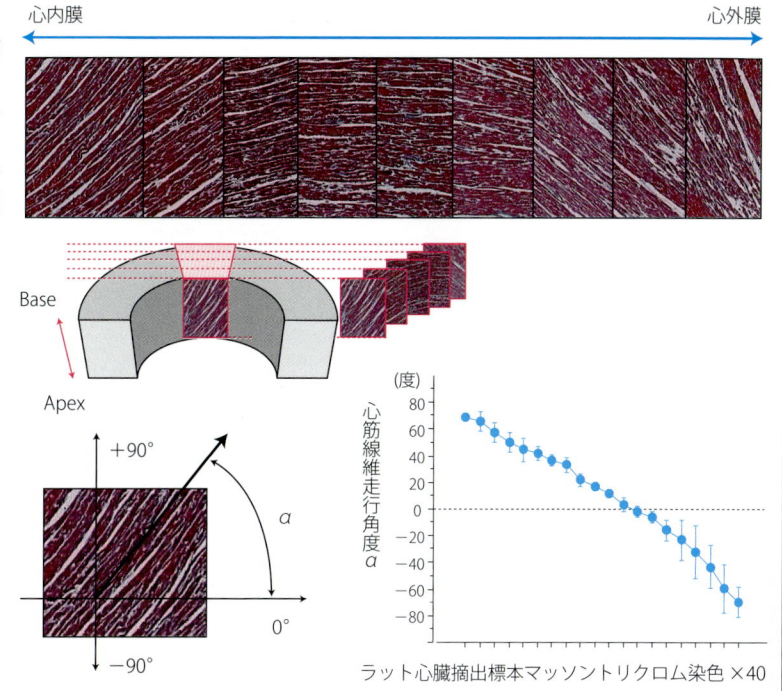

- Longitudinal strain は長軸方向へ配列する心筋線維の影響を受ける．
- Circumferential strain は輪状走行する心筋線維の影響を受ける．
- Radial strain は心筋細胞の収縮期肥厚と長軸，および円周方向への変形の結果として受動的変形によりもたらされる（図6-4）．

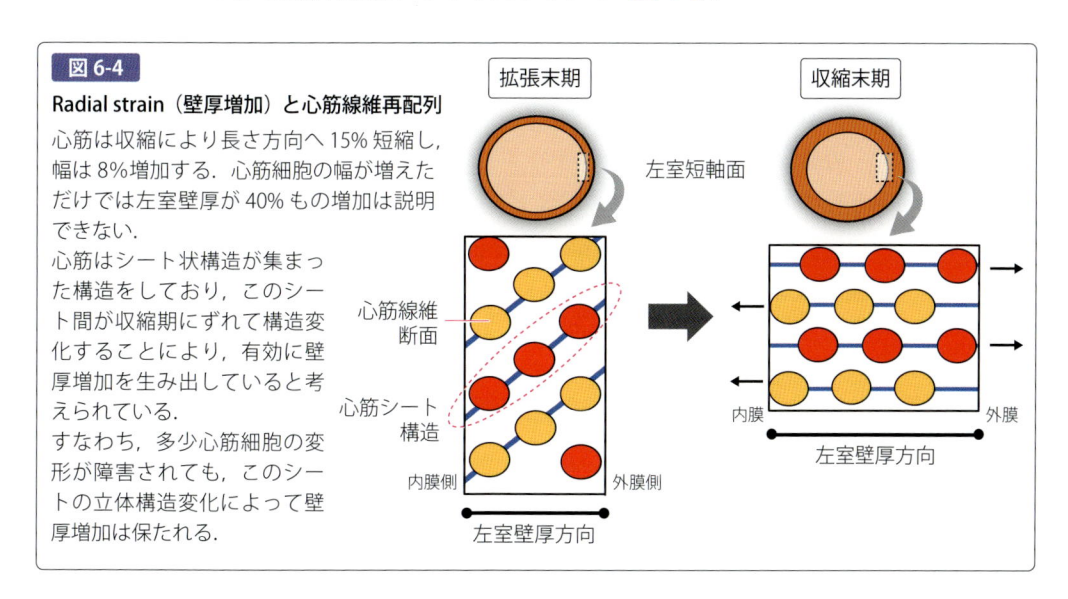

図 6-4
Radial strain（壁厚増加）と心筋線維再配列

心筋は収縮により長さ方向へ15％短縮し，幅は8％増加する．心筋細胞の幅が増えただけでは左室壁厚が40％もの増加は説明できない．
心筋はシート状構造が集まった構造をしており，このシート間が収縮期にずれて構造変化することにより，有効に壁厚増加を生み出していると考えられている．
すなわち，多少心筋細胞の変形が障害されても，このシートの立体構造変化によって壁厚増加は保たれる．

2 各ストレインの特徴と虚血診断時の留意点

① Radial strain

- 視覚的な壁運動評価には radial strain（壁厚増加率）により判断する（表 6-1）．

表 6-1 壁運動異常主観的評価と壁厚増加率

視覚的な局所壁運動異常は壁厚増加率である radial strain に基づいてなされる．

	正常 normokinesis	低収縮 hypokinesis	無収縮 akinesis	奇異性収縮 dyskinesis
壁厚増加率 Radial strain	40％以上	30〜10％	10〜0％	＜0％ （収縮期外方運動）

- 健常例では収縮期最大壁厚増加率は 40％ 以上．
- 中隔は自由壁よりも壁厚増加がやや小さいストレイン値を呈する．
- スペックルトラッキング法による radial strain は計測精度が良くない．
- その理由：
  ① 心外膜側と心内膜側の両方をトラッキングする必要があるが，心外膜側のトラッキングは画像不良が多く難しい．
  ② ストレインを計算する場合の初期長（拡張末期壁厚）がほかのストレインに比べて小さく計算結果がばらつきやすい．
  ③ through-plane 現象（心基部の心尖部への収縮期の移動によりエコー断層断面を関心領域が通り抜けて移動する現象）による影響が大きい．

② Longitudinal strain

- 心筋虚血の研究の多くは，長軸方向ストレインを用いている．
- その理由：
  ① 虚血は心内膜下層から始まるため心内膜下層の長軸方向に走行する心筋線維の異常を鋭敏に捉える．
  ② 他のストレインに比べてスペックルトラッキング法の再現性が良い．
- 健常例では左室全体では（global longitudinal strain は）−20％（−19〜−21％）
- 健常者では基部（−15〜−18％）＜中部（−19〜−21％）＜心尖部（−21〜−24％）の勾配がある（図 6-5）[1]．

図 6-5 視覚的壁運動異常と基部・中部・心尖部の長軸ストレイン

350 例の心尖部長軸断面，四腔断面，二腔断面を合わせ解析した長軸ストレインでは，正常収縮において，心基部から心尖部に向かって長軸変形が大きくなる（負の値ではよりゼロよりも小さくなる）という勾配がある．このため，−15％ の長軸ストレインは心基部なら正常範囲だが，心尖部では低収縮に属することに注意．

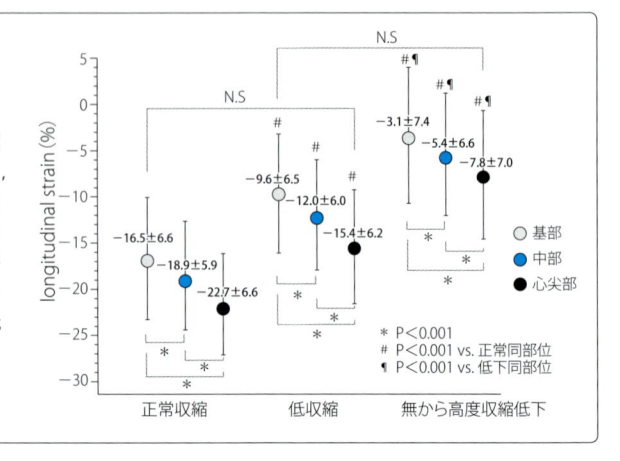

- 心尖部での低収縮部位と心基部の正常収縮部位のストレイン値は−15%程度で同様であることに注意.
- 基部ではストレイン値が小さくても（−15%程度）壁運動低下と判断しない
- 心尖部ではストレイン値が−15%より小さければ壁運動低下を疑う.
- メーカーによっては左室全体の longitudinal strain の解析結果を平面上に全体表示した Bull's eye マップ上に表示できる（図 6-6, ▶動画 6-1, 2, 3, 4）.

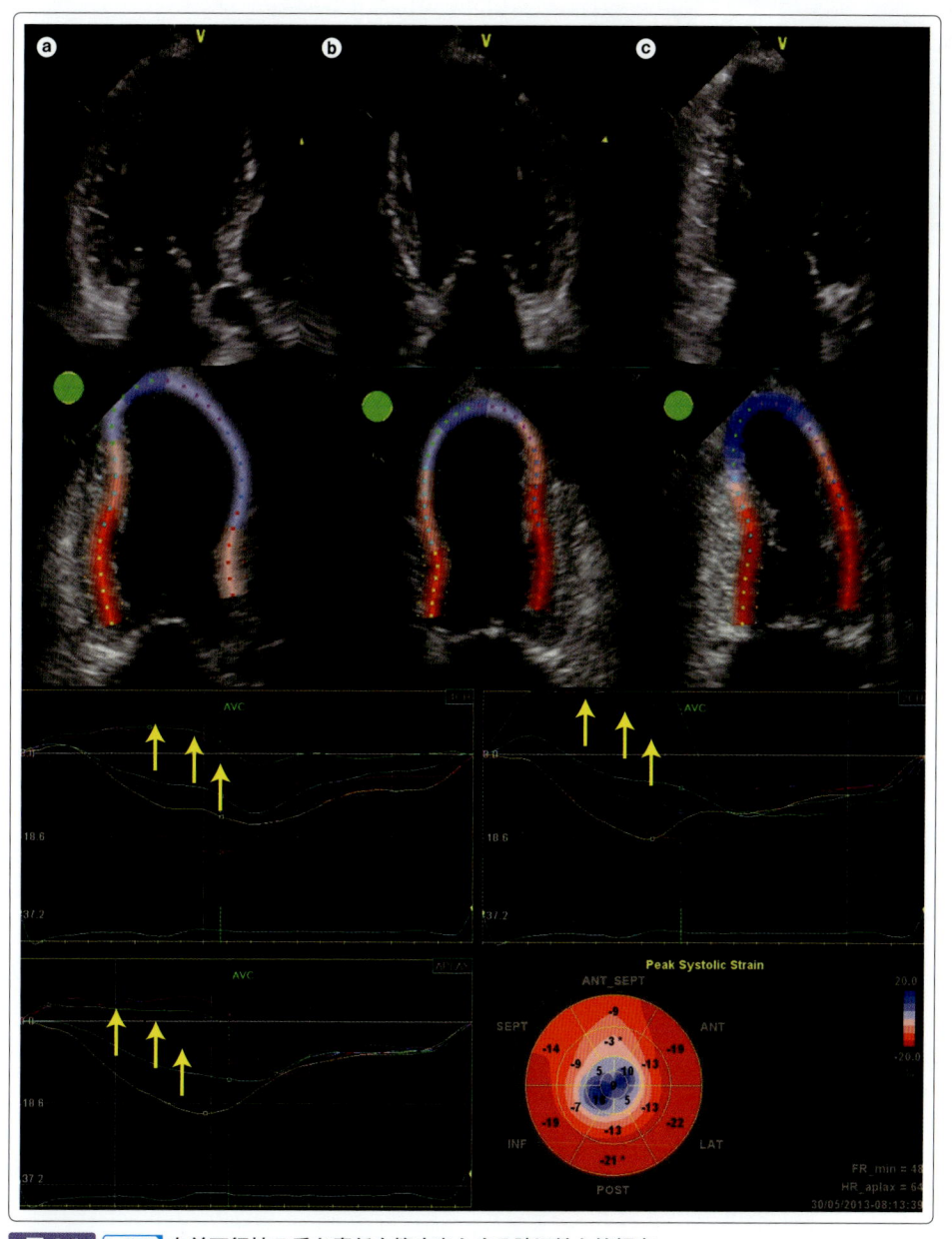

図 6-6 ▶動画 **左前下行枝 7 番を責任血管病変とする陳旧性心筋梗塞**
心尖部長軸断面（ⓐ, ▶動画 6-1），四腔断面（ⓑ, ▶動画 6-2），二腔断面（ⓒ, ▶動画 6-3）のスペックルトラッキング法による長軸方向ストレインの収縮期最大ストレインが Bull's eye マップ上に表示される.
心尖部の奇異性運動の領域は青く表示されている（▶動画 6-4）．ストレイン時間曲線では黄矢印で示されるように，収縮期に長軸方向に増加（伸展）して奇異性運動を示している.
このように壁運動異常の領域を視覚的，定量的に評価できるため，経過観察の際も有用である.

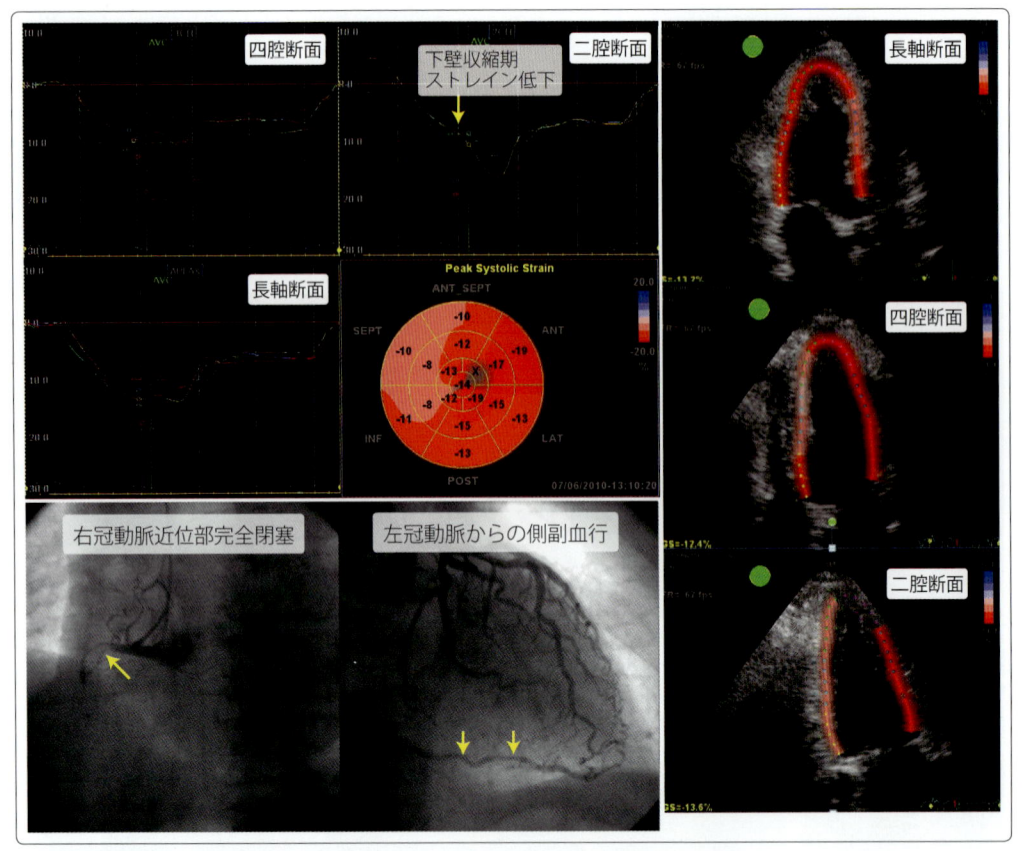

図 6-7 ▶動画 6-5 **視覚的には認識しにくい下壁および中隔の壁運動低下症例**
冠動脈の狭窄病変に一致した長軸ストレインの低下が Bull's eye マップ上に表示されている（心尖部 3 断面）．

- Longitudinal strain によって，視覚的にわかりにくい早期の壁運動異常の広がりを把握できる（図 6-7，▶動画 6-5）．

3　Circumferential strain

- 虚血が重症でも中層全体に梗塞が及ぶまで circumferential strain は保たれていることが多い（図 6-7）．
- 診断装置により心内膜側，中層，心外膜側を分けて計測（東芝），全層の平均的な代表値を計測する（GE，Philips）ものがあり，装置ごとに定義が異なっている[2]．
- 内層（約 −25％）＞中層（−15％）＞外層（−10％）の勾配がある

> **Point　ストレインと装置間差**
> 817 名の日本人正常ボランティアによる GE，Philips，東芝のストレイン計測の比較では装置間差があることが報告された[2]．厳密なストレイン正常値を提唱することは難しいことがわかる．しかし，長軸ストレインにおいては基部＜中部＜心尖部のストレイン勾配の存在や左室全体の平均である global strain 値の分布の範囲が −15 から −25％であることなど共通点も多いことが確認された．将来的には装置間差が是正される方向で改良される見込み．

3 心内膜下梗塞

- 貫壁性梗塞になる前に血流が再開すると，心内膜下層のみが梗塞となる．
- 心内膜下梗塞後2日では長軸，円周，壁厚方向ストレインは全て障害されている[3]．
- 12週後には心外膜下層心筋の代償性肥大により，円周方向ストレインと壁厚方向ストレインは回復するが，長軸方向ストレインは低下したままである[3]．
- 心内膜下梗塞か貫壁性心筋梗塞[4]の鑑別：
  - ▶ Circumferential strain －13.1%を閾値とすると50%以上の深度の心筋梗塞層の正診率は77%（GE社を用いた検討）．

> **Point** 心筋梗塞のwavefront現象（図6-8）
> - 冠動脈の血流途絶が20分を超えると，心内膜下層心筋が壊死に陥る．
> - 1時間から3時間で中層に梗塞巣が及ぶ
> - 3時間から6時間で心外膜まで壊死巣が及び貫壁性梗塞となる．
> - 壊死心筋は7週間後に線維化組織に置換される．

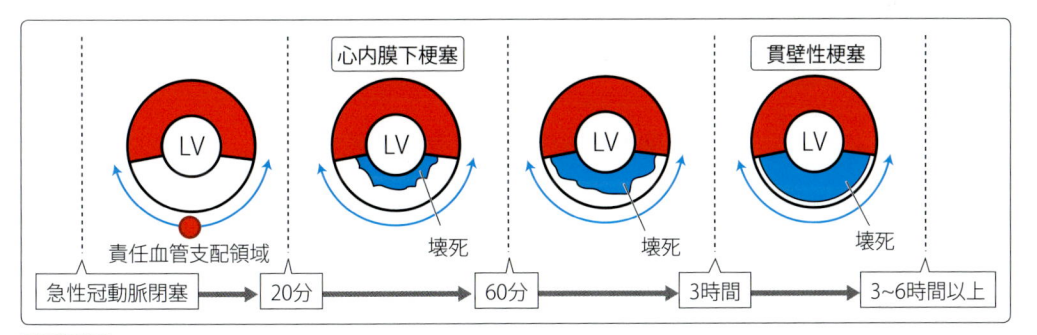

図6-8 急性心筋梗塞の梗塞領域のWave front現象
心筋梗塞は心内膜下に最初に現れ，順に心外膜下層へと進展する．文献5より引用改変．

4 急性虚血後再灌流と壁運動異常

- 急性虚血後に血流が再開してもしばらく虚血メモリーが残る[6]．
- 一過性の急性心筋虚血後に血流が再開した後，しばらくの間心筋拡張障害が遷延する．
- 虚血時には心筋脂肪酸代謝の異常が起こるが，一過性の急性心筋虚血後に血流が再開した後も30時間にわたり脂肪酸代謝異常が遷延する（metabolic stunning）．
- 心筋壁運動異常として，最大ストレイン低下（hypokinesis），収縮運動遅延（tardokinesis）に加え，局所心筋の拡張運動遅延（diastolic stunning），駆出後収縮（postsystolic shortening：PSS），収縮早期伸展運動が提唱されている（図6-9）．

図 6-9　壁運動異常のストレイン時間曲線の概念図

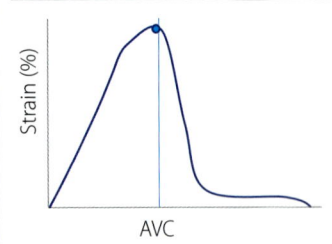

ⓐNormokinesis, 正常壁運動の壁厚方向ストレイン時間曲線
曲線状の点（○）は収縮期最大ストレイン．正常領域では最大ストレインと収縮末期ストレインが同じ値で，等容拡張期から拡張早期に急激に低下する．

ⓑHypokinesis, 低収縮
収縮期最大ストレイン値あるいは，駆出末期ストレイン値の低下．収縮期にむしろ進展する場合を dyskinesis という．多くの場合は外方運動を伴う．

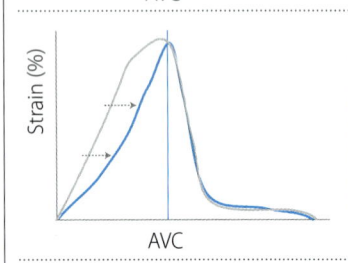

ⓒTardokinesis, 遅延収縮
最大に至る傾きが緩やかになる．ストレインを時間微分したストレインレートの収縮期最大値が低下する．

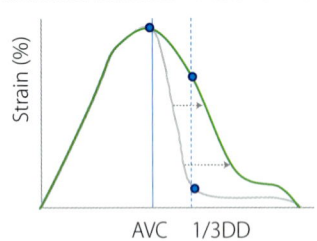

ⓓDiastolic stunning, 拡張期心筋気絶
拡張早期の運動が緩やかになる．拡張期時間を三等分して，初期の 1/3 の時相におけるストレイン値を収縮末期ストレイン値で除した値を strain image diastolic index（SI-DI）として diastolic stunning の指標とする．

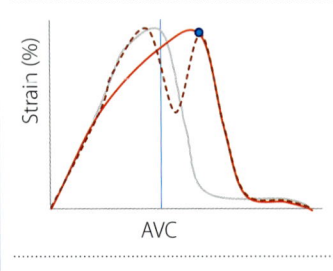

ⓔPost systolic shorteing, 駆出後収縮
大動脈弁が閉鎖後の駆出後に局所壁の収縮運動が認められる．点線のように 2 峰性となる場合と，最大ストレインが駆出後に遅延した 1 峰性になる場合がある．2 峰性の場合は視覚的にとらえることができるが，1 峰性の PSS は視覚的には見つけるのは難しい．以下の式で PSI（post systolic index）を算出し，PSS の指標とする．
　PSI ＝（PSS ストレイン－駆出末期ストレイン）／最大ストレイン

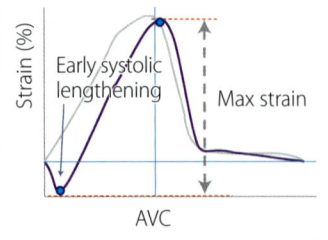

ⓕEarly systolic lengthening, 収縮期早期伸展運動
等容性収縮期に一致した収縮期早期伸展運動．収縮早期伸展を含んで最大ストレインと定義される場合ある（赤破線）PSS との関連が注目されている．

AVC：大動脈弁閉鎖で駆出末期に相当．1/3DD：拡張時間の 3 分の 1 の時相．

> **Point** **局所壁運動の評価法の変遷**
>
> 1980年から1990年代に超音波クリスタルという超音波を送受信できる電線付きビーズ（図6-10）を，犬や豚の左室に外科的に埋め込んで局所壁運動が虚血によってどのように変化するのかという研究が盛んに行われた．この時代すでに最大変化率以外に，収縮遅延，駆出後収縮といった現象，心筋層別解析に関する知見などが得られていた．しかし当時臨床ではクリスタルに相当するような画像解析技術がなかったためにヒトに応用されることはなく，低収縮，無収縮，奇異性運動といった主観的な評価法が臨床使用されるにとどまっていた．スペックルトラッキング法は，ソノマイクロメトリーと同様の局所心筋長変化を定量化できる．しかも，非侵襲的に簡単に計測できるため，MRIタギング法以外では唯一の臨床応用できる局所壁運動評価法といえる．臨床で日常的に遭遇する冠動脈疾患の様々な病態において心筋はどのように変形しているのか，その研究の時代が幕開けとなった．

図 6-10 超音波クリスタル

直径3mmの超音波振動素子に電線が付いた構造．この先端をモデル動物の心筋に外科的に装着して，心筋のストレインを記録する．このクリスタルを装着することによる心筋障害，固定の難しさ，電線や先端の向きによるデータへの影響など，心筋ストレインを測定するには大変な苦労が必要であった．

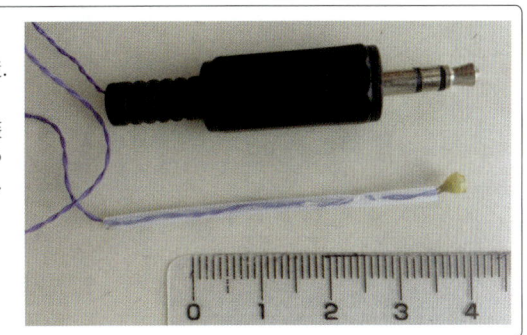

5　Post systolic shortening

- 駆出後収縮〔post systolic shortening（PSS）または post systolic thickening〕は大動脈弁閉鎖後（駆出期以降）に生じる心筋の収縮である．
- 大動脈弁閉鎖後という拡張期の減少であり，弛緩の遅れともとらえられる．
- PSSは虚血の鋭敏な指標と考えられている[7]（図6-11）．
- 虚血以外の心肥大，糖尿病，加齢でも観察され，正常者でも30%の領域に生じる．
- 虚血によるPSSは健常例のPSSに比較して大動脈弁閉鎖後の収縮の程度が強い．また，収縮のピークまでの時間が長く，収縮期ストレインの低下も伴っていることが多い．
- PSSの指標であるPSI（post systolic index）は以下の式で算出できる．

$$PSI = (PSS ストレイン - 駆出末期ストレイン) / 最大ストレイン変化$$

- $PSI > 0.2$，収縮期長軸ストレインが$-7 \sim -18\%$に低下，大動脈弁閉鎖からPSSのピークまでの時間が90 ms以内であると虚血の感度が高いとする報告もある．

図6-11 ▶動画 6-6, 7

狭心症症例の安静時PSS

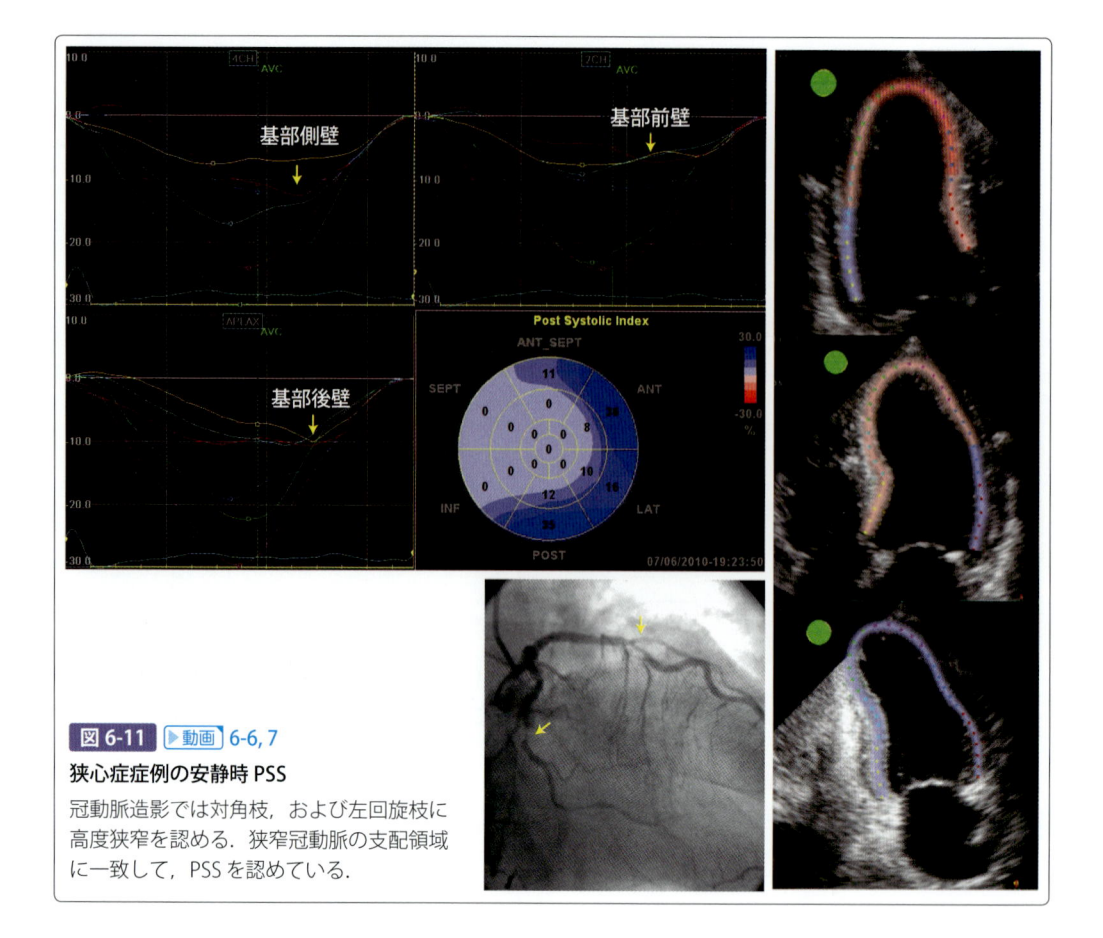

冠動脈造影では対角枝，および左回旋枝に高度狭窄を認める．狭窄冠動脈の支配領域に一致して，PSSを認めている．

- 安静時のPSSだけでは虚血の診断は臨床的には難しいことが多い．
- 負荷心エコーで出現・増悪するものが虚血性のPSSと判定できる．
- 虚血再灌流動物モデルでは再灌流後最大ストレインが回復した後，PSSは10分〜20分間高値を示した[6]．
- PSSのメカニズムは複雑で不明な点が多い．
- PSSを含むストレインは瞬時壁応力と収縮特性（心筋弾性）のバランスにより規定される．
- 虚血領域に隣り合う周囲心筋との相互関係も重要である．
- 収縮力が低下した局所心筋が非虚血心筋の収縮により収縮早期進展運動をきたすことによってStarlingの法則にも基づき，局所障害心筋が駆出後まで収縮してPSSが生じるという説もある．

6　Diastolic stunning[8]

- 急性虚血再灌流後，あるいは負荷による酸素需要増加に伴う相対的虚血（demand ischemia）解除後に拡張機能がしばらくの間障害されている病態．
- ストレイン時間曲線では拡張遅延と定義される．
- 労作狭心症症例の冠動脈形成術中のストレインの変化は以下のとおりである．

バルーン閉塞	20秒	➡ 収縮期最大ストレイン値：正常	➡ PSS 出現
バルーン閉塞	50秒	➡ 収縮期最大ストレイン値：低下	
バルーン閉塞解除後	2分	➡ 収縮期最大ストレイン値：正常に回復	
バルーン閉塞解除後	24時間	➡ 拡張遅延残存	

- 虚血解除後の拡張遅延の持続時間は虚血の程度に依存する．

> **Point　急性虚血と壁運動異常**
> - 冠動脈形成術のための冠動脈内バルーン閉塞中の変化は右のとおり．
> - バルーン閉塞解除後は逆の順番で改善するが，拡張障害はしばらくの間メモリーされる．
>
> | 15秒で拡張障害が出現 |
> | 20秒で収縮障害が出現 |
> | 25秒で心電図変化が出現 |
> | 30秒を超えると胸痛が出現 |

7　心筋層別解析

- 心内膜下虚血の際に心内膜側での収縮障害が全層での収縮障害よりも特異的に出現する．
- 壁内スペックルトラッキング法[9]による心筋層別解析が有効なこともある．特に心筋壁内で生じる代償機構（vertical compensation：point 参照）により視覚的な壁運動低下の認識が困難な状況においては有用と考えられる．

> **Point　慢性虚血における特殊な現象**
>
> | Stunning 気絶心筋 | 一過性の心筋虚血後に残る収縮障害．虚血後に血流再灌流してもなお収縮障害が続いている状態．時間とともに徐々に回復してくる． |
> | Hibernation 冬眠心筋 | 虚血が継続して収縮障害があるが，心筋壊死には至っていない．虚血を解除すると心機能の回復が期待できる． |
> | Preconditioning | 短時間の虚血に繰り返しさらされることにより，次回の虚血に対する耐性が発揮される現象． |
> | Vertical compensation 壁垂直方向の代償性心筋収縮力増大 | 心内膜下層虚血の際に心外層が代償性に収縮力が増大したり，慢性期に心筋肥大が促進したりして全層の収縮障害が正常化する現象．Horizontal compensation（虚血部位の対側の非虚血部位の壁運動の過収縮）とともに心腔の代償機構として提唱されている[10]． |

8 冠動脈疾患の予後とストレイン

- 急性前壁心筋梗塞症例に初期で血行再建術を行った症例において，左前下行枝領域の長軸方向ストレイン－10.2％以下は左室リモデリングと，－6.4％以下は死亡または心不全の発症と関連していた．

9 負荷心エコーとストレイン

- 負荷心エコーにストレイン解析を加えることで診断精度が向上する可能性がある（図 6-12，▶動画 6-8）．

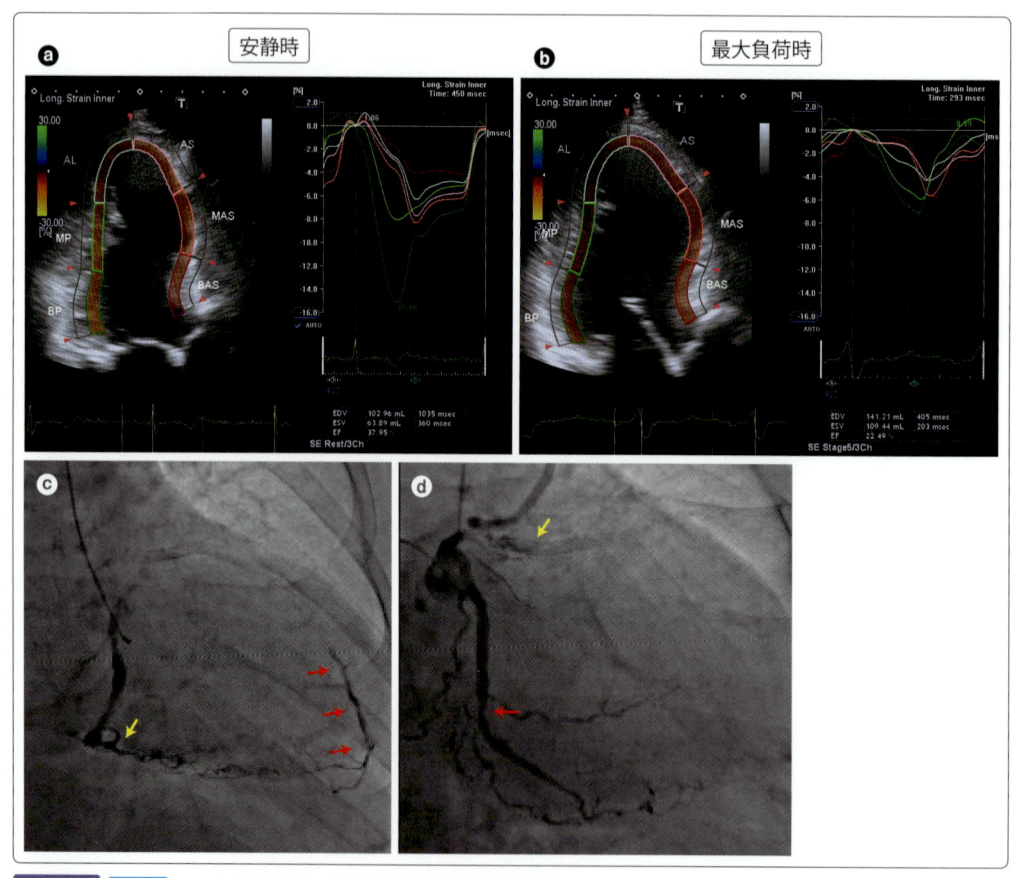

図 6-12 ▶動画 6-8 **心筋梗塞後の冠動脈疾患におけるドブタミン負荷心エコー**
ⓐ 安静時心エコー．前壁中隔の心筋梗塞領域は長軸ストレインで early systolic lengthening，収縮期ストレイン低下，PSS を認めている．
ⓑ 最大負荷時には，左室腔の拡大，EF の低下とともに，全領域のストレイン低下が明瞭に示されている．
ⓒ 右冠動脈造影では ＃3 の 99％ 狭窄（黄矢印），左冠動脈末梢への側副血行（赤矢印）を認めた．
ⓓ 左冠動脈造影では左前下行枝近位部のステント内の完全閉塞（黄矢印），左回旋枝末梢領域の高度狭窄（赤矢印）を認めた．

- 左冠動脈領域はスペックルトラッキングエコーの診断精度が良いが，右冠動脈および左回旋枝領域の診断精度は十分でないという報告がある．画質不良が多

いことによると考えられる.

- Diastolic stunning と運動負荷：
  ▶ 運動負荷による心筋虚血メモリーを拡張期ストレインの異常により，感度よく診断できる可能性がある．運動負荷後5〜10分後の心エコーで，拡張期1/3の時相のストレイン値が前値との比で0.74となる場合は感度・特異度ともに良好である[8]．

10 3次元スペックルトラッキング

- 左室全体の動きには影響されず真の壁運動を抽出できると期待される．
- 時間分解能が30 ms程度と2次元エコーやドプラ法に比べ劣る．
- 心内膜面の面積変化率であるarea strainあるいはarea change ratioを計測できる．
- 臨床例における冠動脈疾患の検討が今後必要な新しい領域である（図6-13）．

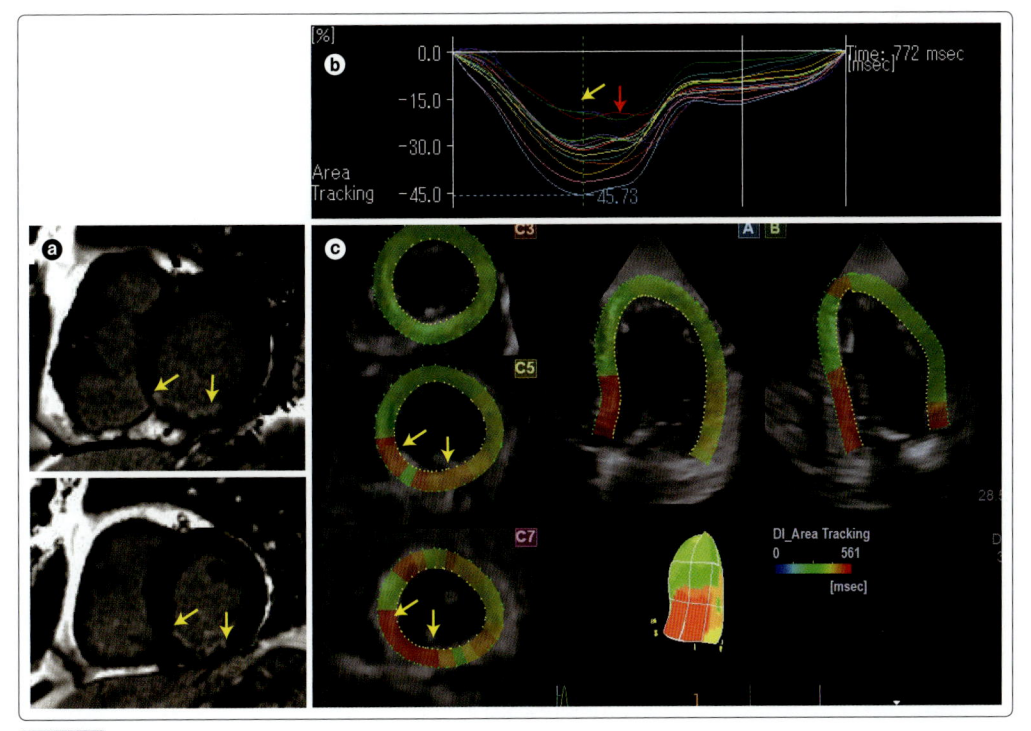

図6-13 下壁心内膜下心筋梗塞例の左室長軸ストレイン

ⓐMRI遅延造影像では，基部から中部の下壁から中隔の一部に及ぶ心内膜下の心筋梗塞（矢印）を認める．
ⓑ三次元心エコースペックルトラッキングを用いた左室16セグメントの長軸ストレイン時間曲線．緑色の点線は収縮末期を示す．面積ストレインでは収縮末期ストレインの低下（黄矢印）と駆出後収縮PSS（赤矢印）を認めている．
ⓒ面積ストレインの最大ストレインまでの心電図R波からの時間（time to peak strain）を，左室内膜を示す立体画像（plastic bag image）表示したところ，遅延収縮の認められる下壁部分が黄色で示されており，心内膜下梗塞領域と一致している．

参考文献

1) Kobayashi H, et al: Validation of automated functional imaging by speckle tracking echocardiography in assessment of left ventricular regional asynergy. 超音波検査技術 36: 447-453, 2011

2) Takigiku K, et al: Normal range of left ventricular 2-dimensional strain: Japanese ultrasound speckle tracking of the left ventricle(justice) study. Circ J 76: 2623-2632, 2012

3) Ono S, et al: Effect of coronary artery reperfusion on transmural myocardial remodeling in dogs. Circulation 91: 1143-1153, 1995

4) Chan J, et al: Differentiation of subendocardial and transmural infarction using two-dimensional strain rate imaging to assess short-axis and long-axis myocardial function. J Am Coll Cardiol 48: 2026-2033, 2006

5) Libby P, et al (eds.): Braunwald's Heart Disease: A Textbook of Cardiovascular Medicine, 8th Edition. Elsevier Saunders, 2008

6) Asanuma T, et al: Assessment of myocardial ischemic memory using speckle tracking echocardiography. J Am Coll Cardiol Img 5: 1-11, 2012

7) Voigt JU, et al: Strain-rate imaging during dobutamine stress echocardiography provides objective evidence of inducible ischemia. Circulation 107: 2120-2126, 2003

8) Ishii K, et al: Exercise-induced post-ischemic left ventricular delayed relaxation or diastolic stunning: Is it a reliable marker in detecting coronary artery disease? J Am Coll Cardiol 53: 698-705, 2009

9) Ishizu T, et al: Impaired subendocardial wall thickening and post-systolic shortening are signs of critical myocardial ischemia in patients with flow-limiting coronary stenosis. Circ J 75: 1934-1941, 2011

10) Kuwada Y, et al: Transmural heterogeneity of the left ventricular wall: Subendocardial layer and subepicardial layer. J Cardiol 35: 205-218, 2000

7 冠動脈エコー

心エコー・ドプラ法を用いて，非侵襲的に冠動脈や内胸動脈グラフトの血流シグナルをカラードプラ法で描出し，パルス・ドプラ法にて冠血流速評価を行うことが可能である．
ここでは，胸壁アプローチによる冠動脈や内胸動脈グラフト血流の描出法，およびこれらの血流速波形の評価法について述べる．さらに，先天的冠動脈疾患における，心エコードプラ法による冠動脈へのアプローチについても述べる．

1. 冠動脈血流へのアプローチ
2. 内胸動脈へのアプローチ
3. 先天性冠動脈疾患へのアプローチ

1 冠動脈血流へのアプローチ

❶ 冠動脈血流の描出

❶冠血流計測用のプリセットを選択する

- カラー速度レンジは，通常の検査用と比べて低く（15～20 cm/s 程度）設定されている．
- 通常の心エコー検査で用いられる周波数（2.5～3.5 MHz）の探触子で可．
- 体表面に近い左前下行枝（LAD）遠位部には，高周波（5～7.5 MHz）探触子を用いると，高い感度で記録できる．

❷冠動脈走行に応じた断面を設定し，カラードプラガイド下で冠血流を検索

a LAD 血流速波形の検出

1) 左冠動脈主幹部（LMT）から LAD 近位部
   ①傍胸骨アプローチで，大動脈弁レベルで短軸像を描出する．
   ②若干探触子を上下に傾けながら左冠動脈洞から分岐する LMT を断層図で描出する．
   ③カラードプラ法で，同部から分岐部，LAD 近位部にかけての冠血流を探す（図 7-1）．

図 7-1 ▶動画 7-1
LMT から LAD 近位部血流の描出の仕方

大動脈弁レベル短軸断面で，左冠動脈洞から分岐する LMT を断層図で描出し，同部から分への冠血流が描出される．
Ao：大動脈，LA：左房，
LMT：左冠動脈主幹部，
PA：肺動脈，RV：右室

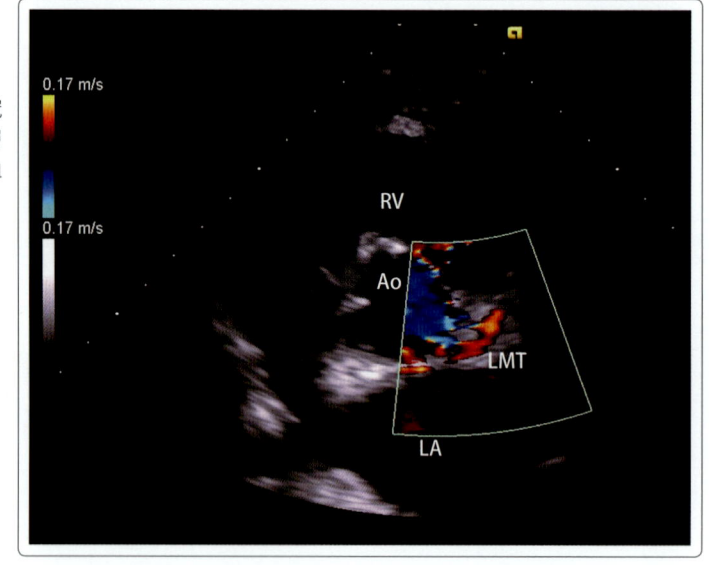

2) LAD 近位部

> **Point** LMT から分岐した後の LAD は，前方（胸壁方向）および下方（心尖部方向）に走行していく．

① LMT を描出したレベルから探触子を少しずつ下方に向けていく．
② LAD の走行レベルと断面レベルが一致すれば，カラードプラ法で，LAD 血流は超音波ビーム方向と平行に描出される．
③ 探触子をさらに下方に傾け，心室中隔が描出されるレベルになると，中隔前面で LAD 血流は短軸像として描出される．
④ 中隔枝血流
　▶カラーガイド下で，断面を微調整すると，LAD から分岐するのが描出される（図7-2）．

図 7-2
中隔枝血流の描出の仕方
左室短軸断面にて，心室中隔前面で LAD 血流は短軸像として描出され，そこから分岐する中隔枝血流が描出される．
LAD：左前下行枝

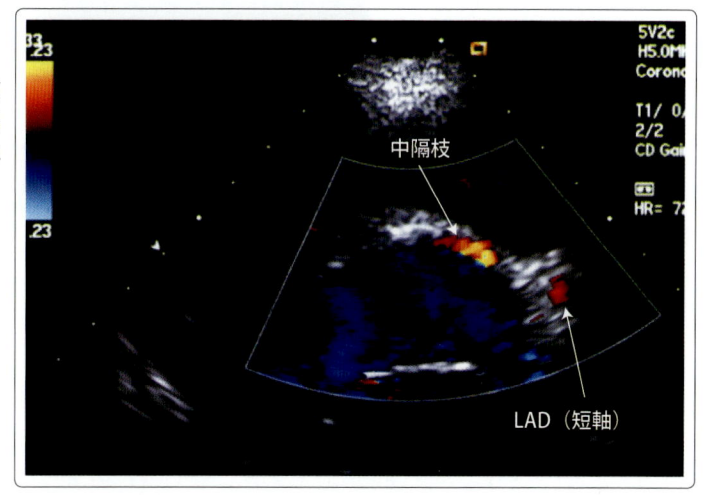

> **Point** LAD は心室中隔前面（前室間溝）に達すれば，以降，心尖部へ向けて走行する．

図 7-3 ▶動画 7-2
LAD 血流の描出の仕方
左室長軸断面を描出し，そこから探触子を右室内腔が見えなくなるまで時計軸方向に回転させると，前室間溝が描出される断面にて，カラードプラ法で LAD 血流が描出される．
2CH：二腔断面，IVS：心室中隔，LAD：左前下行枝，LAX：左室長軸断面，LV：左室，RV：右室

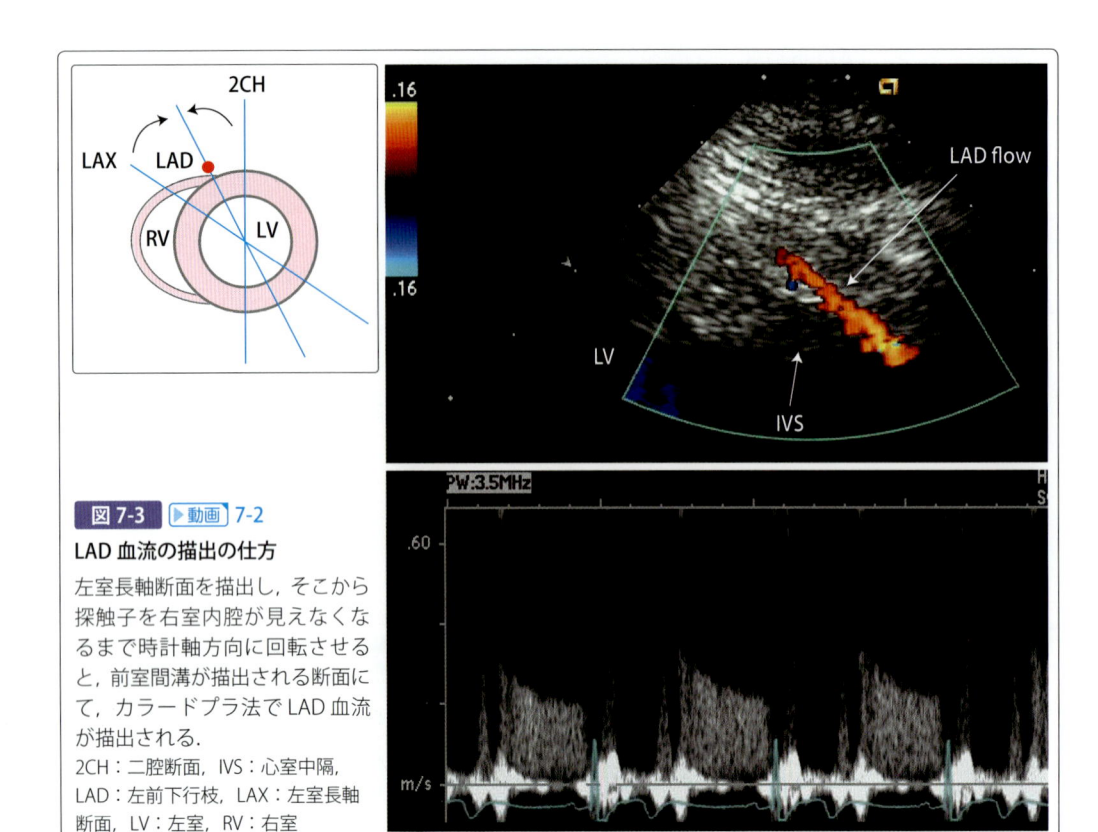

3) LAD 中部から遠位部（図 7-3）

- 冠動脈血流の中で最もアプローチしやすい．
- 左室短軸断面では，中隔前面の前室間溝で，短軸像として描出される．
- 心尖部より少し傍胸骨寄りからアプローチ（傍心尖部アプローチ）し，次のようにプローブを回転させていき，LAD 血流（長軸像）を検索する．
  ① 最初に左室長軸断面を描出する方法
    ▶ 探触子を時計軸方向に，右室腔が見えなくなるまで回転させる．
    ▶ 前室間溝に相当する断面で，カラーガイド下で心基部から心尖部に向かう赤色シグナルを検索する．
  ② 最初に二腔断面を描出する方法
    ▶ 探触子を反時計方向に，右室腔が見える手前まで回転させる．
    ▶ 前室間溝に相当する断面で，LAD 血流をカラーガイド下で検索する．

図 7-4 ▶動画 7-3
PD 血流の描出の仕方
二腔断面を描出し，時計方向に探触子を回転させ，右室内腔が見え始めると前室間溝が描出される断面で，カラードプラ法で PD 血流が描出される．
2CH：二腔断面，4CH：四腔断面，IVS：心室中隔，LV：左室，PD：後下行枝

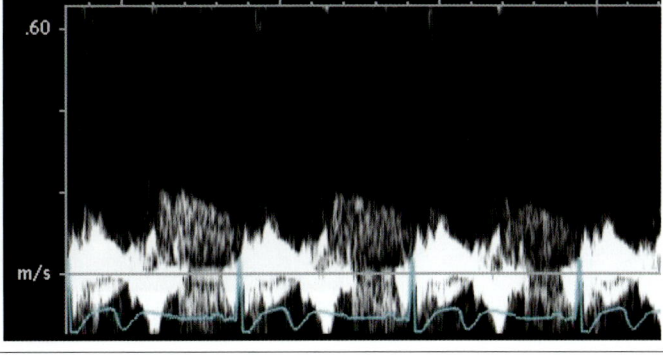

b 右冠動脈血流の検出（図 7-4）

- 一般に，成人で体表面からアプローチできる右冠動脈は，遠位部の後下行枝（後室間枝，PD）である．

> **Point** PD は，心室中隔下面（後室間溝）を心基部から心尖部にかけて走行する．

- 傍心尖部アプローチで，プローブを回転させていくことで，PD 血流を検索する．
  ① 最初に二腔断面を描出する方法
    ▶ 二腔断面から時計方向に探触子を回転させる．
    ▶ 右室腔が描出される直前の断面で，カラーガイド下で，心室中隔下面（後室間溝）で心基部から心尖部方向に向かう赤色シグナルを検索する．
  ② 最初に四腔断面を描出する方法
    ▶ 二腔断面から探触子を反時計軸方向に回転させる．
    ▶ 右室腔が見えなくなるあたりの断面で，カラーガイド下で血流シグナルを検索する．

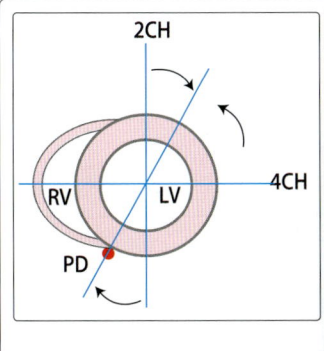

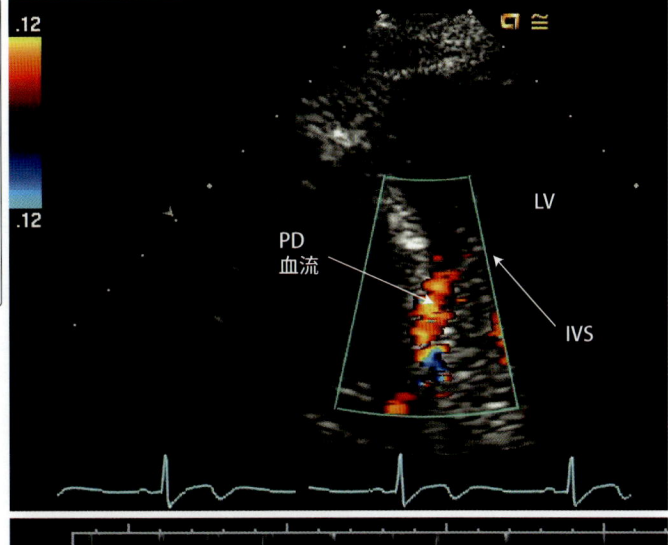

図 7-5 ▶動画 7-4

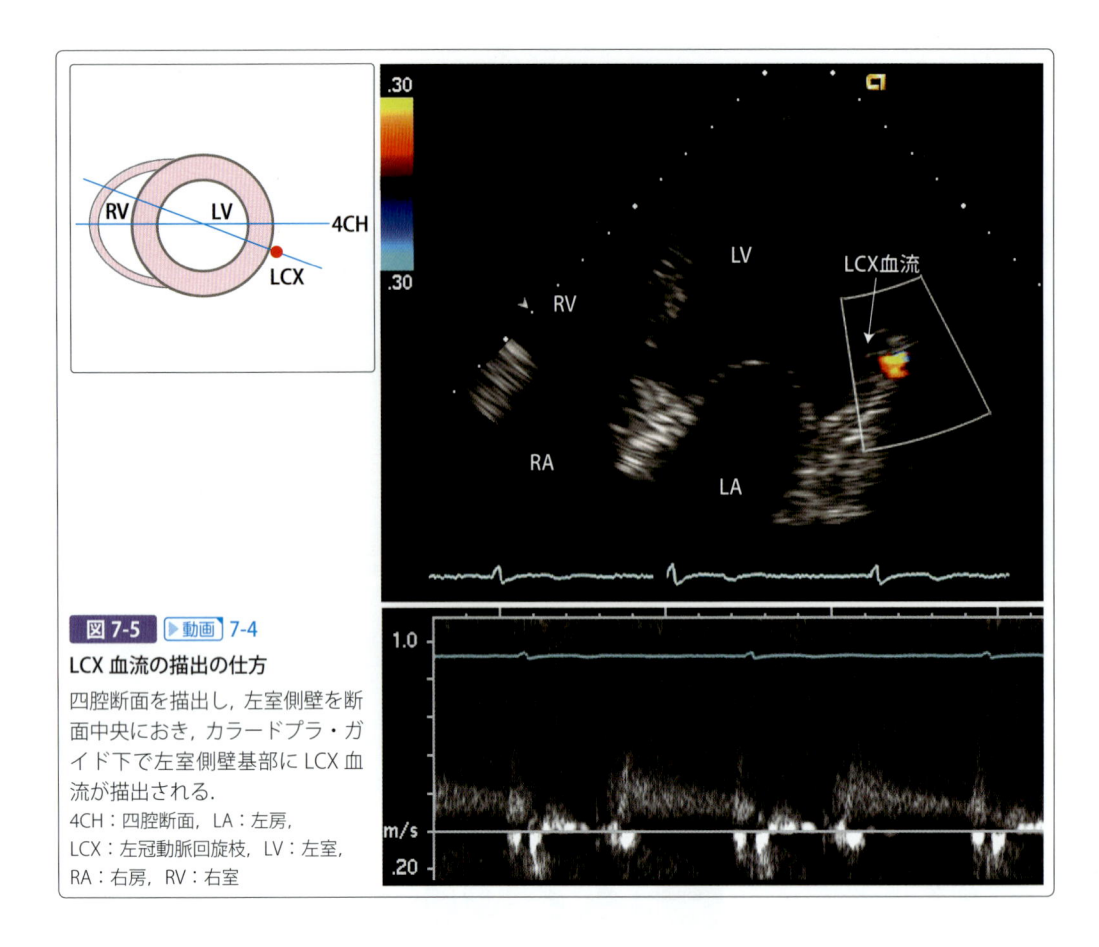

LCX 血流の描出の仕方

四腔断面を描出し，左室側壁を断面中央におき，カラードプラ・ガイド下で左室側壁基部に LCX 血流が描出される．
4CH：四腔断面，LA：左房，
LCX：左冠動脈回旋枝，LV：左室，
RA：右房，RV：右室

c 左冠動脈回旋枝（LCX）血流の検出（図 7-5）

> **Point** LMT から分枝した LCX は房室間溝を走行し，左室後側壁で心基部から心尖部へ向かって分枝を出す．

- 傍心尖部アプローチにて四腔断面を描出する．
- 左室側壁を断面中央に置き，カラードプラ・ガイド下に下壁あるいは前壁方向に探触子を少しずつ傾けながら，左室側壁基部に赤い血流シグナルを検索する．
- LCX の走行は，個人によりヴァリエーションに富んでいることもあり，LAD や PD に比べて検出率は低くなる．

> **Point** 冠血流描出のコツ
> - カラーガイド下での冠血流検索のコツは，拡張期のカラーシグナルに注目することである．
> - 冠血流計測での標準的なカラー速度レンジに比べて冠血流速が低い場合は，速度レンジを下げて描出を試みるとよい．それまで不明瞭であったカラーシグナルが明瞭になる．
> - カラードプラの関心領域は冠動脈が走行していると思われる左室壁を中心に設定し，あまり大きくしないようにするのがよい．

> **! Pitfall** 冠血流検索で，よくある間違い・注意点
> - カラーガイド下で，LAD血流と間違えやすいカラーシグナルとして心膜液がある．心膜液の場合は，パルスドプラ法にて拡張期波形が得られないことが，LAD血流との鑑別点である．
> - 肥大心では，狭窄がなくても，冠血流速の増加が見られる．この場合は，局所の流速増加ではないことが鑑別点である．

❷ 冠動脈血流の解析方法

- 冠血流速波形の計測に際しては，次の点に留意する．
  ①心筋肥大例や，容量負荷が存在する場合は，冠血流速度の増加が見られる．
  ②冠血流計測には，冠血流シグナルが超音波ビームとできるだけ平行になるような断面で行う．

a 安静時冠血流速波形からの評価

①狭窄部での血流速増加（図7-6 ⓐ）
  ▶狭窄部での血流速が，その前後での血流速の2倍以上あれば50%以上の径狭窄が疑われる[1]．

②拡張期/収縮期速度比（diastolic-to-systolic velocity ratio：DSVR）の低下
  ▶高度狭窄によって安静時冠血流が低下すれば，DSVRの低下が見られる（図7-6 ⓑ）．DSVRが1.5以下の場合，心筋虚血の存在が疑われる[2]．

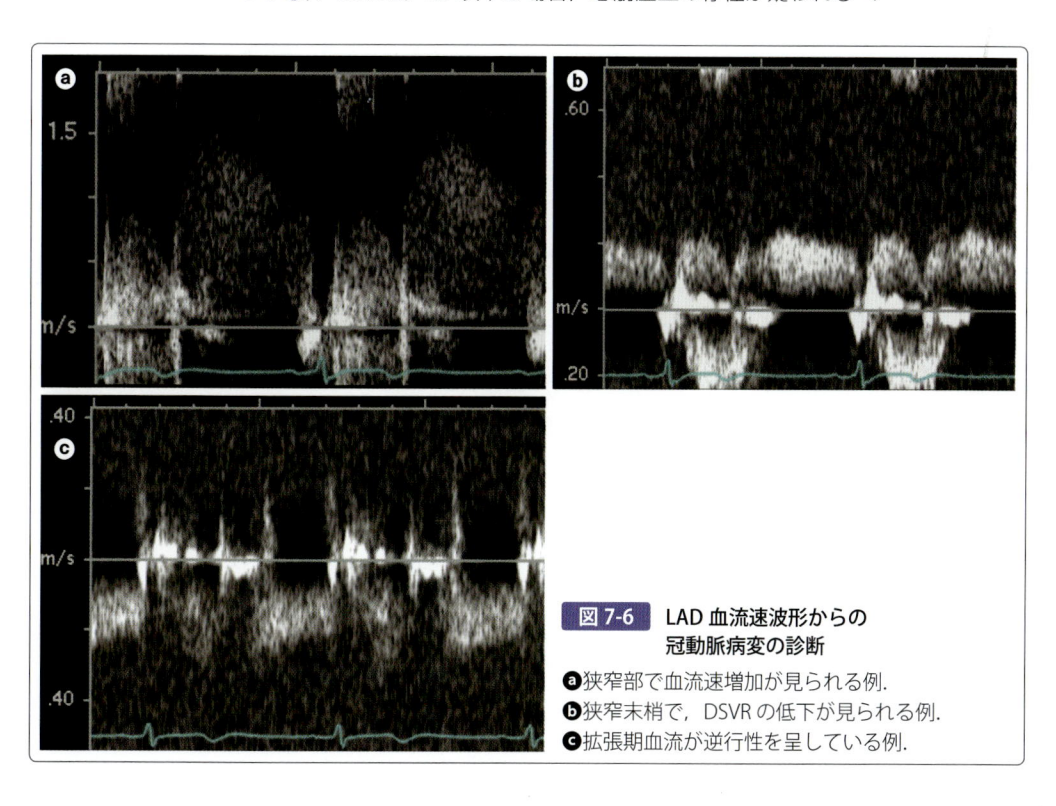

図7-6 LAD血流速波形からの冠動脈病変の診断
ⓐ狭窄部で血流速増加が見られる例．
ⓑ狭窄末梢で，DSVRの低下が見られる例．
ⓒ拡張期血流が逆行性を呈している例．

図 7-7
急性心筋梗塞にて冠動脈インターベンション施行3日以内に記録されたLAD血流シグナル
ⓐ DDTの短縮が見られ、慢性期に壁運動の改善が見られた例.
ⓑ DDTが短縮しており、慢性期の壁運動の改善が不良であった例.

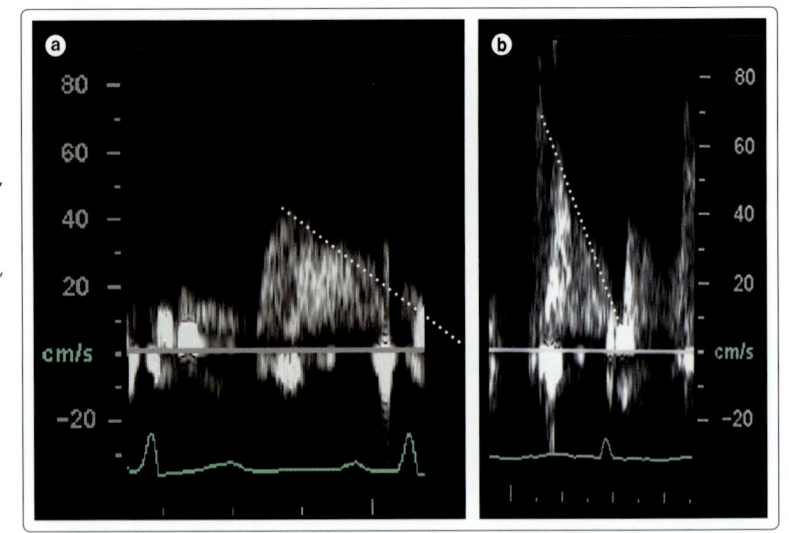

③逆行性血流
  ▶ それより近位部（中枢側）での完全閉塞が疑われる（図 7-6 ⓒ）[3].
④急性心筋梗塞例では，次のような場合，有効な冠血流（TIMI grade 3，表 7-1）が得られていないと判断される[4].
  ▶ 冠血流シグナルが描出されない.
  ▶ 冠血流シグナルが描出されても流速が低い（平均流速 25 cm/s 以下）.

表 7-1 TIMI 分類（責任冠動脈の造影所見）

Grade 0	閉塞部を越えて造影されない.
Grade 1	閉塞部を越えて造影されるが，末梢まで到達しない.
Grade 2	末梢まで造影されるが，造影遅延がある.
Grade 3	末梢まで造影され，造影遅延もない.

⑤急性心筋梗塞での再灌流療法後早期（3日以内）では，拡張期減速時間（拡張期最大流速の時点から流速が0になるまでの時間，diastolic deceleration time：DDT）の短縮（650 ms 以下）があれば，慢性期壁運動改善が不良（心筋 viability が乏しい）である（図 7-7）[5].

Pitfall 再灌流療法後3日を過ぎると，心筋 viability が乏しくても，拡張期減速時間の短縮は見られなくなる．拡張期減速時間の評価は再灌流後早期に計測することに意義がある．

b 冠血流速予備能

1) 計測の仕方

- 薬剤負荷により，冠血流速の安静時から何倍増加したか（冠血流速予備能，coronary flow velocity reserve：CFVR）を評価すれば，冠予備能を推定できる．
- 計測は次のように行う．
  ① 安静時冠血流速を前述のアプローチ法で計測する．
  ② 薬剤負荷（ATP 0.14 mg/kg/min 分で，通常2分以内）により冠血流速増加を引き起こし，その冠血流速を計測する．
  ③ CFVR は，薬剤負荷時平均血流速 / 安静時平均血流速として求められる．

> **Pitfall**
> 収縮期血流速波形が明瞭に描出されない場合が，少なからず存在する．そのような場合は，安静時と薬剤負荷時の拡張期平均血流速の比を CFVR として代用する．

2) 有意狭窄診断への応用

- CFVR が 2.0 以下であれば，冠動脈有意狭窄（心筋虚血）が疑われる（図 7-8）[6]．

> **Pitfall**
> - 心筋梗塞領域，高度の腎機能低下例，高度の糖尿病例，などでは CFVR の低下が見られるため，CFVR だけで心筋虚血評価するには限界がある．
> - 冠動脈に有意狭窄がない場合でも，冠微小循環が障害されていれば，CFVR は低下する．これを利用して，冠微小循環の評価に，CFVR を用いることもできる．

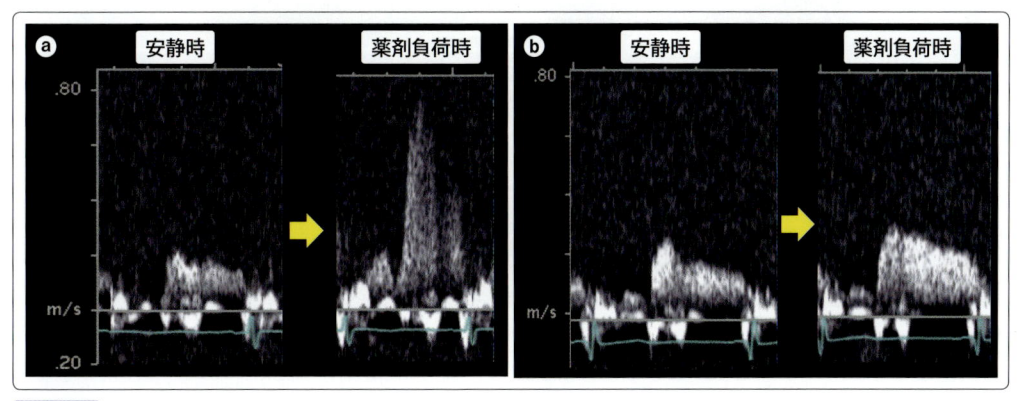

図 7-8　薬剤負荷前後での LAD 血流速変化

LAD 近位部に有意狭窄を有さない場合（ⓐ）に比べて，有意狭窄を有する場合（ⓑ）は，負荷時の血流速増加率が小さい．

2 内胸動脈へのアプローチ

① 内胸動脈血流の描出

内胸動脈は，冠動脈バイパス術にてLADへのグラフトとして多く用いられる．次のようなアプローチで，内胸動脈血流速波形を記録できる．

- 胸骨左縁（あるいは右縁）アプローチでは，第1～第2肋間で体幹軸方向にスキャンすれば，内胸動脈血流の長軸像が描出される．
- 鎖骨上窩アプローチでは，鎖骨下動脈短軸像を描出し，そこから前方に分岐する血流をカラー・ガイド下で検索すると，分岐直後の内胸動脈血流を描出できる（図7-9）．

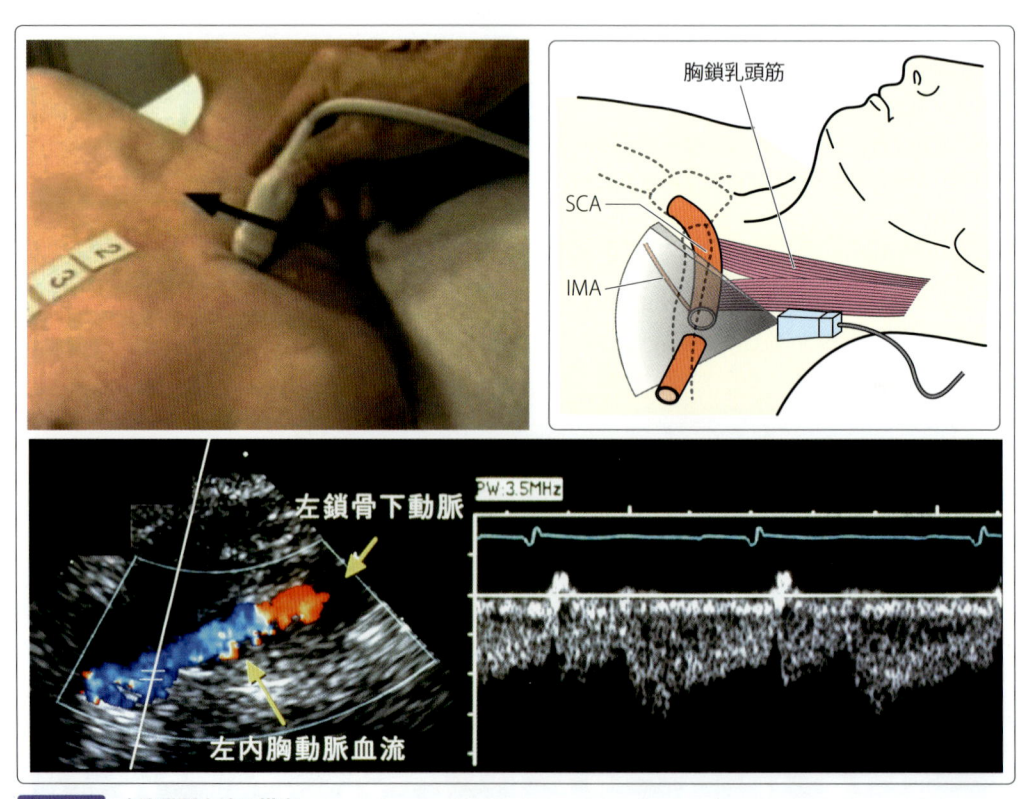

図7-9 内胸動脈血流の描出
鎖骨上窩アプローチにて，鎖骨下動脈（SCA）短軸像を描出し，そこから前方に分岐する血流をカラー・ガイド下で検索することで，分岐直後の内胸動脈（IMA）血流が描出される．

❷ 内胸動脈グラフト血流の評価法

ⓐ 正常内胸動脈グラフト血流

- 冠動脈バイパス術で，内胸動脈が LAD にグラフトとして吻合されると，鎖骨上窩アプローチでの内胸動脈血流速波形は拡張期優位パターンである．

ⓑ 有意狭窄をもつ内胸動脈グラフト血流

- 鎖骨上窩アプローチでの内胸動脈血流速波形では，DSVR が低下する（図 7-9）．
- DSVR ＜ 0.6 は，グラフト有意狭窄（径狭窄率＞ 75%）の目安となる[7]．
- 内胸動脈グラフト遠位部（あるいは LAD 吻合部血流速），および吻合部手前グラフト血流速の比＞ 2.0 であれば，吻合部狭窄（径狭窄率＞ 65%）が疑われる[8]．
- グラフト吻合部より近位の LAD 血流速波形を記録し，吻合部から LAD 近位部に向かう逆行性血流が記録されれば，LAD 近位部が閉塞していると判断できる（図 7-10）．
- 薬剤負荷によってグラフト吻合部から遠位部 LAD での CFVR を評価すれば，LAD 灌流領域の心筋虚血を評価することができる．

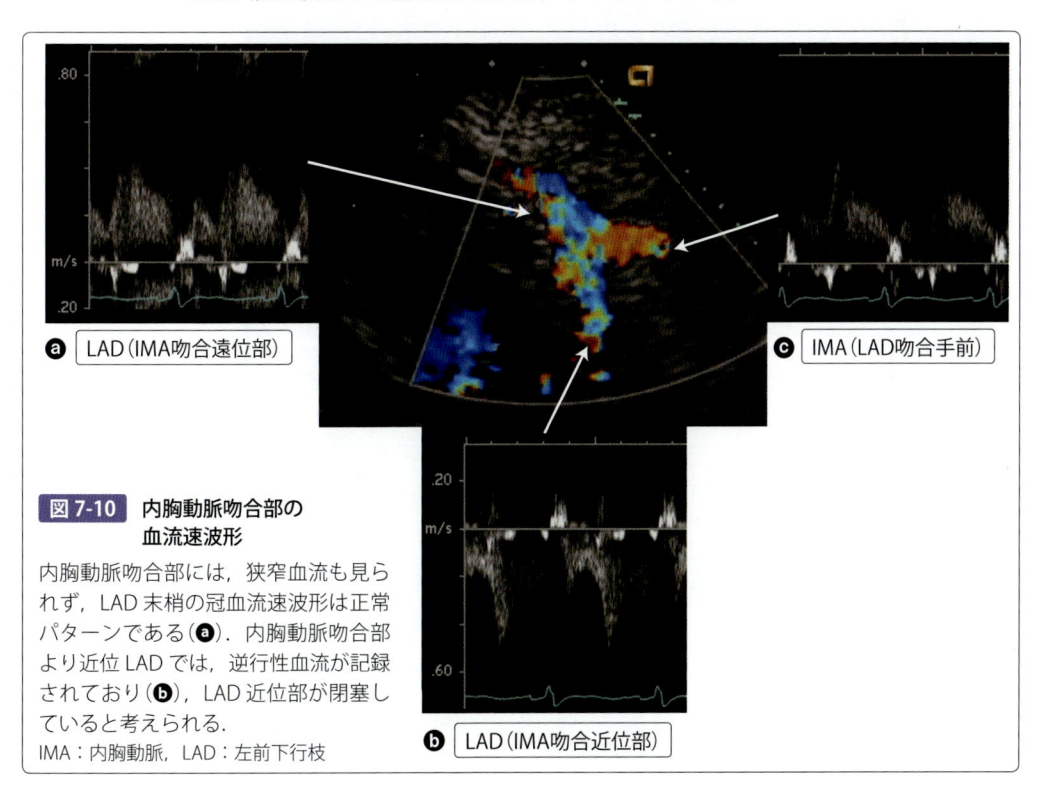

図 7-10 内胸動脈吻合部の血流速波形

内胸動脈吻合部には，狭窄血流も見られず，LAD 末梢の冠血流速波形は正常パターンである（ⓐ）．内胸動脈吻合部より近位 LAD では，逆行性血流が記録されており（ⓑ），LAD 近位部が閉塞していると考えられる．
IMA：内胸動脈，LAD：左前下行枝

ⓐ LAD（IMA 吻合遠位部）　ⓒ IMA（LAD 吻合手前）　ⓑ LAD（IMA 吻合近位部）

3 先天性冠動脈疾患へのアプローチ

❶ 冠動脈瘻 (coronary artery fistula)

- 本症は，連続性雑音を呈する鑑別疾患のひとつで，冠動脈末梢が心腔や他の脈管と直接交通している．
- 左右短絡量の大きな例（短絡率30〜40％以上）では，冠動脈の拡大（右または/および左）が認められ（図7-11），短絡量に応じて，開口する心腔や血管の拡大が見られる．拡大した瘻血管は，瘤状になることもある．
- 本症の診断には，上記に加えて，右室・右房あるいは肺動脈内に，説明のできない異常血流（瘻血管からの血流）が検出（図7-11 ⓓ）されれば確定的である．
- 経食道心エコー図法では，冠動脈の拡大や走行，瘻血管の開口部も，胸壁アプローチより明瞭に観察しやすくなる（図7-12）．

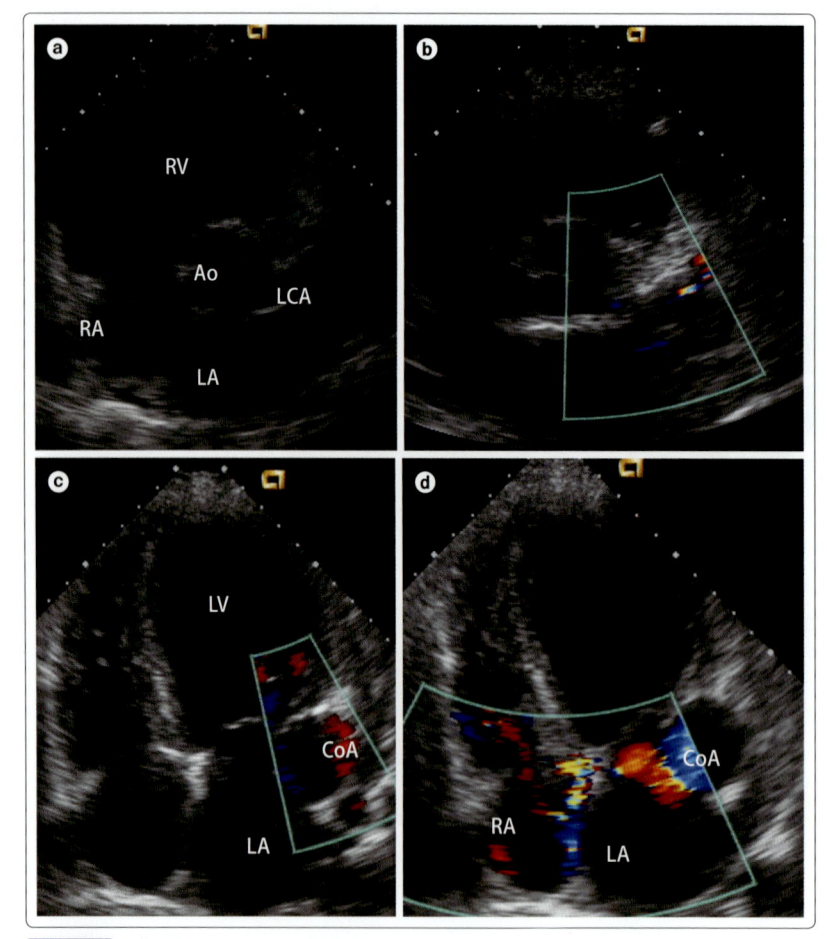

図7-11 ▶動画 7-5, 6, 7　冠動脈瘻の心エコー図
大動脈弁レベルの短軸断面にて，左冠動脈（LCA）は大動脈分岐直後から拡大しているのが見られる（ⓐ, ⓑ）．四腔断面では，房室間溝に管腔構造（CoA），および内腔に旋回する血流を認め（ⓒ），左回旋枝が瘤状変化したものと考えられる．さらに同断面では，右房内に異常血流が連続性に認められ（ⓓ），瘻血管から右房への流入血流と考えられる．
Ao：大動脈，LA：左房，LV：左室，RA：右房，RV：右室

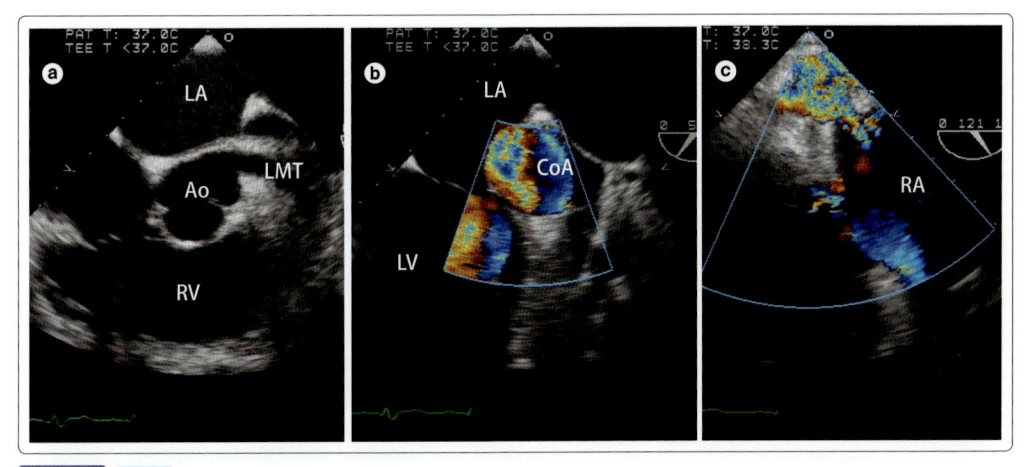

図 7-12 ▶動画 7-8, 9 **冠動脈瘻の経食道心エコー図**
経食道心エコー図でも，大動脈弁短軸断面にて，左冠動脈起始部（LCA）の拡大を認め（ⓐ），分岐後，左回旋枝に瘤状変化（CoA）を認める（ⓑ）．同部から血流を追っていくと，冠静脈洞を介して右房へ流入するのが認められる（ⓒ）．　　　　　　　　　　　　　　　　　　　　　　　Ao：大動脈，LA：左房，LV：左室，RA：右房，RV：右室

❷ Bland-White-Garland（BWG）症候群（左冠動脈肺動脈起始症）

- 冠動脈の1本が肺動脈から起始しているものが主たる疾患である．成人例では，右冠動脈から吻合枝を介して左冠動脈，さらに肺動脈に血流が流入し，冠動脈瘻と同様の病態となる．
- 右冠動脈が拡大している一方，左冠動脈洞から左冠動脈への血流が認められない場合，本症が疑われる（図 7-13）．

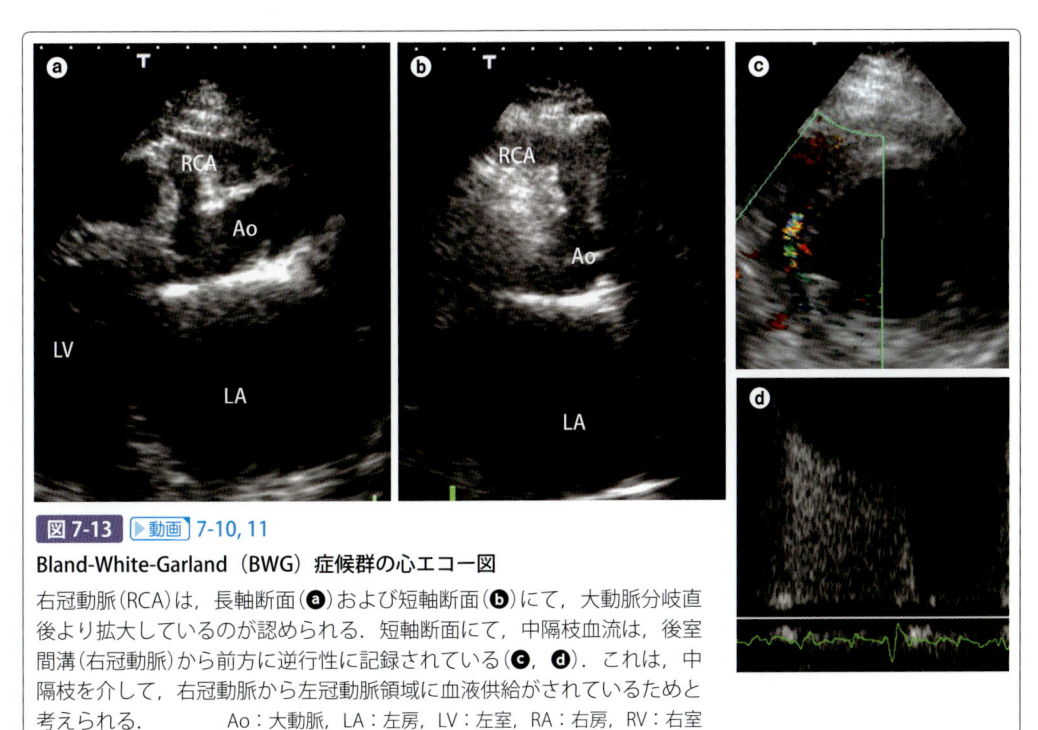

図 7-13 ▶動画 7-10, 11
Bland-White-Garland（BWG）症候群の心エコー図
右冠動脈（RCA）は，長軸断面（ⓐ）および短軸断面（ⓑ）にて，大動脈分岐直後より拡大しているのが認められる．短軸断面にて，中隔枝血流は，後室間溝（右冠動脈）から前方に逆行性に記録されている（ⓒ，ⓓ）．これは，中隔枝を介して，右冠動脈から左冠動脈領域に血液供給がされているためと考えられる．　　Ao：大動脈，LA：左房，LV：左室，RA：右房，RV：右室

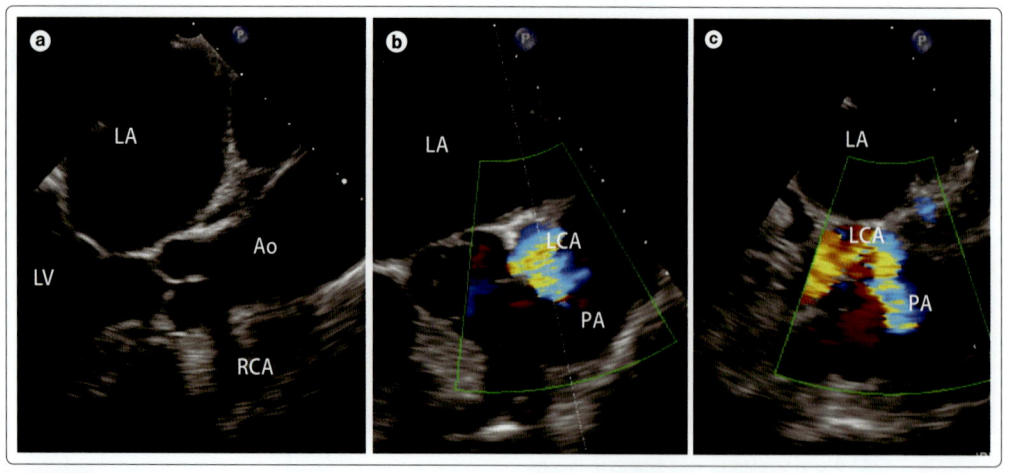

図 7-14 ▶動画 7-12, 13 Bland-White-Garland（BWG）症候群の経食道心エコー図

経食道心エコー図法でも，右冠動脈（RCA）の拡大が認められ（ⓐ），左冠動脈（LCA）は主肺動脈（PA）と交通し（ⓑ），冠動脈から肺動脈に流入する血流が認められる（ⓒ）．この血流は，右冠動脈から左冠動脈に供給された血流と考えられる．

Ao：大動脈，LA：左房，LV：左室

- 上記に加えて，肺動脈主幹部と左冠動脈が交通していることを確認することで，本症の診断がなされる．
- 成人では，胸壁アプローチでは，上記評価は必ずしも十分ではなく，経食道心エコー図法が有用である（図7-14）．

文献

1) Hozumi T, et al: Value of acceleration flow and the prestenotic to stenotic coronary flow velocity ratio by transthoracic color Doppler echocardiography in noninvasive diagnosis of retenosis after percutaneous transluminal coronary angioplasty. J Am Coll Cardiol 35: 164-8, 2000.

2) Daimon M, et al. Physiologic assessment of coronary artery stenosis without stress tests: noninvasive analysis of phasic flow characteristics by transthoracic Doppler echocardiography. J Am Soc Echocardiogr 18: 949-955, 2005

3) Watanabe N, et al: Noninvasive detection of total occlusion of the left anterior descending coronary artery with transthoracic Doppler echocardiography. J Am Coll Cardiol 38: 128, 2001

4) Lee S, et al: Noninvasive evaluation of coronary reperfusion by transthoracic Doppler echocardiography in patients with anterior acute myocardial infarction before coronary intervention. Circulation 108: 2763-2768, 2003

5) Ueda Y, et al: Transthoracic Doppler echocardiographic assessment of coronary flow velocity pattern in patients with acute myocardial infarction implies progression of myocardial damage. J Am Soc Echocardiogr 18: 1163-1172, 2005

6) Hozumi T, et al: Noninvasive assessment of significant left anterior descending coronary artery stenosis by coronary flow velocity reserve using transthoracic color Doppler echocardiography. Circulation 97: 1557-1562, 1998.

7) Takagi T, et al: Noninvasive assessment of left internal mammary artery graft patency using dulplex Doppker echocardiography from supraclavicular fossa. J Am Coll Cardiol 22: 1647, 1993

8) Izumi C, et al: Usefulness of high-frequency transthoracic Doppler echocardiography in noninvasive diagnosis of the left internal thoracic artery graft stenosis at the anastomosis. Circ J 68: 845-849, 2004

8 冠動脈バイパス血管の評価

超音波機器の進歩により，限られた範囲ではあるが，経胸壁から冠動脈の血流を観察し，血流速度を計測することが可能となり，冠動脈疾患の病態解析に応用されている．冠動脈バイパス血管の評価においても，術後のグラフト開存評価に，冠動脈描出のテクニックが用いられている．

ここでは，冠動脈バイパス血管の評価として，術前評価から術後のグラフト開存の評価まで，描出部位や評価項目など，具体的に解説した．ベッドサイドで繰り返し施行できる経胸壁ドプラ心エコーの特徴を生かし，術直後や経過観察時など，是非超音波によるグラフト評価を臨床に生かしてもらいたい．

1. 冠動脈バイパス血管の術前評価
2. 冠動脈バイパス血管の術後評価

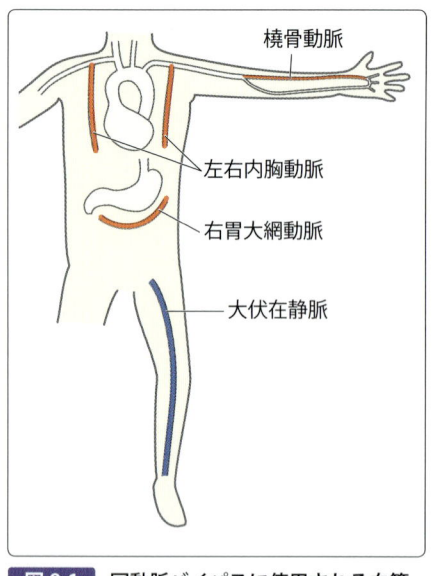

図 8-1 冠動脈バイパスに使用される血管

冠動脈バイパスに使用される血管（図 8-1）

- 大伏在静脈：グラフトの採取が容易だが，遠隔期の開存率は動脈グラフトより劣る．
- 内胸動脈：現在，最もよく用いられる動脈グラフト．遠隔期の開存率が高い[1]．鎖骨下動脈からの起始部はそのままで，末梢側を冠動脈へと吻合する in situ グラフトとして使用することが多い．
- 橈骨動脈：手指は橈骨動脈と尺骨動脈の二重支配を受けるため，尺骨動脈からのループが開存している例では，橈骨動脈を採取してグラフトに使用できる．
- 右胃大網動脈：主に右冠動脈へのグラフトと使用される．胃十二指腸動脈からの起始部はそのままで，末梢側を冠動脈に吻合する in situ グラフトとして使用することが多い．

1 冠動脈バイパス血管の術前評価

- 血管径が 2.0 mm 未満，血管壁の肥厚や石灰化がある場合，血管性状不良と判断する．
- 橈骨動脈をグラフトとして使用する場合は尺骨動脈から手指に十分な血流が灌流されるか確認する．
- 右胃大網動脈の術前の血管性状評価はエコーでは困難である．

> **Point** 大伏在静脈の血管径は，立位もしくは中枢側を駆血して，静脈内圧を上昇させた状態で評価する．また，表在静脈瘤による血管径の拡大や蛇行がある場合，深部静脈血栓症による大腿静脈の閉塞がある場合はグラフトとして使用できない．

a 内胸動脈術前評価の注意点

- 内胸動脈を分岐する鎖骨下動脈の動脈硬化性病変の有無に注意する．
- 右内胸動脈は冠動脈に吻合する際，左内胸動脈より長さが必要なため，より末梢側の第 5 肋間レベル前後の血管径までチェックする．

b 尺骨動脈から橈骨動脈末梢へのループ開存の評価

- 橈骨動脈を手関節部で圧迫して，血流を途絶する．
- 尺骨動脈の血流速が，橈骨動脈圧迫時に増加するのを確認する（図 8-2）．
- ループの開存に問題がなければ，橈骨動脈の末梢側に尺骨動脈からの良好な逆行性の血流が観察される（図 8-3 ❸ ❹）．
- 橈骨動脈の末梢側の血流は snuff box の位置より記録する（図 8-3 ❶ ❷）．

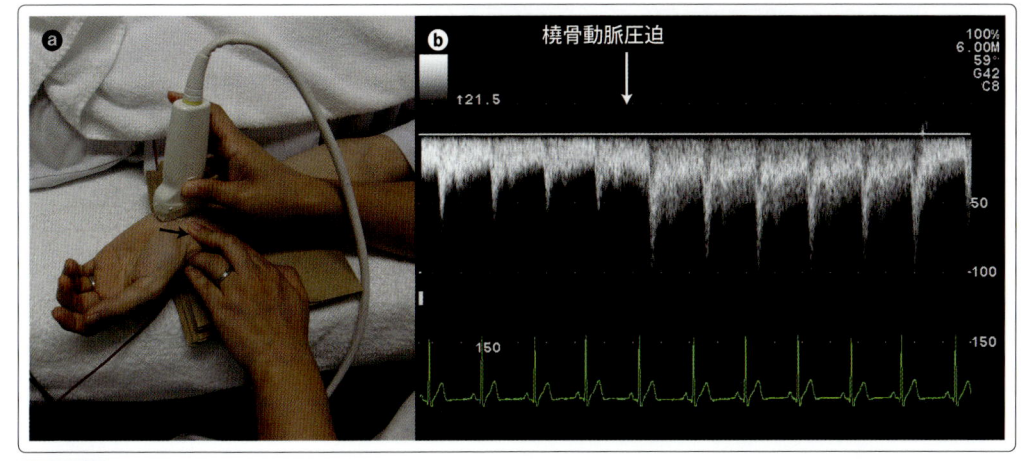

図 8-2 尺骨動脈からのループ開存の評価 1

橈骨動脈を圧迫して血流を途絶させ（ⓐ，矢印），尺骨動脈の血流速が代償的に増大するのを確認する．

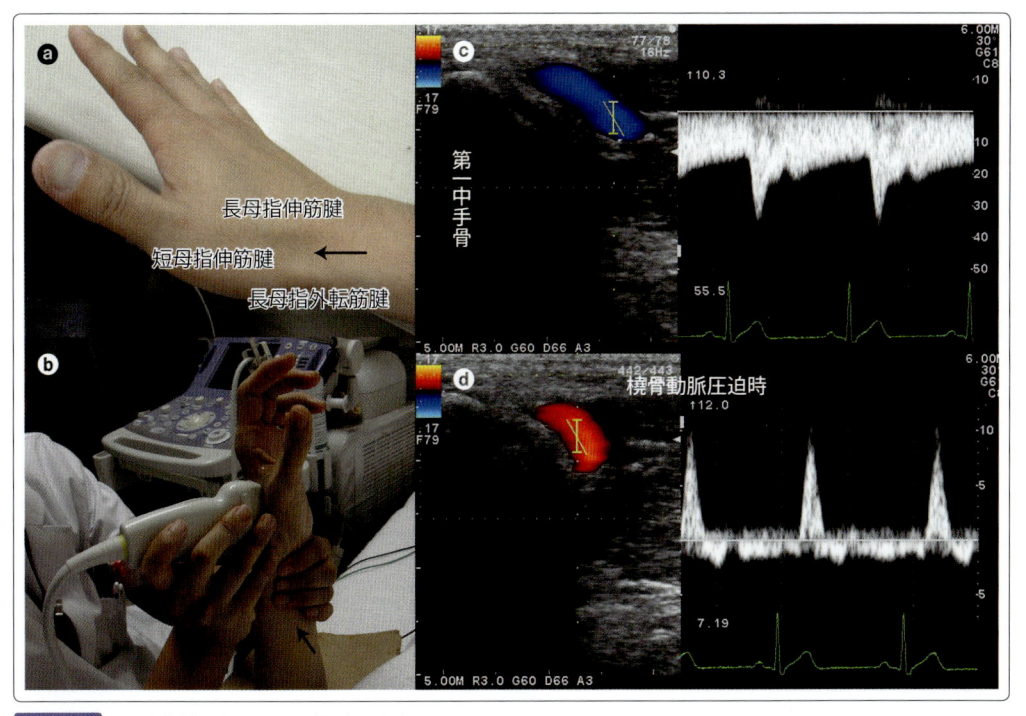

図 8-3 尺骨動脈からのループ開存の評価 2

ⓐ Snuff box とは手背側の親指の付け根の，長母指伸筋腱および外転筋腱と短母指伸筋腱に囲まれた部位の窪みのことで，同部位には橈骨動脈の終末部が走行している．写真のように手指を外方へそらすように伸展させると，窪みがわかりやすい（図中矢印）．昔，同部位に嗅ぎ煙草の粉を載せて吸引していたことが名称の由来で，解剖的嗅ぎ煙草入れ，煙草窩とも呼ばれる．
ⓑ Snuff box の位置より橈骨動脈の末梢側の血流を描出し，橈骨動脈を圧迫して血流を途絶させ（矢印），橈骨動脈の末梢に尺骨動脈からの逆行性血流が灌流するのを確認する．
ⓒ 安静時，snuff box の橈骨動脈末梢側血流速波形．
ⓓ 橈骨動脈圧迫時の同部位血流速波形．尺骨動脈からの逆行性血流が観察され，ループは良好に開存していると推察される．

2 冠動脈バイパス血管の術後評価

① 超音波検査で描出可能な部位
- 左冠動脈前下行枝グラフト吻合部
- 内胸動脈起始部近位
- 右胃大網動脈グラフト遠位

② 冠動脈を描出するための機器の設定

冠血流は通常低速であり，動きの激しい心室の表層を走行しているため，通常の心エコー図とは異なる機器の設定が必要である．

a カラードプラ法の設定
- 流速レンジは 10～20 cm/sec に設定する．
- 低流速成分をカットする wall cut filter は高めに設定する．
- 空間分解能（line density），カラー感度はフレームレートがあまり落ちない程度に上げる．
- カラー信号とグレースケール信号の割合を定める設定がある場合は，グレースケールの明るい信号に対し，カラー信号が優先される設定にする．
- カラードプラの表示エリアをしぼる．デジタルズームの機能があれば，フレームレートが上がるだけでなく，解像度もより向上する．
- クラッタ信号と冠動脈血流の弁別では，数種類の MTI フィルターなどの機能が機器に装備されているので，目的に合わせて選択する．

> **Point** カラードプラ法の流速レンジは血流速に合わせて随時調節する．すなわちカラー信号が暗く描出が悪い場合には流速レンジを下げ，血流速が速くモザイク血流を示す場合は流速レンジを上げて，最も流速の速い狭窄部位を同定する．

b パルスドプラ法の設定
- サンプルボリュームの大きさは 2 mm 以内であればノイズの少ない，良好な波形が得られやすい．
- 全時相の記録が困難な場合は，サンプルボリュームを 5 mm 前後まで大きくすると，ノイズの混入はあるが冠動脈の血流信号が拾いやすくなる．
- 血流速記録時はサンプルボリュームが血流信号から外れないよう，呼吸を止めて記録する．
- 初期設定の最大流速レンジは 50 cm/sec 前後，基線近くの速度成分も記録されるように wall cut filter を低く設定する．

❸ 左冠動脈前下行枝グラフト吻合部の評価

a グラフト吻合部の描出

- 左室心尖部側の胸骨左縁左室長軸断面を描出する.
- 右室と左室の境目の前室間溝が前面に描出されるように,探触子を10°前後時計回転し,右室が見えなくなるまで探触子を左外側に傾ける.
- カラードプラ法にて前室間溝を走行する左前下行枝中間部から遠位部の長軸像が確認できる.
- 探触子をやや右内側に傾けると左前下行枝の前面に並走するグラフト血流が描出される.
- 吻合部では左前下行枝へグラフトの血流が合流し,カラードプラ法にてY字型の血流信号を示す(図8-4,▶動画8-1, 2, 6).

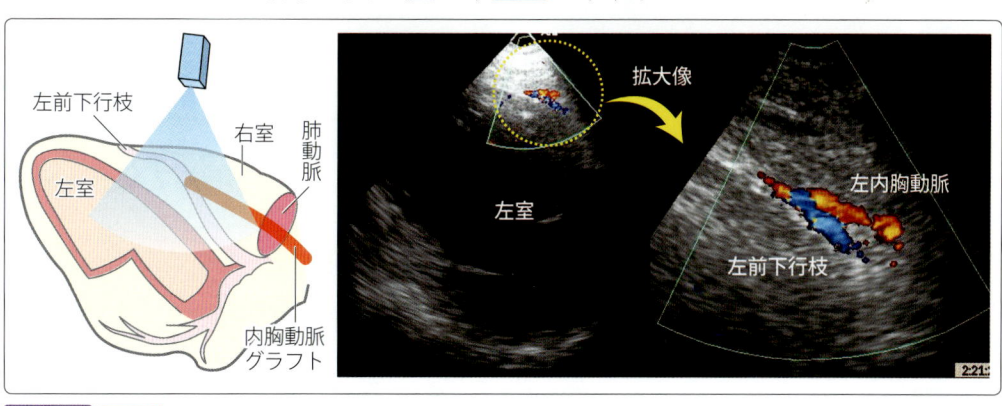

図 8-4 ▶動画 8-1, 2 **左内胸動脈—左前下行枝バイパス術後吻合部の血流(左前下行枝近位 #6 閉塞)**
傍胸骨長軸断面より,右室と左室の境目の前室間溝が前面に描出されるように,探触子を10°前後時計回転し,右室が見えなくなるまで探触子を左外側に傾ける.吻合部は前室間溝にY字型に描出される.本例は左前下行枝#6閉塞のため,グラフト吻合前の血流は逆行性となっている.

- 吻合前の左前下行枝近位が閉塞している場合は,吻合部より近位側の左前下行枝血流は,逆行性となるため吻合部を認識しやすい(図8-4,▶動画8-1, 2).
- 吻合前の左前下行枝近位が開存している場合は,吻合部の血流はグラフトの血流と拮抗し,軽度の乱流を呈することが多い(図8-5).
- パルスドプラ法にて拡張期優位の冠動脈血流速度波形であることを確認する.

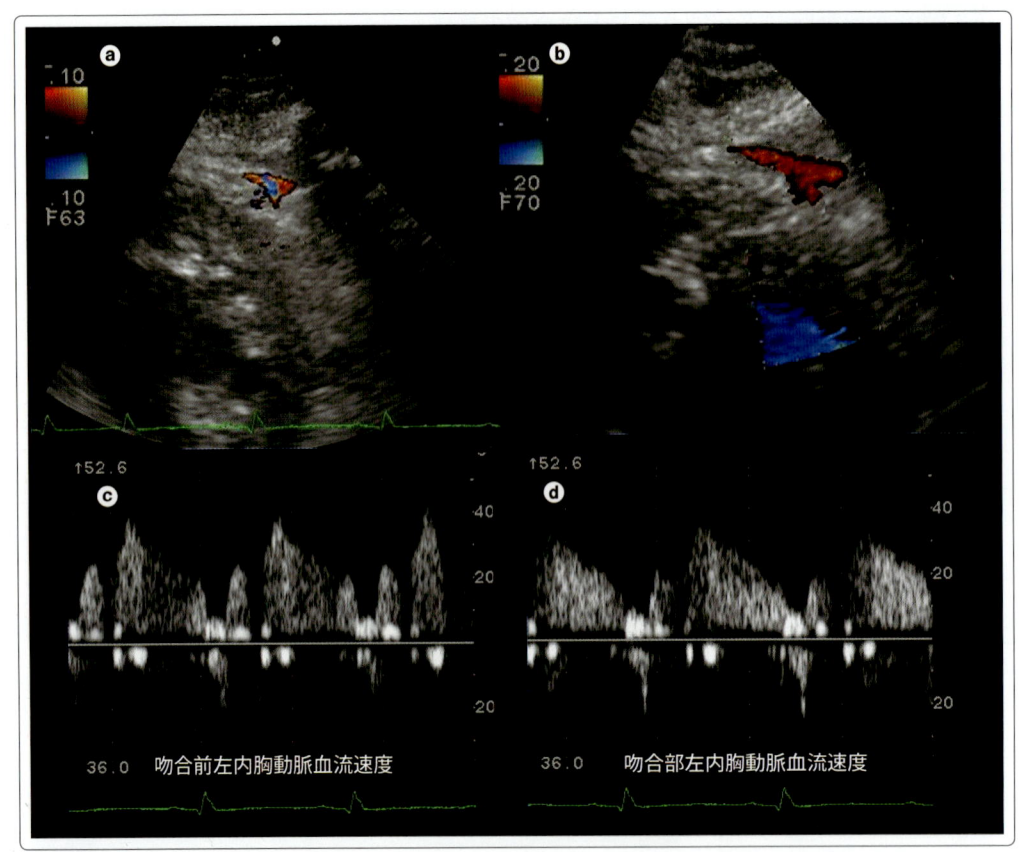

図 8-5 左内胸動脈—左前下行枝バイパス術後吻合部の血流（左冠動脈主幹部 75% 狭窄）

ⓐ カラードプラ法の流速レンジが 10 cm/sec では，吻合部は乱流を呈している．**ⓑ** 流速レンジを 20 cm/sec に上げると，吻合部の乱流は消失した．パルスドプラ法でも吻合前と吻合部の内胸動脈の血流速は有意な上昇は認めなかった（**ⓒ** 吻合前グラフト内血流速，**ⓓ** 吻合部グラフト内血流速）．吻合前の左前下行枝が開存している例では，吻合部の血流はグラフトからの血流と拮抗し，軽度の乱流を認めることが多く，カラードプラ法で吻合部を同定する際の参考になる．

b グラフト吻合部狭窄の評価

- グラフト内，吻合部，吻合後の左前下行枝に血流速の上昇を示す，加速血流が無いか観察する（図 8-6，▶動画 8-3）．
- カラードプラ法の流速レンジを調整し，加速血流が残存する狭窄部位を同定する．
- パルスドプラ法にて加速血流の部位とその手前の血流速を記録する（図 8-7）．
- 吻合部と吻合前の拡張期血流速 D 波の最大流速や平均流速の比が 2.0 より大きい症例では高い正診率で 65% 以上の吻合部狭窄を診断できると報告されている[2]．
- 吻合部と吻合前の平均血流速比より，連続の式で狭窄率も算出できる[3]．

図 8-6 ▶動画 8-3

右内胸動脈—左前下行枝バイパス術後吻合部狭窄

吻合部にて狭窄を疑う加速血流が見られた（矢印）．

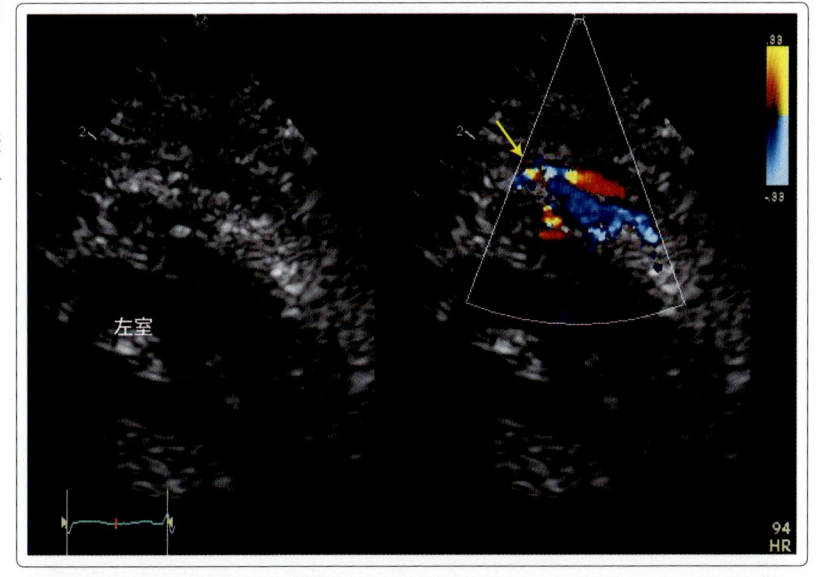

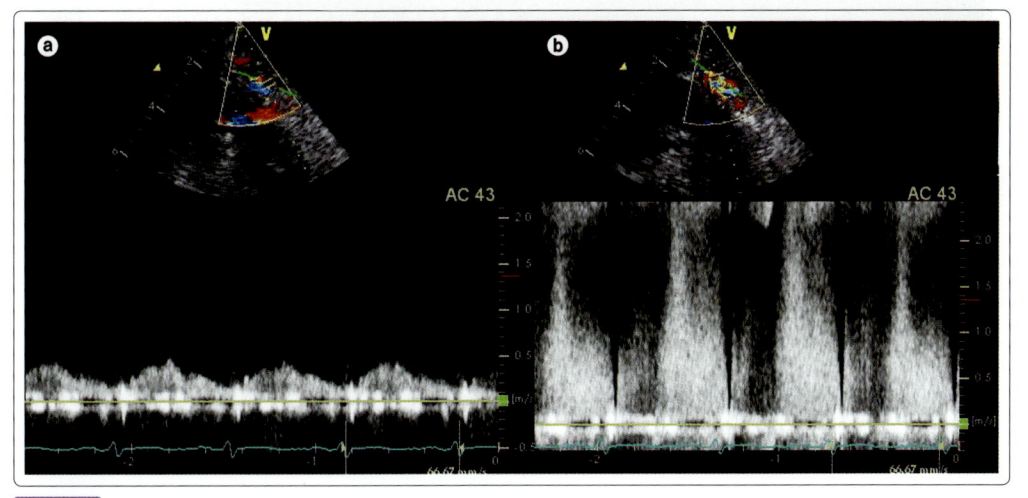

左室

図 8-7 図 8-5 と同一症例のグラフト吻合前と吻合部のパルスドプラ法血流速波形

ⓐ吻合前，ⓑ吻合部．右内胸動脈血流速は吻合部で著明に上昇しており，拡張期最大流速は 2.5 m/sec，吻合前との血流速比は 3.0 と吻合部の有意狭窄が示唆された．吻合前と吻合部の血流速の平均血流速を用いて連続の式で算出した狭窄率は 82% であった．本症例は冠動脈造影でも吻合部の高度狭窄を認めた．

④ in situ グラフト開存性の評価

- 左右内胸動脈，右胃大網動脈は，in situ グラフトとして使用することが多い．
- in situ グラフトは，起始部は本来の解剖のままで末梢のみ冠動脈に吻合しているため，グラフトの近位側の血流を検出しやすい．
- in situ グラフトとして冠動脈に吻合されると，冠循環の血管抵抗を反映し，術前に比べ拡張期血流速度が増大する（図 8-8）．

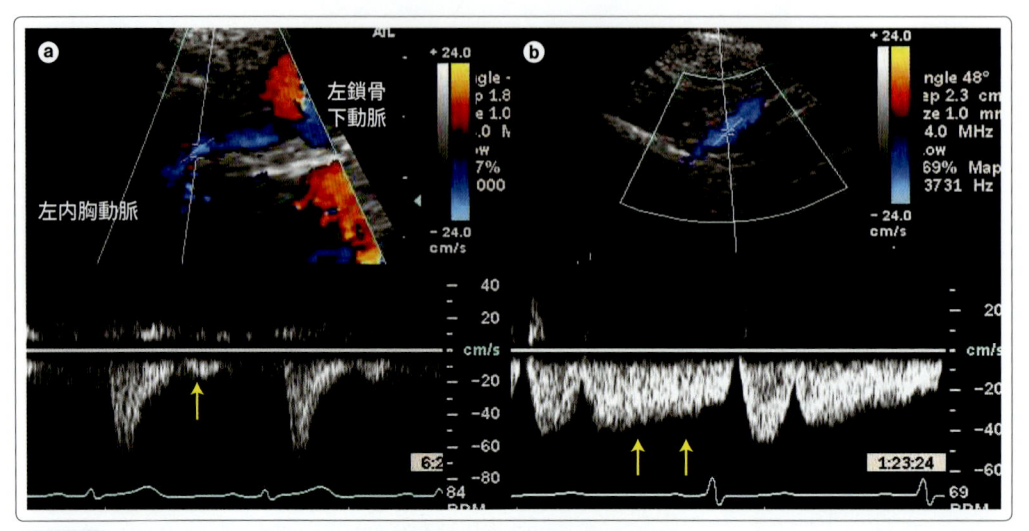

図 8-8　冠動脈バイパス術前後の左内胸動脈起始部近位側血流速波形
ⓐバイパス術前では拡張期血流速がごくわずかな末梢動脈の血流速波形を呈している（矢印）．
ⓑバイパス術後では冠動脈に連結されるため冠循環の血管抵抗を反映して，拡張期血流速の増大した（矢印）二峰性の波形に変化する．

- 吻合部閉塞もしくは高度狭窄例では，in situ グラフトの血流は，拡張期血流速が著明に低下し，本来の末梢動脈の血流速波形に戻る（図 8-9）．
- 内胸動脈では，拡張期血流速 D 波と収縮血流速 S 波の血流速の比 D/S により，グラフト吻合部狭窄が高い診断率で評価できると報告されている[4,5]．

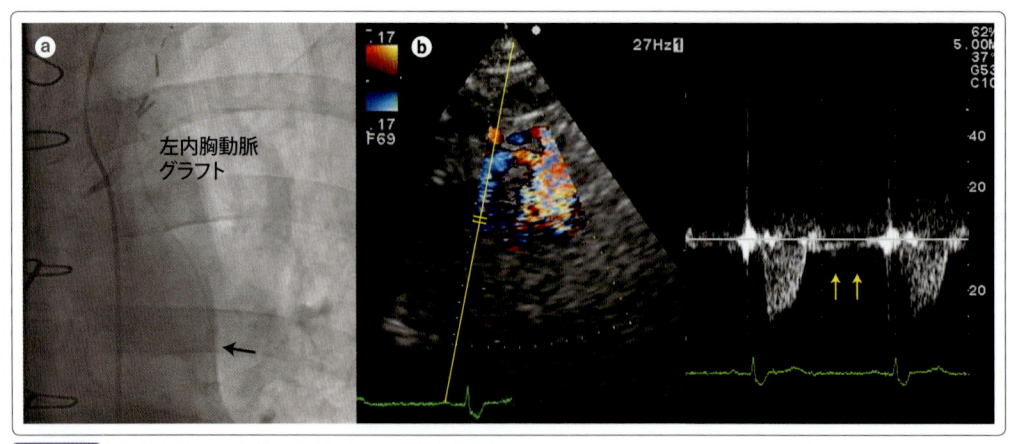

図 8-9　左内胸動脈―左前下行枝グラフト吻合部閉塞例
ⓐ術後 8 年の冠動脈造影で，左内胸動脈グラフトは細くなり吻合部で閉塞している（矢印）．
ⓑ同症例の左内胸動脈起始部近位側の血流速度形は拡張期血流速が高度に低下し（黄矢印），術前の血流速波形に類似した波形に戻っており，吻合部の閉塞が示唆される．

a 左内胸動脈グラフト近位側血流の描出（図 8-10, ▶動画 8-4）

- 鎖骨上窩の左胸鎖乳突筋胸骨頭と鎖骨頭の間に探触子を矢状方向に当て，腕頭静脈の長軸像を描出する．
- 探触子を 10°〜30°時計回転し，鎖骨側に傾けると，腕頭静脈の前を横切るように前胸壁に向かって走行する左内胸動脈の血流が観察される．
- 逆に頭側に探触子を傾けると左鎖骨下動脈内胸動脈の起始部が描出される．

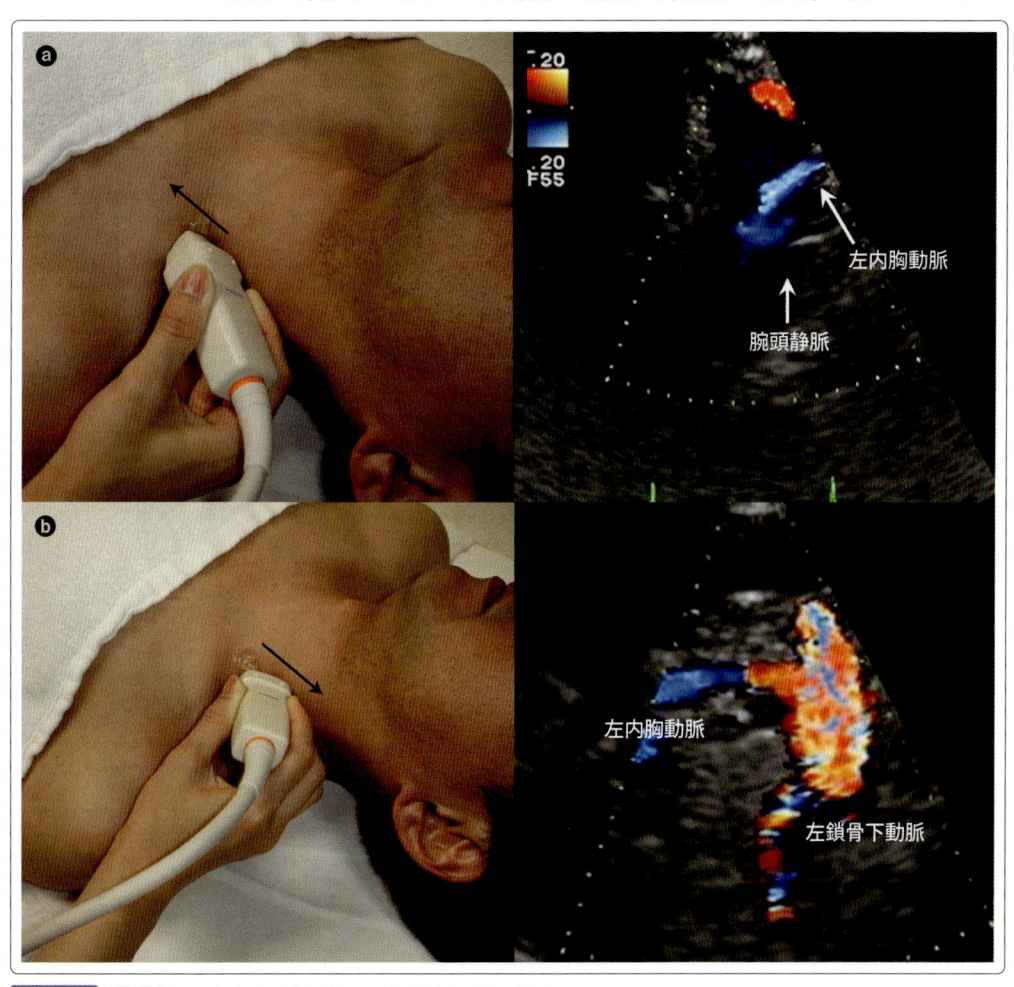

図 8-10 ▶動画 8-4 **左内胸動脈グラフト近位側血流の描出**
ⓐ 左胸鎖乳突筋胸骨頭と鎖骨頭の間に探触子を矢状方向に当て，10〜30°時計回転し鎖骨側に傾けると，腕頭静脈の前を横切るように前胸壁に向かって走行する左内胸動脈の血流が観察される．
ⓑ 頭側に探触子を傾けると，左鎖骨下動脈内胸動脈起始部が描出される．

b 右内胸動脈グラフト近位側血流の描出（図8-11, ▶動画 8-5）

- 右胸鎖乳突筋の胸骨頭に右に約30°の角度で探触子を当てると，腕頭動脈の右総頚動脈，鎖骨下動脈分岐部が描出される．
- 探触子を右に動かし，鎖骨下動脈の甲状頚動脈の分枝部を検出する．
- 甲状頚動脈分枝の位置で短軸像にし，探触子を前胸部側へ傾けると，鎖骨下動脈の内側から分岐する右内胸動脈が描出される．

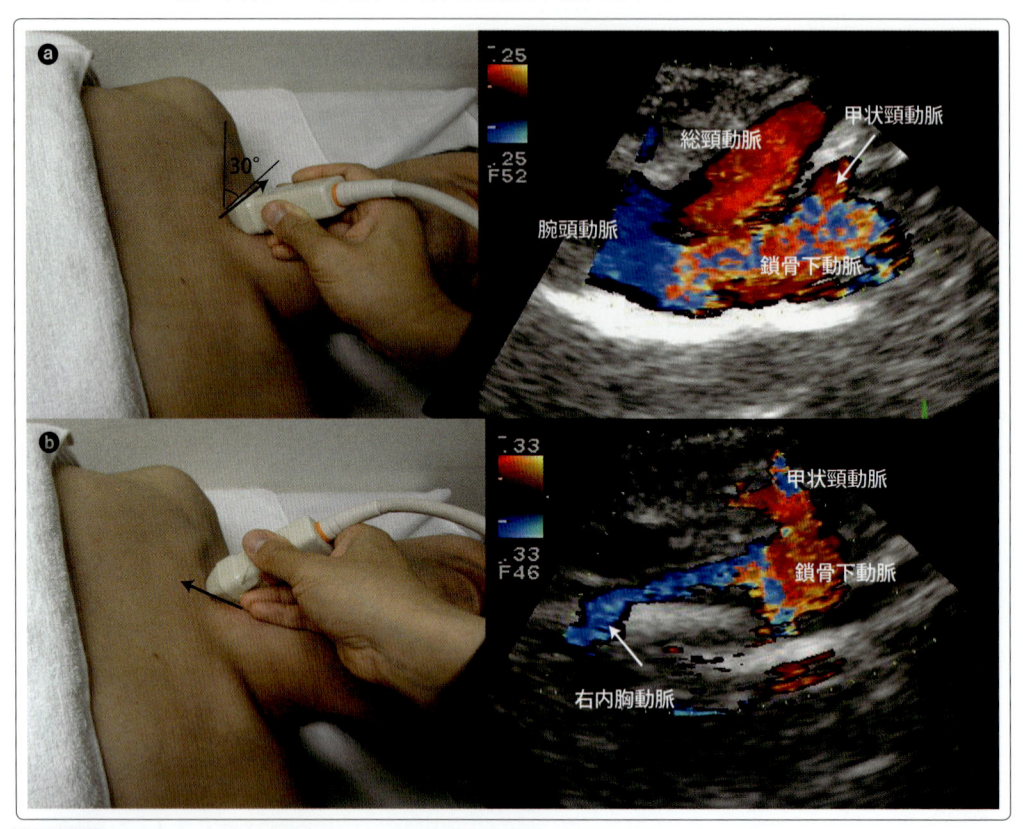

図8-11 ▶動画 8-5 **右内胸動脈グラフト近位側血流の描出**
ⓐ 右胸鎖乳突筋の胸骨頭に右に約30°の角度で探触子を当て，腕頭動脈の右総頚動脈，鎖骨下動脈分岐部を描出後，探触子を右に動かし，鎖骨下動脈の甲状頚動脈の分枝部を検出する．
ⓑ 甲状頚動脈分枝の位置で短軸像にし，探触子を前胸部側へ傾けると，鎖骨下動脈の内側から分岐する右内胸動脈が描出される．

C 右胃大網動脈グラフト遠位側血流の描出（図 8-12, ▶動画 8-6）

- 正中よりやや右側の心窩部に探触子を矢状方向に当てる．
- 探触子を上側に傾けていくと，肝臓の辺縁の腹壁直下から右室自由壁へと走行する右胃大網動脈グラフトの血流が観察される．
- 描出が困難な場合，呼吸の調整や右側臥位等に体位を変えると，検出しやすくなる場合がある．

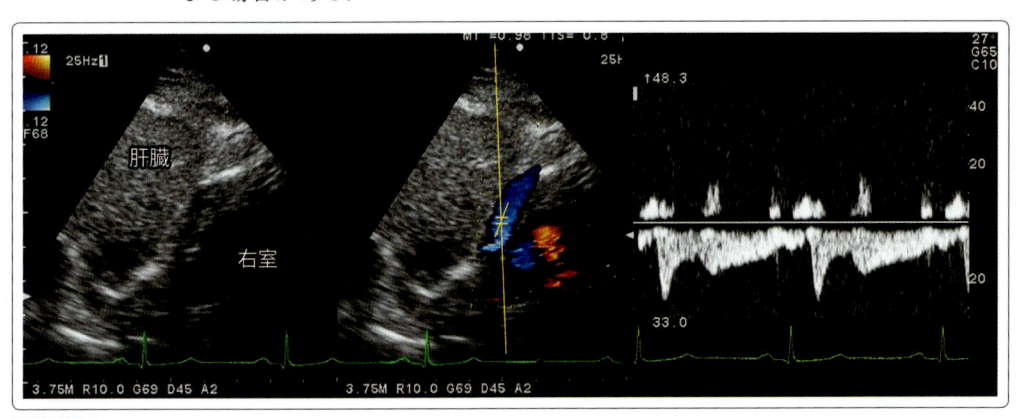

図 8-12 ▶動画 8-6 **右胃大網動脈―右冠動脈バイパス術後グラフト遠位側血流（右冠動脈＃2 90％）**
正中よりやや右側の心窩部より，肝臓の辺縁の腹壁直下から右室自由壁へと走行する右胃大網動脈グラフトの血流が観察される．

5 in situ 内胸動脈―左前下行枝グラフト吻合部の評価

- in situ 内胸動脈―左前下行枝バイパス例では，内胸動脈の近位側（鎖骨下動脈分岐部近位）と左前下行枝吻合部の両者の評価を組み合わせるとより高い診断率で吻合部の開存性が評価できる（図 8-13）[3]．

図 8-13
内胸動脈―左前下行枝グラフト吻合部と内胸動脈起始部近位側の血流速評価を組み合わせた，グラフト開存の評価[3]

D/S：拡張期／収縮期の平均血流速比

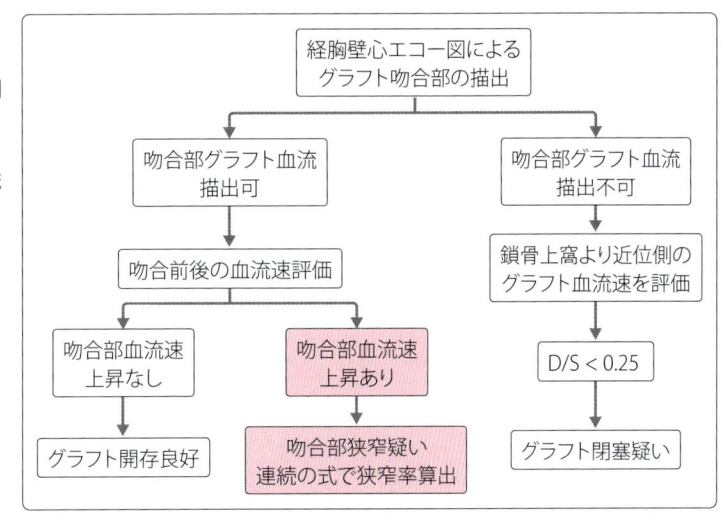

文献

1) Shah PJ, et al: Has the in situ right internal thoracic artery been overlooked? An angiographic study of the radial artery, internal thoracic arteries and saphenousystolic velocityein graft patencies in symptomatic patients. Eur J Cardiothorac Surg 27: 870-875, 2005

2) Izumi C, et al: Usefulness of high-frequency transthoracic Doppler echocardiography in noninvasive diagnosis of the left internal thoracic artery graft stenosis at the anastomosis. Circ J 68: 845-849, 2004

3) Mizukami N, et al: Noninvasive quantitative evaluation of the patency of internal mammary artery grafts to the left anterior descending coronary artery by transthoracic Doppler echocardiography. J Cardiol 48: 305-314, 2006

4) Takagi T, et al: Noninvasive assessment of left internal mammary artery graft patency using duplex Doppler echocardiography from supraclavicular fossa. J Am Coll Cardiol 22: 1647-1652, 1993

5) Mizukami N, et al: Different flow patterns between left and right internal thoracic artery grafts influence the evaluation of severe graft stenosis by transthoracic Doppler echocardiography. J Am Soc Echocardiogr 24: 768-774, 2011

9 検査前に心電図を読む

心電図は心外膜と心内膜の活動電位の差を見ている．P波，QRS波，T波のそれぞれの波は心臓の電気の流れを表している（図9-1）．虚血により血流が滞り，心筋細胞に必要な血液が供給されないと傷害電流が流れ，心電図波形は変化する．虚血のサインはST-T部分に表れる．ST-T部分を読むことが冠動脈疾患の心電図を読む上で大切である．

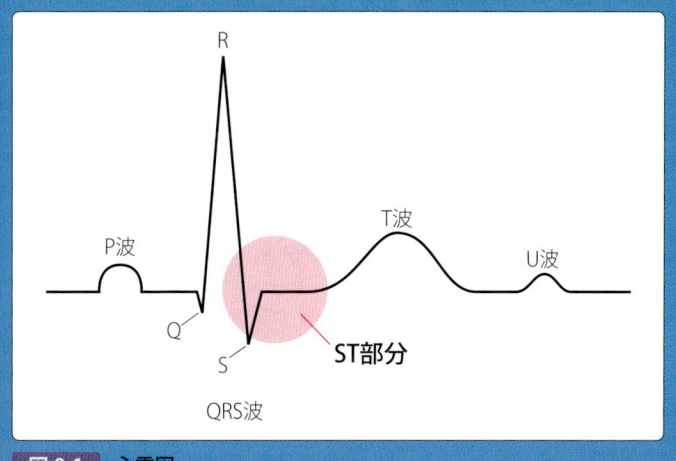

図9-1 心電図

1. 虚血時に認められる心電図変化の意味を知る
2. 冠動脈疾患を心電図で確認するポイント
3. Ischemic cascade（虚血の滝）

1 虚血時にみられる心電図変化の意味を知る

① ST上昇は貫壁性虚血を表すため STが上昇した誘導は虚血部位を示す.

- 運動負荷試験でSTが上昇する前兆として，S波の深い誘導ではS波が浅くなる現象がみられる．

② ST低下は心内膜下虚血を表すため STが低下した誘導は虚血部位を示さない.

- 運動負荷試験でST低下がみられる誘導は，ほとんどの例でⅡ，Ⅲ，aVF，V4〜6である．ST低下は心内膜部に広く虚血があり，心内膜側をみる誘導であるaVR誘導でST上昇がみられる[1]．
- 冠動脈は心外膜表面を走り，そこから心筋内に枝を出し，心内膜側まで酸素を供給している．しかし，冠動脈に狭窄部分があると労作により酸素供給が増加した時に，心内膜側心筋まで十分な酸素を供給できなくなり，心内膜側は虚血状態になる[2]．

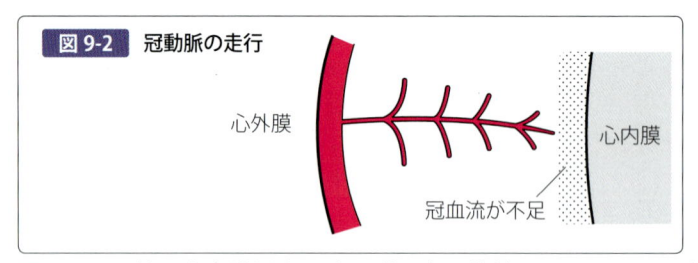

図 9-2 冠動脈の走行

心外膜　心内膜　冠血流が不足

- 図 9-2 は，枝が心内膜側まで達せず，虚血状態になっていることを示している．

③ ST-T部分，特に陰性T波は最近の虚血状態を反映することがある.

- 患者から最近の症状，特に検査当日に症状がなかったかを確認することが重要である．

④ 心電図は心臓の全ての場所の電位の変化を捉えられるわけではない.

- 心電図に異常がみられなくても患者に症状があれば，心臓のどこかで虚血を起こしている可能性があることを忘れてはならない．
- 側副血行路が発達している症例では，心筋梗塞を起こしていても心電図変化がほとんどみられないことがあることも知っておきたい．

2 冠動脈疾患を心電図で確認するポイント

- 虚血時の心電図変化とその特徴を表9-1にまとめた．1〜4の各項目の内容を症例から考えていきたい．

表9-1　虚血時の心電図変化とその特徴

		心電図で確認するポイント	心電図から冠動脈の責任病変がわかるか？	特徴および注意点
1	急性心筋梗塞	ST上昇 T波増高 異常Q波 房室ブロック	わかる	①波形は経時的に変化する ②右冠動脈が責任病変である場合，房室接合部も虚血になり房室ブロックを起こしやすくなる．完全房室ブロックを起こした場合，徐脈になることがある ③ペースメーカー波形でも心筋梗塞発症時にST上昇がみられる
2	陳旧性心筋梗塞（発症後1ヶ月以上経過）	異常Q波 R波消失 冠性T波	わかる	冠性T波は見られなくなることもある
3	狭心症（労作性）（冠攣縮性）	ST下降 ST上昇 陰性T波 陰性U波	①ST低下では，わからない ②ST上昇では，わかる ③発作後に持続した陰性T波は，ある程度予測可能	①発作時のみ変化する ②1週間以内に発作があった場合，T波に変化が残ることがある
4	左心室瘤	ST上昇		ST上昇が継続する

1　急性心筋梗塞

- 心筋梗塞発症後の心電図は表9-2のように経時的に変化すると言われている[3]．
- 心筋梗塞発症1時間以内から経時的に心電図を観察できた2症例と，心筋梗塞発症以前の心電図から心電図変化を経時的に観察できた1症例を図9-3（p.116）に示す．表9-2の経時的変化から心筋梗塞発症時期を予測することは大切であるが，必ずしも一致しないことも知っておきたい．

表9-2　心筋梗塞発症後における心電図の経時的変化の特徴

心筋梗塞直後	6時間〜1日	1日〜1週間	1〜4週間	4週間〜
T波増高 ST上昇 R波減高	ST上昇 異常Q波出現	ST上昇の軽減 冠性T波の出現	冠性T波完成 STほぼ基線に戻る	異常Q波が以後残る
		ST上昇は心筋壊死が起こり起電力を失うと消失する[2]	冠性T波は心筋のリモデリング（線維化）が完成すると消失する[2]	異常Q波は心筋が再生しないため消失しない[2]

- 心筋梗塞の梗塞部位と心電図で異常のみられる誘導とその責任病変との関係を表9-3（p.117）に示した．

| 図 9-3 | 心筋梗塞発症後の心電図経時的変化 |

ⓐ #9　100%　55歳男性

経過時間	50分	1時間10分	2時間40分	6時間50分	約19時間	6日	21日
I							
V5							
	T波増高	ST上昇	R波減高 異常Q波出現	ST上昇軽減 T波減高	冠性T波出現	冠性T波	冠性T波 V5：T波の陰性部分が浅くなる

ⓑ #3　100%　50歳男性

経過時間	50分	2時間30分	9時間	10時間	38時間	6日	25日	6ヶ月	1年後
III									
	ST上昇 S波が浅くなる	ST上昇軽減	T波減高	冠性T波出現					

ⓒ #7　100%　61歳男性

経過時間	発症4ヶ月前	8時間20分	9時間40分	21時間50分
V2				
	rS	r波消失 異常Q波出現 ST上昇	冠性T波出現	ST上昇軽減

経過時間	2日半	4日	7日	18日	約3ヶ月	約5ヶ月	8ヶ月
V2							

冠性T波完成　→　冠性T波が消失

表9-3　心電図の部位診断

梗塞部位	異常の見られる誘導	責任病変
前壁中隔	V1～4 で ST 上昇	左前下行枝（LAD）
側壁	I, aVL, V5～6 で ST 上昇	左回旋枝（LCX）または LAD 遠位部
下壁	II, III, aVR で ST 上昇	右冠動脈（RCA）または LCX
右室または後壁	V1～3 で R 波増高, ST 低下	RCA または LCX

a　下壁を反映するII, III, aVF で ST 上昇

①III誘導のST上昇の高さがII誘導より高いと責任病変は右冠動脈（RCA）を疑い, 低ければ左回旋枝（LCX）を疑う

- 図9-4 の左側の症例は, III誘導の ST 上昇の高さが II 誘導より高く, 責任病変は RCA#1 100%であった. それに対し, 右側の症例では III 誘導と II 誘導の ST 上昇の高さが, ほぼ同じであり, 責任病変は LCX#13 100%であった.

表9-4　ST 上昇の高さと責任病変の関係[4]

ST 上昇の高さ	責任病変
III＞II	RCA
III＜II	LCX

発症後1時間13分　RCA #1 100%　50歳男性

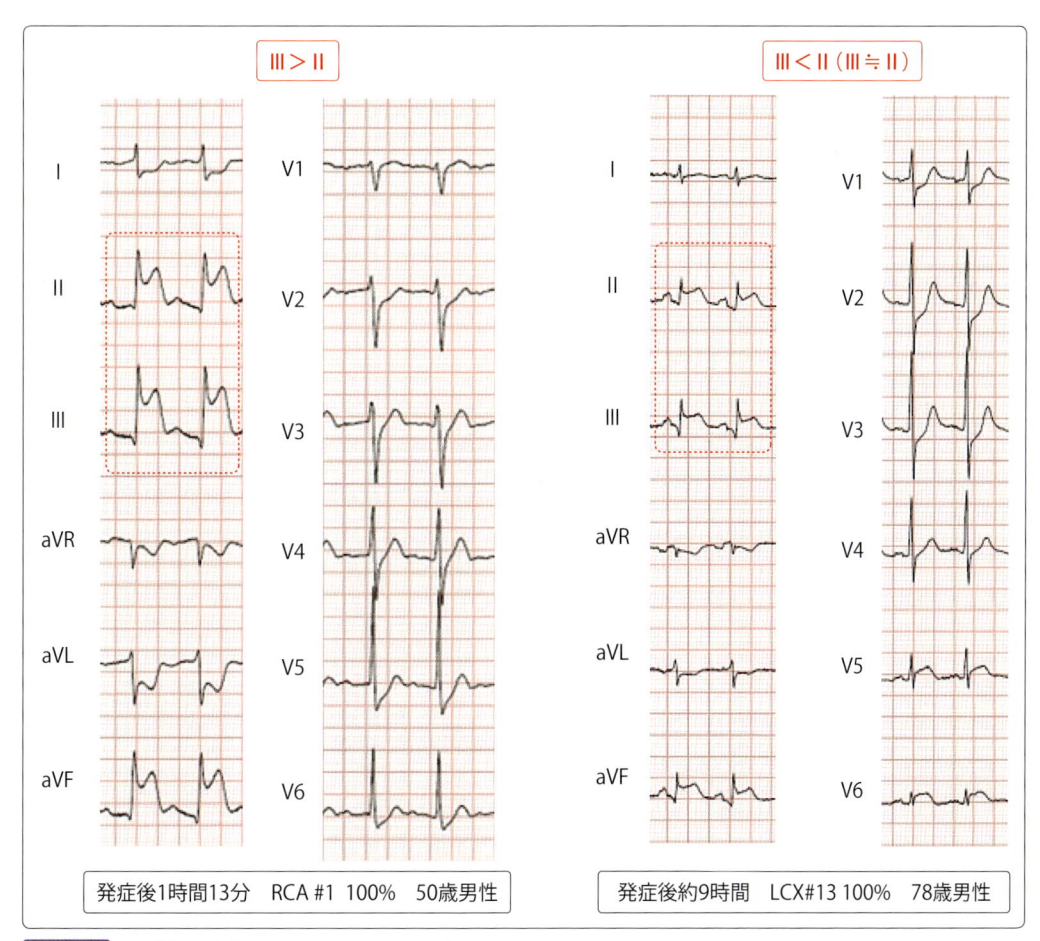

発症後約9時間　LCX#13 100%　78歳男性

図9-4　下壁を反映するII, III, aVF で ST 上昇

② V2〜3でR波増高＋ST低下がみられた場合は下壁＋右室梗塞，もしくは後壁梗塞を疑う

- 図 9-5 の症例では V4〜6R に異常 Q 波とともに ST 上昇がみられ，右室梗塞の合併が疑われた．心カテーテル検査の結果，RCA#1 100%，LCX#14 90% であり，心電図所見と一致していた．

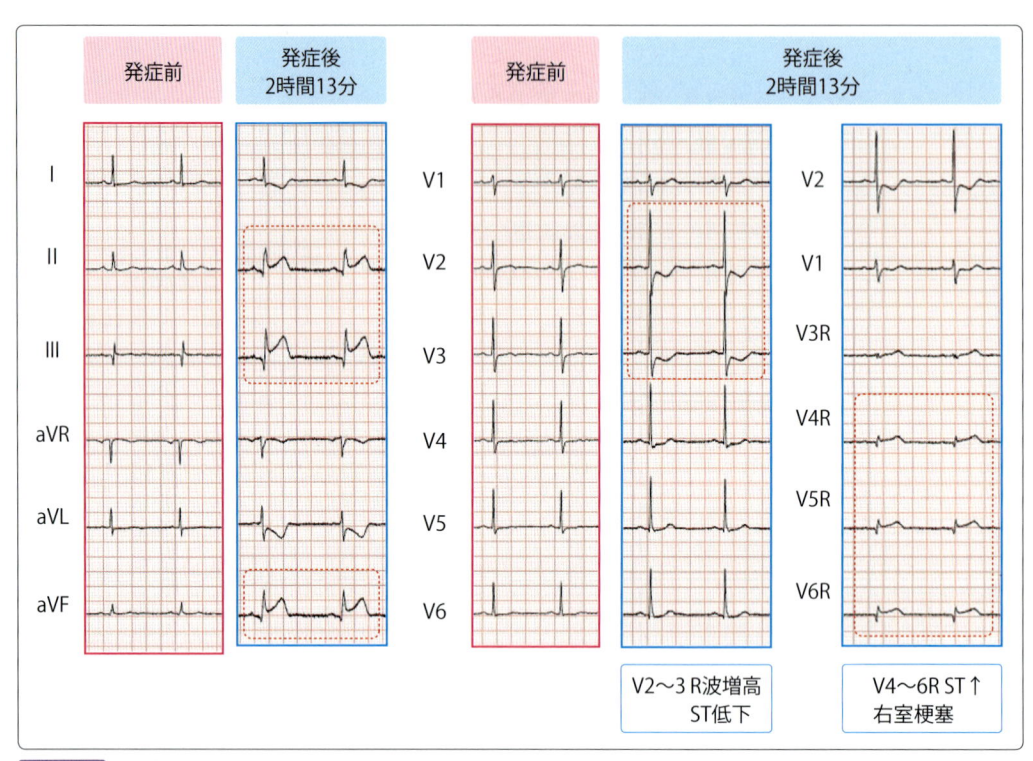

図 9-5 下壁を反映する II，III，aVF で ST 上昇

78歳女性．

b 前壁を反映する V2〜4 で ST 上昇

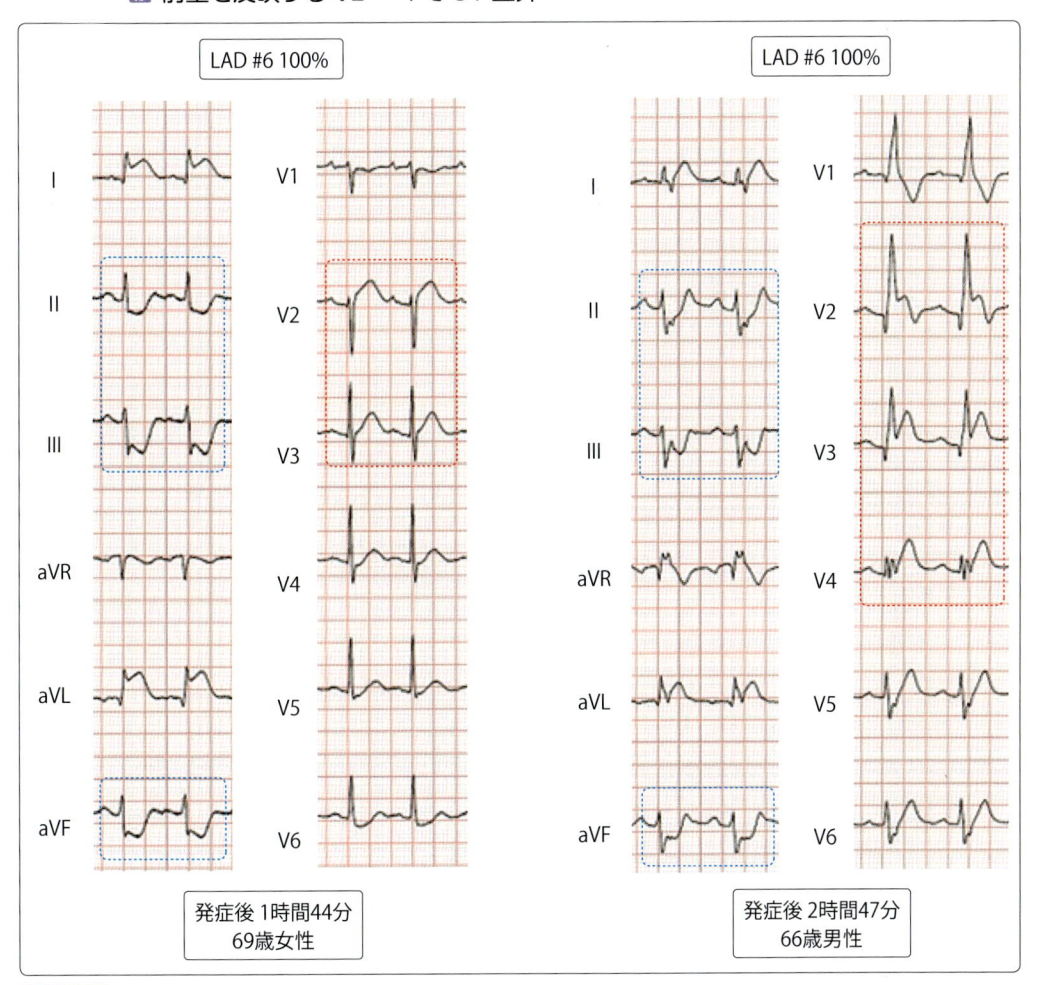

LAD #6 100%　　　　　　　　LAD #6 100%

発症後 1 時間 44 分
69 歳女性

発症後 2 時間 47 分
66 歳男性

図 9-6 前壁を反映する V2〜4 で ST 上昇

- 図 9-6 の左側の症例は，Ⅰ，aVL，V2〜3 に ST 上昇がみられると共に，Ⅱ，Ⅲ，aVF で ST 低下がみられた．右側の症例も I，aVL，V2〜4 に ST 上昇がみられると共に，Ⅱ，Ⅲ，aVF で ST 低下がみられた．
- この 2 症例のように，下壁を反映するⅡ，Ⅲ，aVF 誘導で強く鏡像変化（1 mm 以上の ST 低下）がみられた場合は「広範囲前壁梗塞」を示し，責任病変は左前下行枝（LAD）近位部（#6）であることを疑わせる[4]．
- 2 症例とも責任病変は LAD 近位部 #6 100％ であり，心電図所見と一致していた．

c 側壁を反映するⅠ，aVL，V5〜6でST上昇

- 責任病変はLAD遠位部（#9, #10）またはLCX（#11）を疑わせる．
- 図9-7の左側の症例は，Ⅰ，aVL，V5〜6でST上昇がみられ，責任病変はLAD#10 99%であった．一方，右側の症例は，Ⅰ，aVL，V5〜6でST上昇がみられ，責任病変はLCX#11 99%であった．鏡像変化でV1〜3でST低下がみられた．

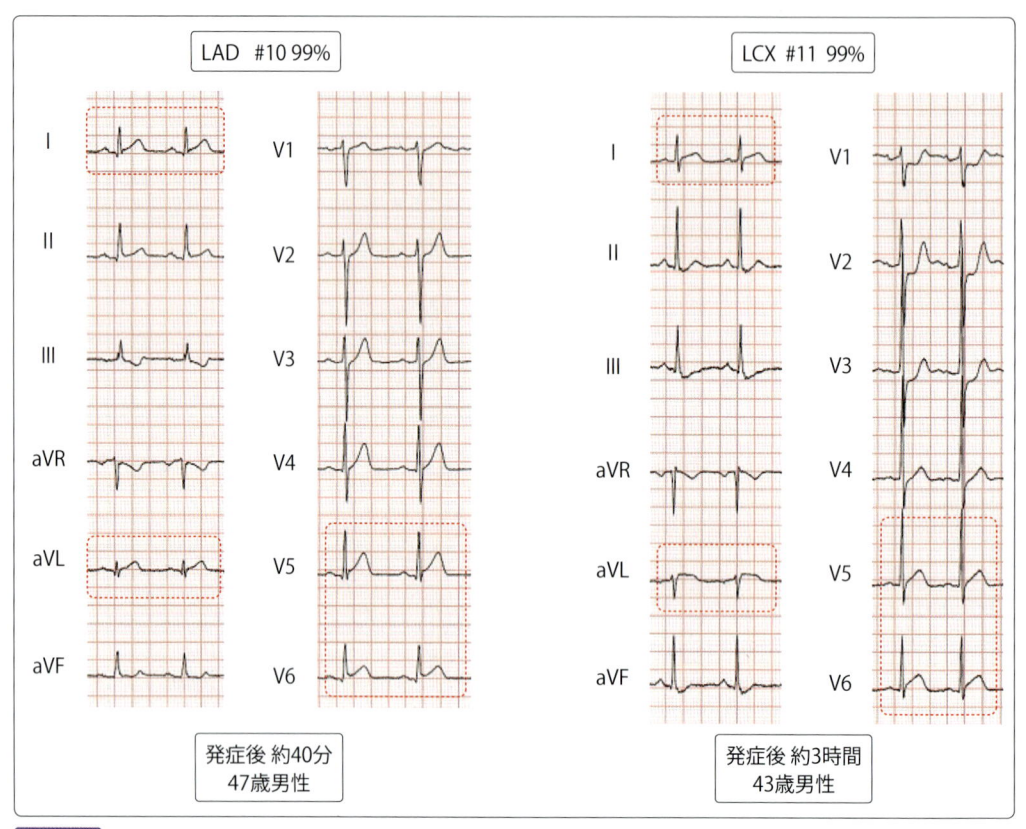

図9-7 側壁を反映するⅠ，aVL，V5〜6でST上昇

d ペースメーカー波形でも心筋梗塞時の心電図変化がみられる

- 図9-8の症例は入院時は全てペーシング波形であったため，自脈を出すように設定を変更し，自脈でのST変化も確認している．責任病変はLAD#6 90%，#7 75%であり，自脈もペースメーカー波形も前胸部誘導であるV2〜V5にかけてST上昇し，S波が浅くなっていることがわかる．発症1日後には自脈とペースメーカー波形ともに冠性T波がみられる．

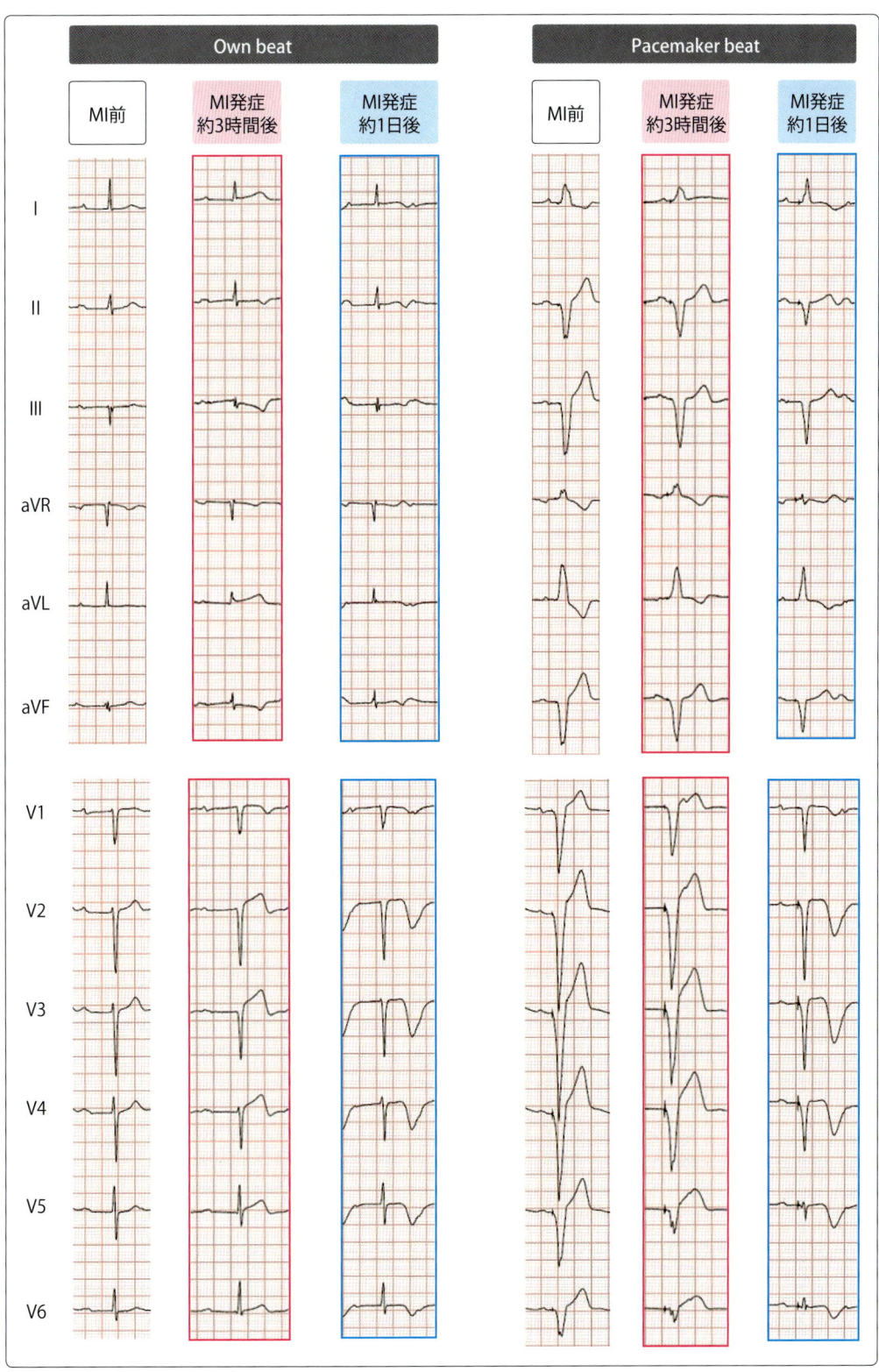

図 9-8　ペースメーカー植え込み後に心筋梗塞（MI）を発症した例

76 歳男性.

e 1ヶ月以内に発症した心筋梗塞の心電図変化

- 図9-9の症例は，V1〜4のR波が消失し，QSパターンを示している．また，V4〜5のT波は冠性T波が出現し始めている．心カテーテル検査の結果は，LAD#7 100%であり，責任病変と心電図所見は一致していた．

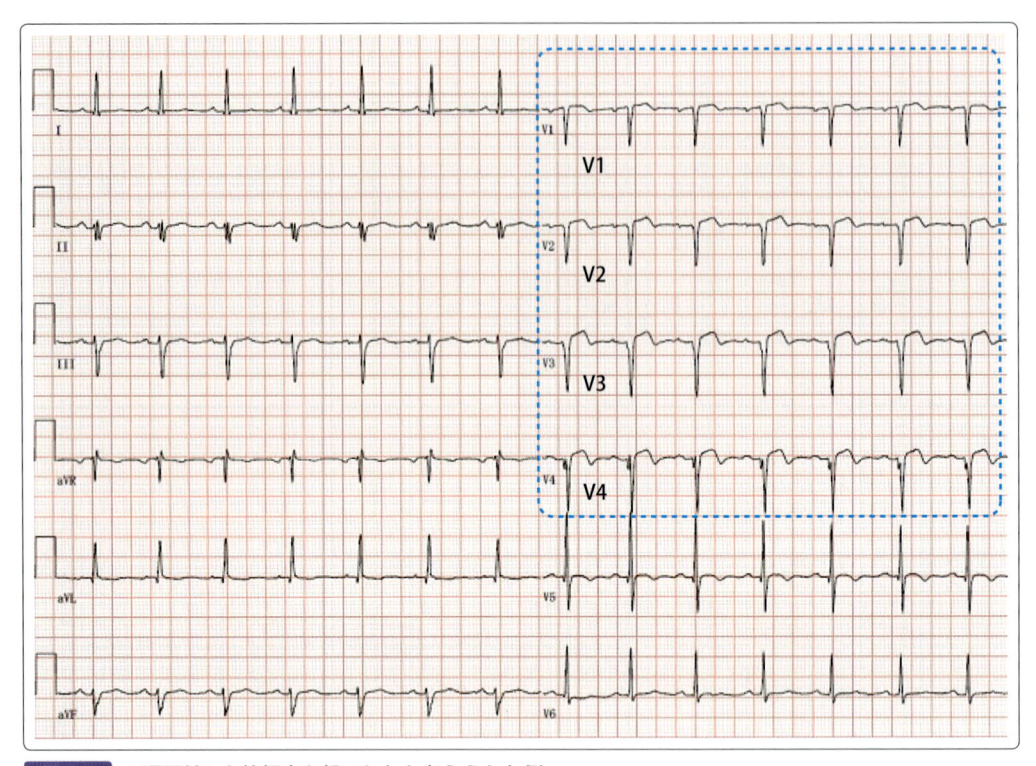

図9-9 2週間前に心筋梗塞を起こしたと考えられた例
52歳男性．

f ST上昇がみられない心筋梗塞

- 図9-10の上段は，胸痛持続のため，緊急搬送直後にとられた心電図である．約1年前の心電図（下段）に比べ，特に大きな変化はみられない．異常といえる所見は徐脈（30 bpm）だけであった．心カテーテル検査の結果はRCA#1 100%であった．
- また，側副血行路（LAD-sep-#4PD，LCX-#4AV）がみられた．
- この例のように，発達した側副血行路がみられると，ST上昇がみられないことがある．

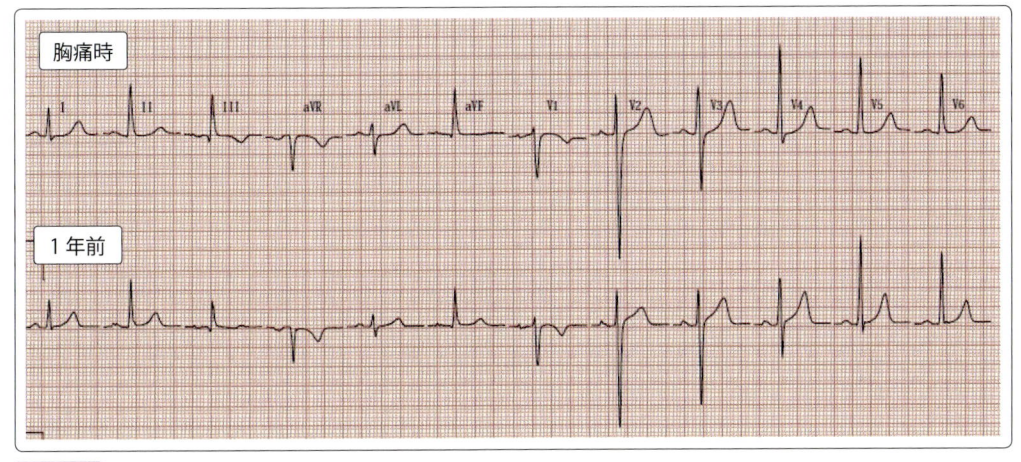

図 9-10 ST 上昇がみられなかった心筋梗塞例
48 歳男性.

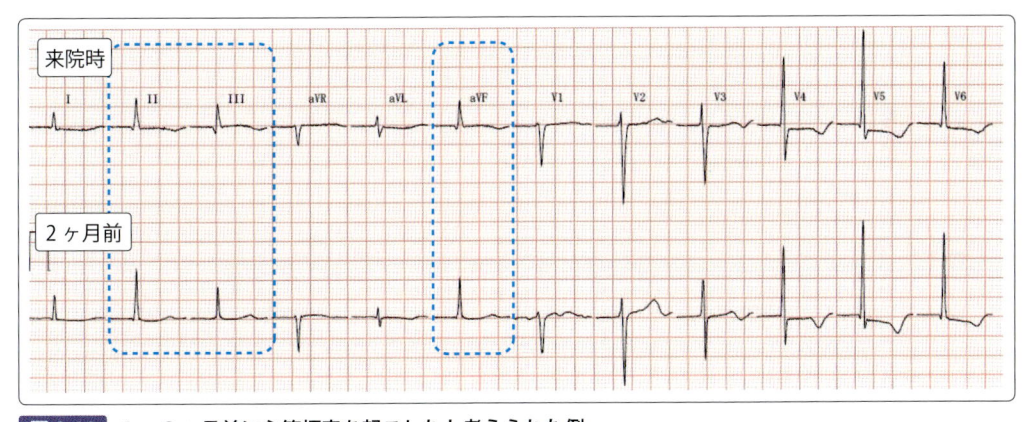

図 9-11 1～2 ヶ月前に心筋梗塞を起こしたと考えられた例
81 歳男性. 基本調律は心房細動.

❷ 陳旧性心筋梗塞

- 図 9-11 は，息苦しさが持続していたが診察日まで我慢してしまった症例である．
- 2 ヶ月前の心電図（下段）に比べ，上段の心電図は下壁を反映する II，III，aVF 誘導に変化があり，電位は小さいが異常 Q 波と共に陰性 T 波が認められる．
- 肢誘導は波形の電位が小さいことが多く，変化がわずかであることが多い．患者の症状と合わせて心電図を見ることが重要である．心カテーテル検査の結果は，RCA#3 99% であり，心電図所見と一致していた．

> **Pitfall** 異常 Q 波と鑑別するときの注意点 [5]
> - III 誘導または，aVL 誘導だけに Q 波がある場合は無視する．II 誘導に Q 波がある場合は，深くなくても，幅が 40 msec 以上あれば，ほぼ確実に下壁梗塞が認められる．
> - III 誘導や aVF 誘導に Q 波を認める場合，①比較的尖鋭な Q 波，②T 波の逆転がない，の 2 項目があると陳旧性心筋梗塞の可能性は低くなる．aVL とともに I 誘導にも幅の広い Q 波があれば，側壁梗塞があったことを示唆する．

❸ 狭心症

a ST 低下は責任病変を推定できない．

- 図 9-12 の症例は，運動負荷 RI 検査にて胸痛を伴い，Ⅰ，Ⅱ，Ⅲ，aVF，V3〜6 で ST 低下，aVR で ST 上昇が認められ，回復期に T 波の陰性化も認められた．心カテーテル検査で RCA #3 90％の狭窄が認められた．ST 低下が認められた誘導で責任病変を推定できないことがわかる．

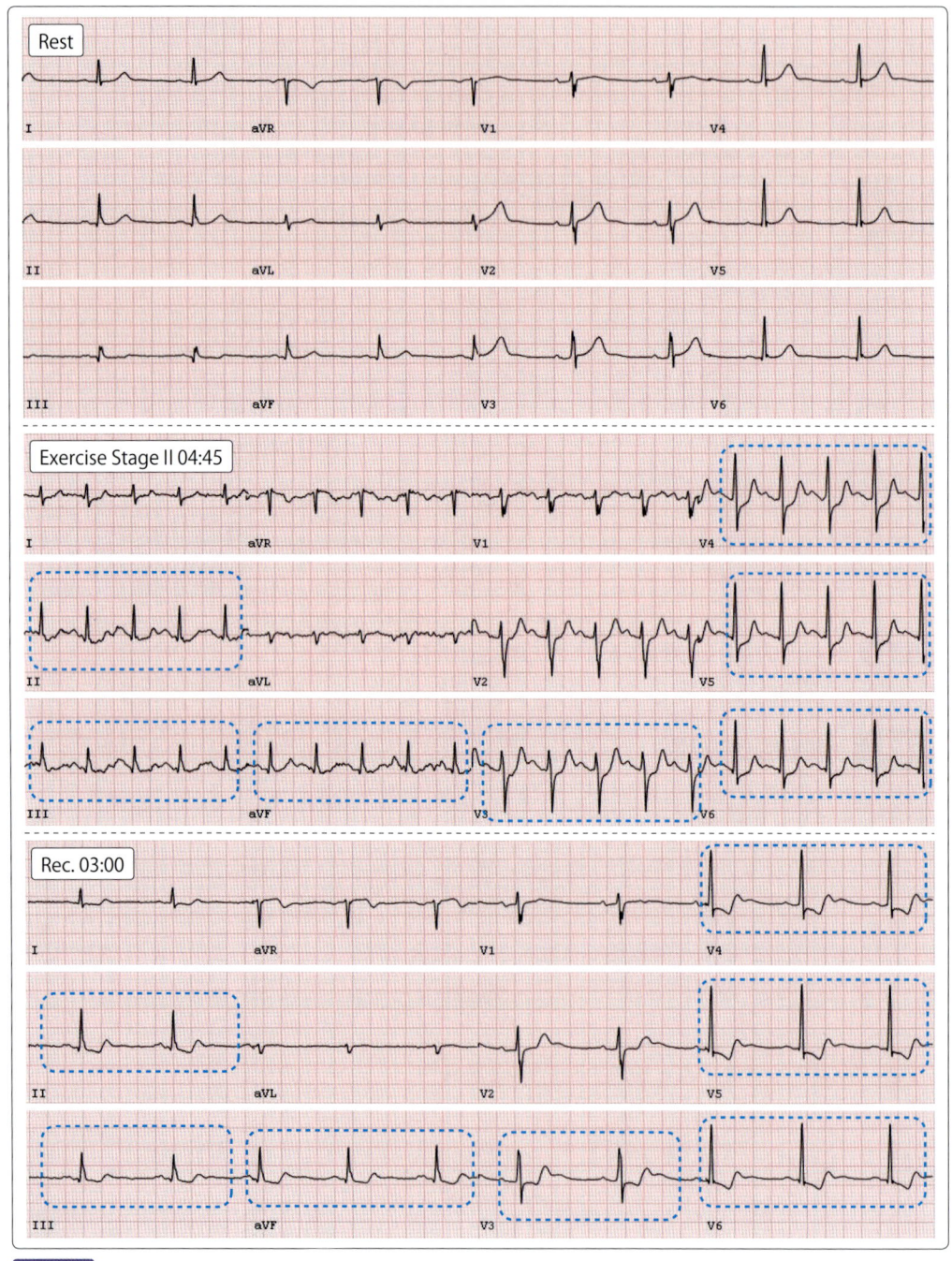

図 9-12 症状（胸痛）に一致した ST 低下

71 歳男性．

b ST 低下＋陰性 U 波は責任病変を推定できる

- V3〜5 の ST 低下とともに陰性 U 波が認められた場合は，LAD 病変が推測される．
- 陰性 U 波は心拍数 100 前後で確認しやすい．図 9-13 の症例は，運動負荷 RI 検査で V3〜6 で ST 低下と胸部症状が認められた例で，V3〜5 で陰性 U 波が認められた．心カテーテル検査で LAD #7 99%，LCX #13 90% の狭窄が認められ，ST 低下と陰性 U 波があった誘導に一致した結果であった．

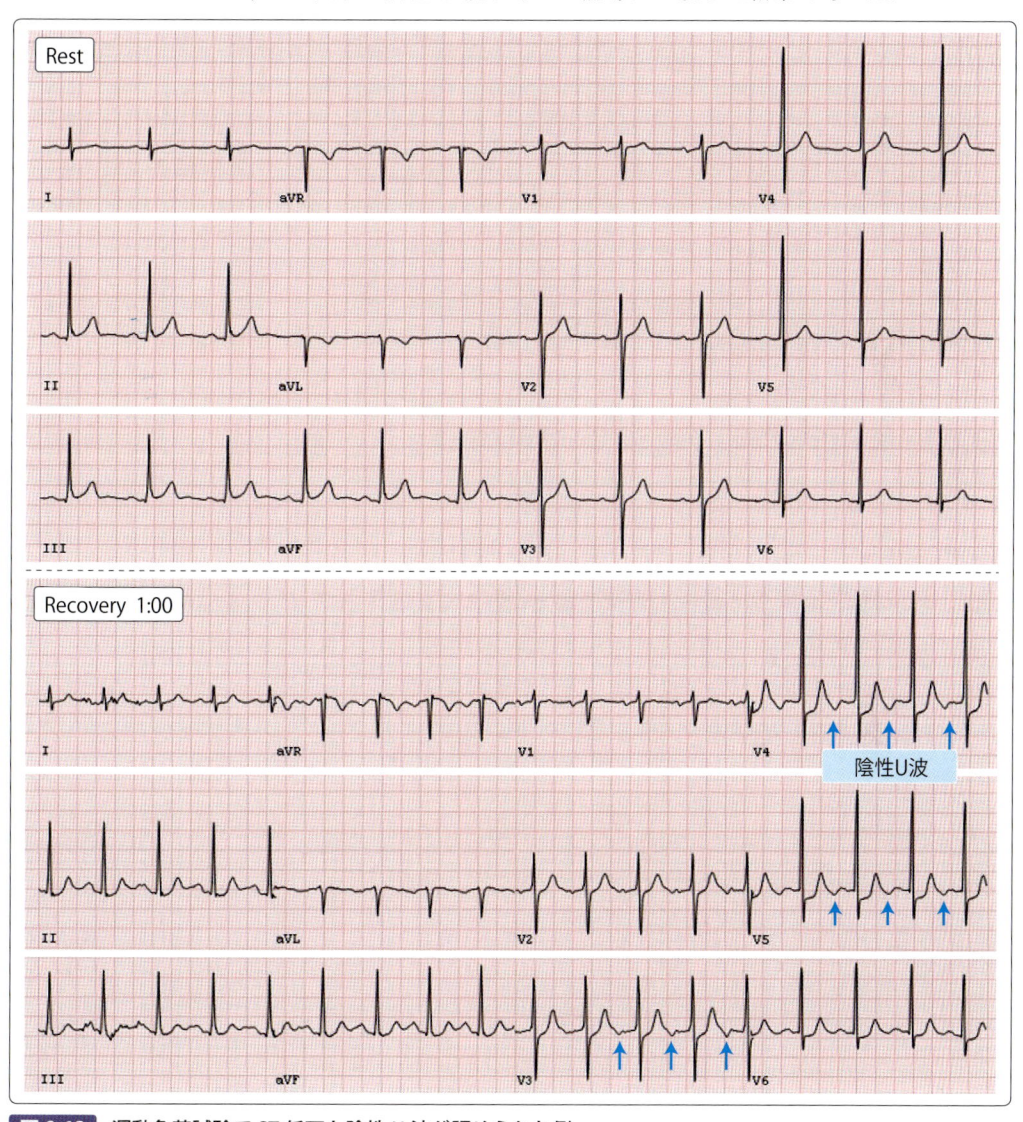

図 9-13 運動負荷試験で ST 低下と陰性 U 波が認められた例

C 新規に陰性T波がみられた場合

①運動負荷試験を開始する前の安静時心電図が前回と異なっていた例（図 9-14）

- 2日前23時頃に胸苦しさを自覚．今回の心電図は前回心電図に比べ，V4〜5にわずかにST低下を認め，V3〜5のT波に陰性部分が認められた．心カテーテル検査は，LAD#7 75%であり，責任病変はT波に陰性部分が認められた誘導と一致していた．

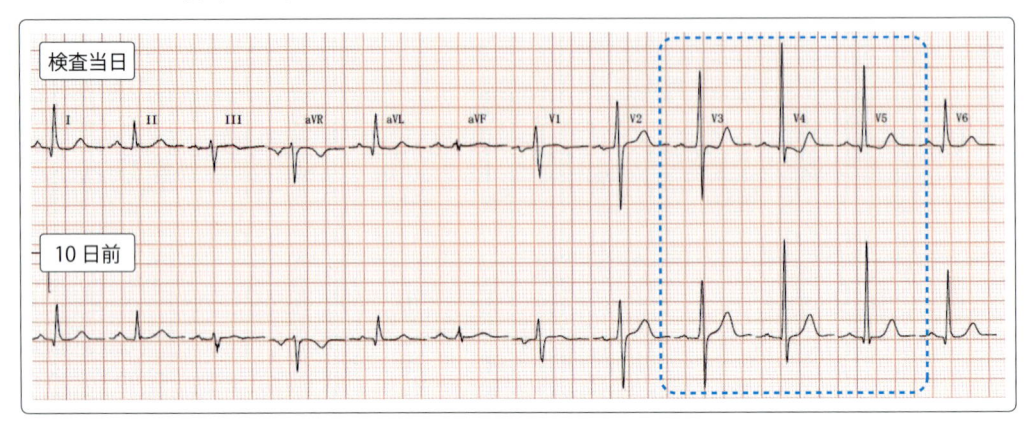

図 9-14 運動負荷試験を開始する前の安静時心電図が前回と異なっていた例
66歳男性．

②前回心電図に比べ，ST低下増強とともに陰性T波がV1〜4にみられた例（図 9-15）

- 数日前より労作とは無関係に胸部違和感を自覚していた．心カテーテル検査は，LAD #6 90%であり，責任病変は，陰性T波が認められた誘導と一致していた．

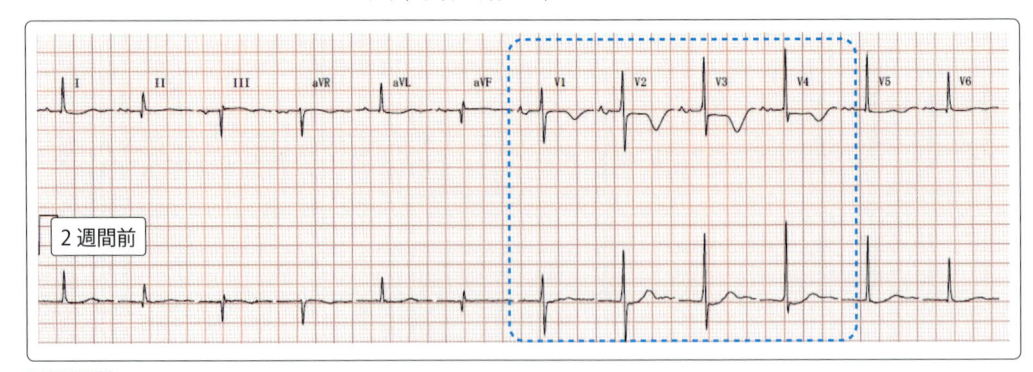

図 9-15 前回心電図に比べ，ST低下増強と共に陰性T波がV1〜4にみられた例
95歳男性．

d 不安定狭心症では ST 低下だけに注目しない.

- 図 9-16 に心筋梗塞発症 2 年 9 ヶ月後に不安定狭心症を発症した例を示す.

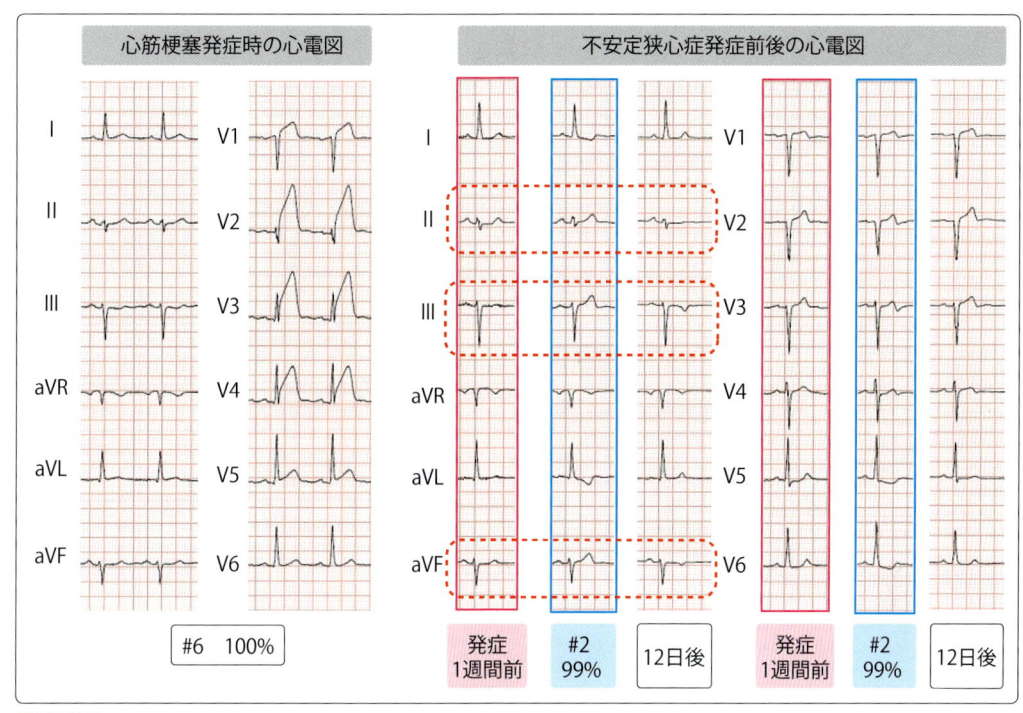

図 9-16 心筋梗塞発症 2 年 9 ヶ月後に不安定狭心症を発症した例
70 歳男性.

- 心筋梗塞発症時は，心電図で ST 上昇が V1〜5 にみられ，心電図所見から LAD（#6 100%）が責任病変であることが推定できた.
- 一方，不安定狭心症での心電図は ST 低下とともに陰性 T 波が I, aVL, V5〜6 にみられたが，責任病変は RCA（#2 99%）であり，心電図所見とは一致していなかった.
- しかし，不安定狭心症発症 1 週間前の心電図と比較すると，II, III, aVF においてわずかな ST 上昇と T 波増高がみられ，治療 12 日後では，T 波の平低化〜陰性化がみられ，下壁誘導に変化があったことがわかる. 以前の心電図と比較する際に ST 低下に注目してしまうが，わずかな ST 上昇や T 波の変化にも注目することが重要である.

e 運動負荷試験で ST 上昇が認められた場合

- ST が上昇した誘導から責任病変を推定できる．図 9-17 の症例は運動負荷 RI 検査で V1～4 で ST 上昇と胸部症状が認められた例で，責任病変は LAD と推定できた．心カテーテル検査では LAD #7 90％の狭窄が認められた．ST 上昇がみられるサインである S 波が浅くなる現象にも注目してほしい．

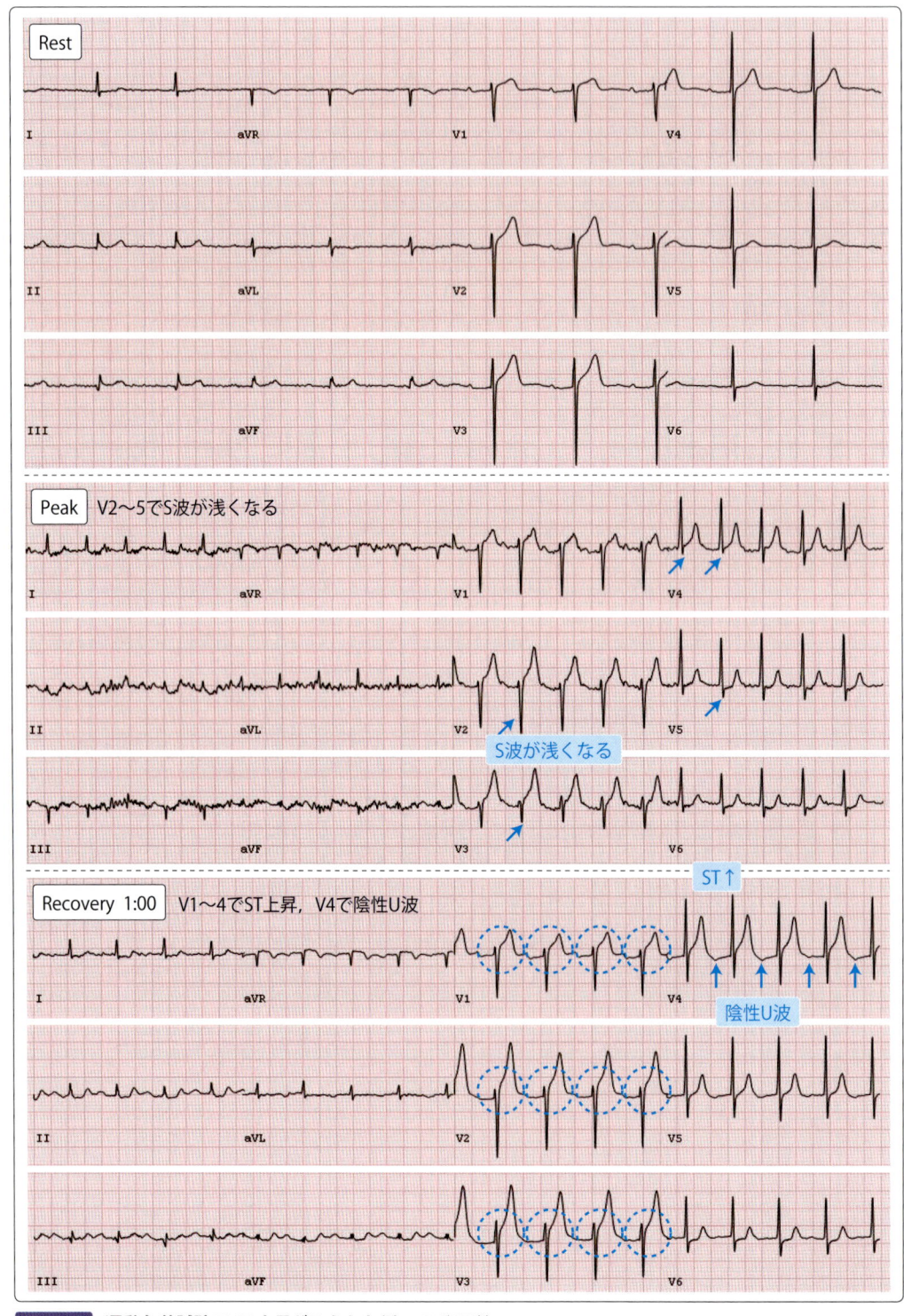

図 9-17 運動負荷試験で ST 上昇がみられた例　68 歳男性

f 冠攣縮性狭心症

- 図9-18は，胸痛出現30分後の心電図である．下壁を反映するⅡ，Ⅲ，aVF誘導でST上昇＋完全房室ブロックがみられた．CT検査より帰室後，心電図はST基線に戻っており，症状も消失していた．約1時間後の心カテーテル検査では，冠動脈に有意狭窄はなく右冠動脈に攣縮が起こった冠攣縮性狭心症と診断された．

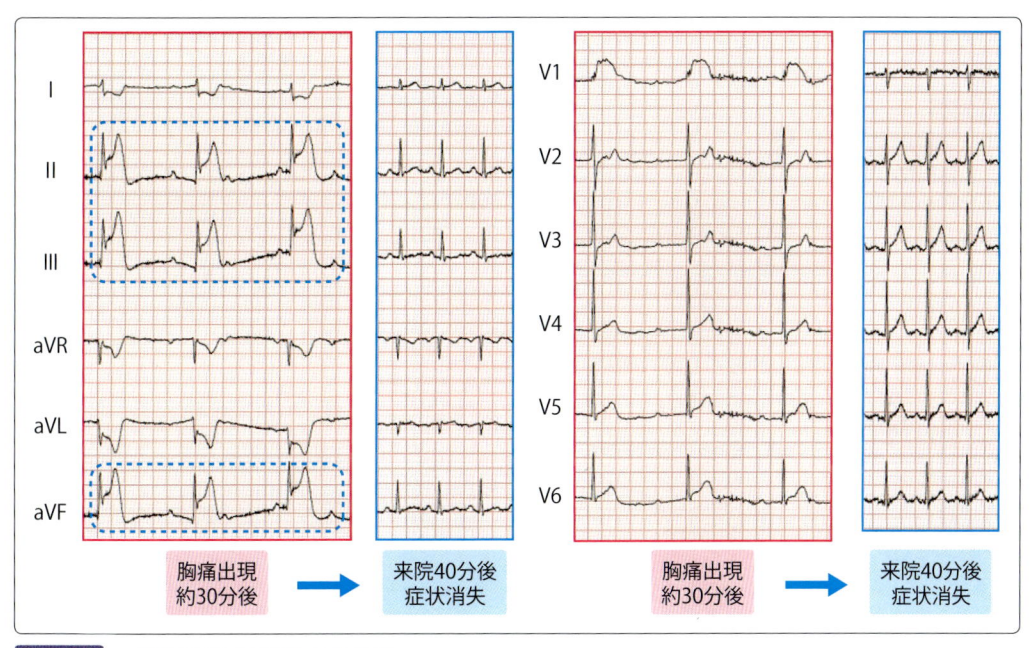

図9-18 一過性にST上昇がみられた例

④ 左心室瘤（図 9-19）

- 心電図所見は，慢性期にも軽減しない ST 上昇[3] と言われているが，LAD に責任病変があり，心尖部に瘤を認めた陳旧性心筋梗塞 6 例の心電図を確認してみると，前壁中隔を示す V1〜3 で ST 上昇を示す例が多いが，症例⑥ではわずかな ST 上昇であった．また，ST 上昇と共に T 波に陰性部分が残っている例もみられた．さらに側壁を示す I aVL 誘導で Q 波を認める例が多く，広範囲前壁梗塞に左心室瘤が多いことを示している（心電図下段の数字は心筋梗塞後の経過年数を表している）．

図 9-19
LAD に責任病変があった陳旧性心筋梗塞 6 例の心電図
ⓐ 肢誘導
ⓑ 胸部誘導

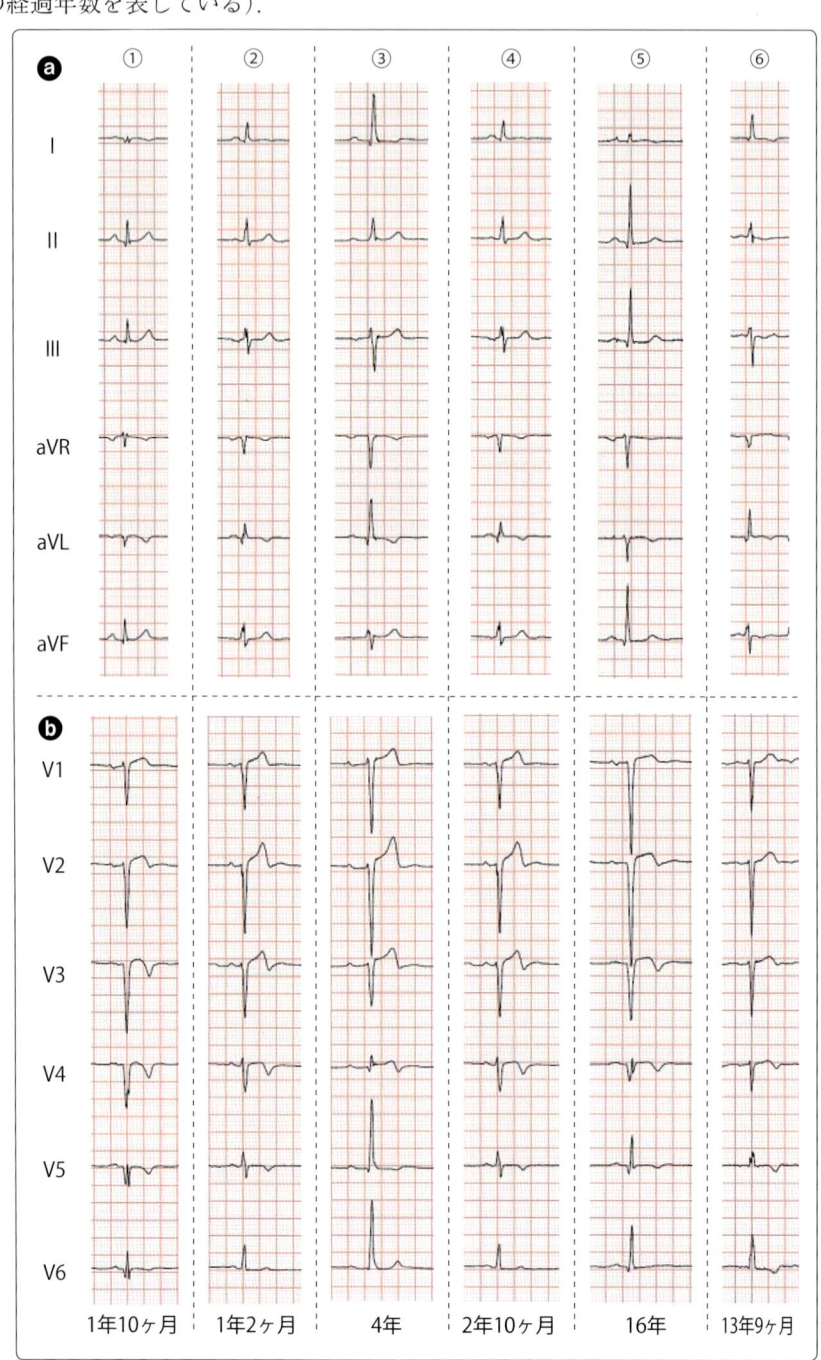

3 Ischemic cascade（虚血の滝）

- Ischemic cascade とは，冠虚血から虚血まで，数十秒間に①→⑤へ一連の現象が滝のように起きる現象のことをいう．血流再開で虚血が改善すると⑤→①へ逆順の現象が起きる（図 9-20）．
- どの段階で心電図変化がみられるのかを知ることも大切である．
  - ①拡張機能障害
  - ②収縮機能障害
  - ③拡張末期圧上昇
  - ④心電図変化
  - ⑤胸痛

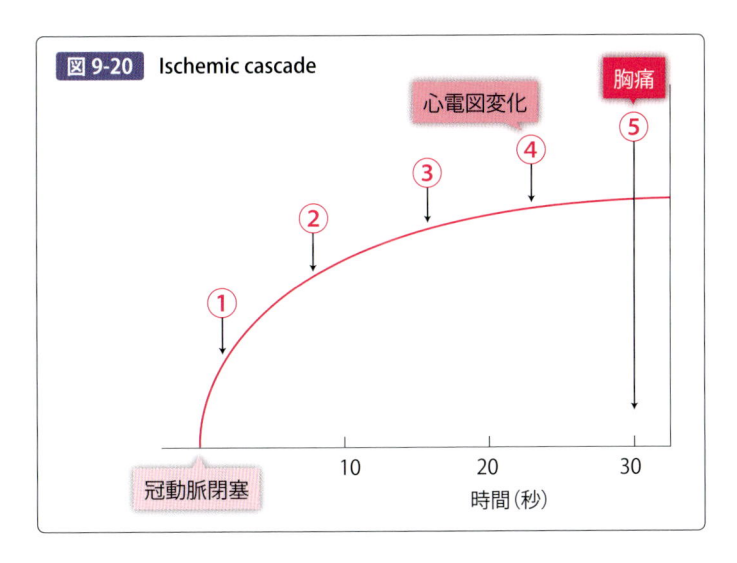

図 9-20 Ischemic cascade

参考文献

1) 川久保清：運動負荷心電図 その方法と読み方 第 2 版．医学書院，pp10-13，2010
2) 古川哲史：目からウロコの心電図．ライフメディコム，pp107-111，2011
3) 一色高明，他：心電図・心エコーコンパクトナビ．医学教育出版社，pp48-53，2010
4) 香坂俊：もしも心電図が小学校の必修科目だったら．医学書院，pp138-143，2013
5) 村川祐二，他：ECG ケースファイル 心臓病の診療センスを身につける．メディカル・サイエンス・インターナショナル，pp42-44，1998

topics

10 冠動脈疾患に対する外科治療

冠動脈疾患に対する外科治療は，冠動脈の器質的病変による心筋虚血の解除を目的とする冠動脈バイパス術と，心筋梗塞による種々の合併症に対する外科的治療に大別される．
この章では，その概要について，心エコーとの関わりも踏まえて解説する．

1. 冠動脈バイパス術
2. 心筋梗塞合併症

1 冠動脈バイパス術（CABG：coronary artery bypass grafting）

1 手術適応

　従来，CABGは一期的な完全血行再建が可能で，経皮的冠動脈インターベンション（PCI：percutaneous coronary intervention）に比べ長期開存率に優れ，再血行再建を要する率が低いことから，左主幹部病変や多枝病変，左室機能低下例などには第一選択とされてきた．

　2010年に発表されたESC/EACTS（European society of cardiology/European association for cardio-thoracic surgery）の冠血行再建のガイドラインによれば，CABGは左前下行枝（LAD）近位部を含まない1枝・2枝病変を除く全ての多枝病変，左主幹部病変，LAD近位部の1枝病変においてclass Iの推奨とされている[1]．また，本ガイドラインでは，最新のスコアリングシステムであるSYNTAXスコアを用いて冠動脈病変の重症度を評価しており，SYNTAXスコア33以上の多枝病変ではPCIを行うべきではないとされている．すなわち，薬剤溶出性ステント（DES：drug-eluting stent）の登場によりPCIが飛躍的に進歩した現在にあっても，左主幹部病変，多枝病変で特に複雑度の高いものにおいては，今なおCABGの優位性が高い．

　しかしながら，冠血行再建を行う上で，PCIとCABGは互いに相反するものではなく，補完し合うものであり，前述のESC/EACTSガイドラインでも，冠血行再建の選択に当たって，内科医・外科医合同のHeart Teamによる検討が重要であると強調されている．冠血行再建術が飛躍的に発展した現代においては，内科医，外科医の両方がそれぞれの利点，弱点を十分に理解し，互いに協調して適応を決定していくことが肝要である．

2 手術手技

　現在，わが国においてはCABGの6割以上が人工心肺を使用しない心拍動下CABG（OPCAB：off-pump coronary artery bypass）で行われている．バイパスグラフトとして使用可能な血管としては，左右の内胸動脈，橈骨動脈，胃大網動脈，大伏在静脈などがある．

　内胸動脈は10年で90%を超える開存率を有する極めて良質なグラフトであり，通常は左内胸動脈を左前下行枝の血行再建に用いるのが第一選択である．加えて，両側内胸動脈の使用（図10-1）はCABG後の死亡率や再血行再建率を低下させることにより，遠隔成績を向上させることが

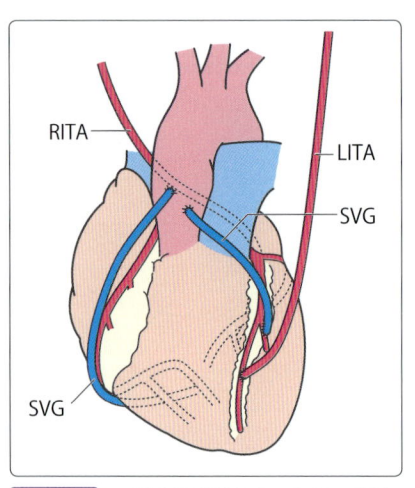

図 10-1 両側内胸動脈を使用した冠動脈バイパス術（CABG）のシェーマ
LITA：左内胸動脈，RITA：右内胸動脈，SVG：大伏在静脈

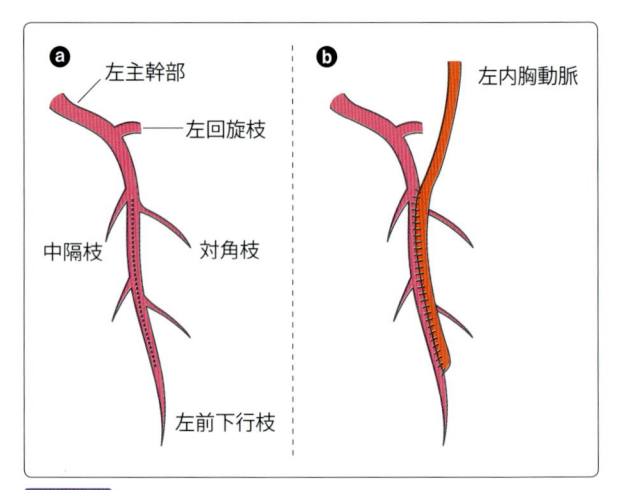

図 10-2 LADに対するonlay-patch grafting法のシェーマ
ⓐ対角枝や中隔枝を含むびまん性病変を有する左前下行枝の病変部を全長にわたって切開する（破線）．
ⓑ左内胸動脈を用いて再建する．

知られている[2]．また，左前下行枝はその末梢のみならず，中隔枝，対角枝にも血流を供給する重要な血管である．このため，びまん性病変によりこれらの側枝への血流が障害されている場合には，病変部を大きく切開し，内胸動脈で再建するonlay-patch grafting 法が有用である（図 10-2, 3）[3]．OPCABにおける心臓の脱転や，後側壁・下壁側の標的冠動脈の露出にはスタビライザー，ハートポジショナーが有用である（図 10-4）．

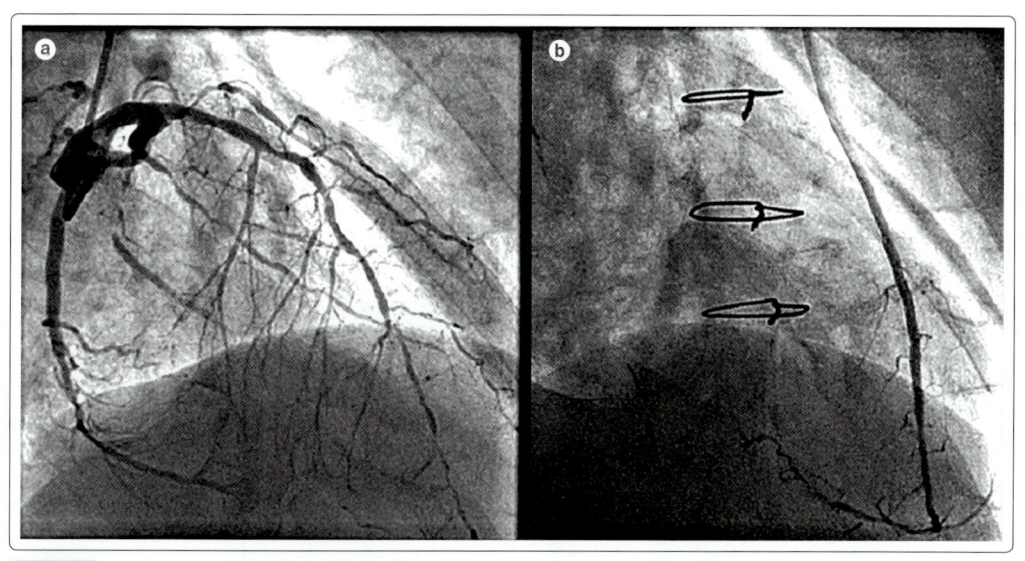

図 10-3 Onlay-patch grafting 法の血管造影
ⓐ術前冠動脈造影．左前下行枝のびまん性病変により本幹のみならず側枝の血流が障害されている．
ⓑ術後1年後の冠動脈造影．左内胸動脈が左前下行枝に吻合され，側枝が良好に描出されている．

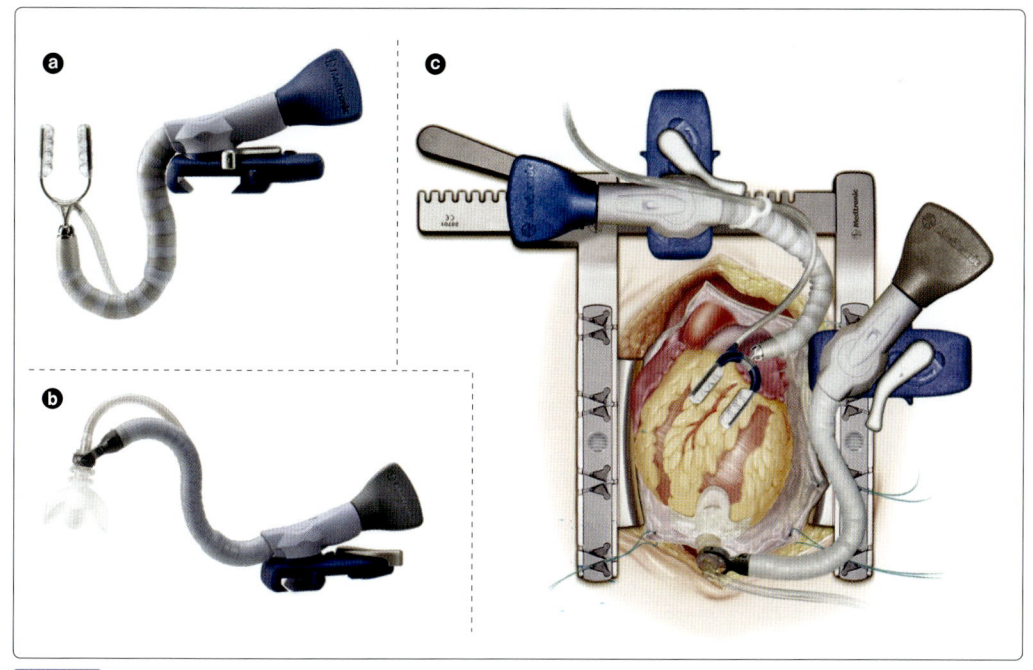

図 10-4 心拍動下冠動脈バイパス術（OPCAB）に用いるデバイス
ⓐスタビライザー
ⓑハートポジショナー
ⓒスタビライザーとハートポジショナーを用いた OPCAB のシェーマ　　（画像提供：日本メドトロニック株式会社）

1　冠動脈バイパス術

3 CABGと心エコーの関わり

　冠動脈疾患の一般的な診断，心エコー像については他章に譲るが，CABG術前の心エコーは，心機能や合併する弁膜症の評価などに欠かせない．また，ドブタミン負荷心エコーを行うことで，心筋viabilityの評価を行うことも可能であり，viabilityが保たれている領域では，血行再建を行うことで壁運動の改善が期待される．

　CABGにおいて，心エコーが最も威力を発揮するのが，OPCABにおける術中モニタリングのための経食道心エコーである．OPCABの術中には心臓の脱転に伴い，僧帽弁の逆流が生じ，血行動態が維持できなくなる場合がある（図10-5）．このような場合，外科医は脱転を解除したり，心臓のポジショニングを調整する必要がある．また，低心機能症例など，心臓の脱転に耐えられない症例では，術中に人工心肺を用いたCABGへの移行（conversion）を余儀なくされる場合もある．血行動態が破綻した状態でのconversionは予後不良であり，術中エコーにより僧帽弁逆流や壁運動異常を早期発見することは極めて重要である．

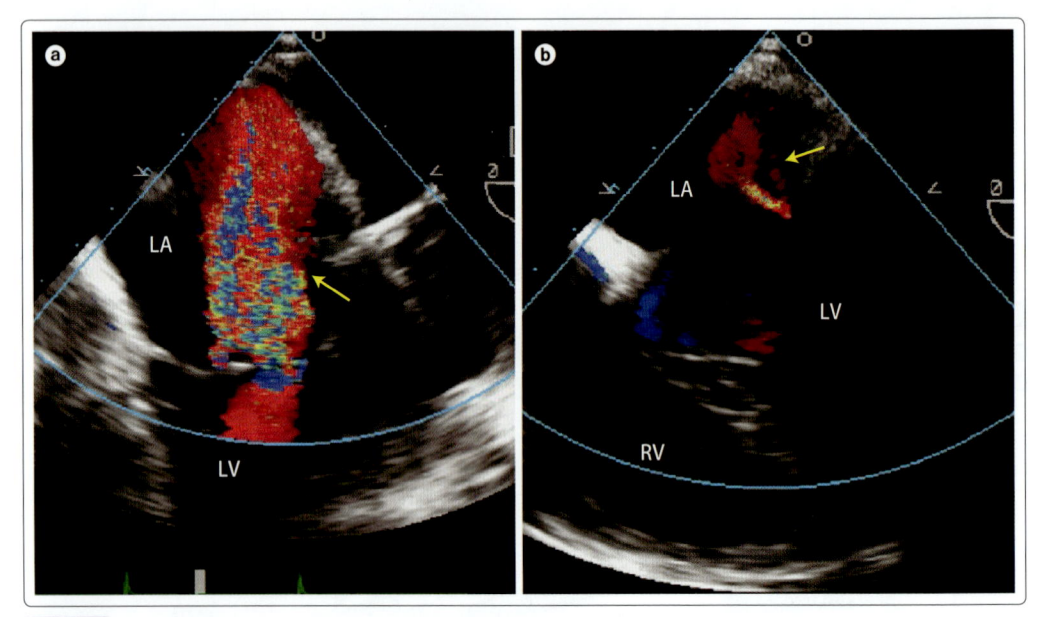

図10-5 心拍動下冠動脈バイパス術中に発生した僧帽弁逆流（MR）の経食道心エコー図
ⓐ心臓の脱転に伴い，MRが発生した（矢印）．
ⓑ脱転を解除することにより，MRは速やかに軽減された（矢印）． 　　　　　　LA：左房，LV：左室

2 心筋梗塞合併症

1 急性期合併症
ⓐ 心室中隔穿孔

　貫壁性梗塞により壊死に陥った心室中隔が穿孔し，左右短絡を呈する疾患で，急性心筋梗塞後，1週間以内の急性期に発症することが多い．前壁梗塞では心尖部寄り，下壁梗塞では心基部寄りの中隔で穿孔することが多いとされる．心筋梗塞による左室機能低下に加え，左右短絡に伴う両心不全から高度の肺うっ血・循環不全を呈し，急速に多臓器不全が進行する予後不良の疾患で，左右短絡量が少ない場合を除き，緊急手術の適応である．

①心エコー所見
　ドプラ心エコーにて収縮期に穿孔部を通して左室から右室へ向かう血流を認めることにより，診断は容易である（図10-6）．また，穿孔部位の局在診断も可能であり，術式の決定にも有用である．

②治療
　梗塞に陥った心筋は非常に脆弱なため，穿孔部の直接縫合閉鎖は，術後の遺残短絡を生じや

図 10-6 心室中隔穿孔の心尖部四腔断面

心尖部寄りの心室中隔に穿孔を認め，カラードプラで左室から右室に向かう短絡血流を認める．
LV：左室，RV：右室

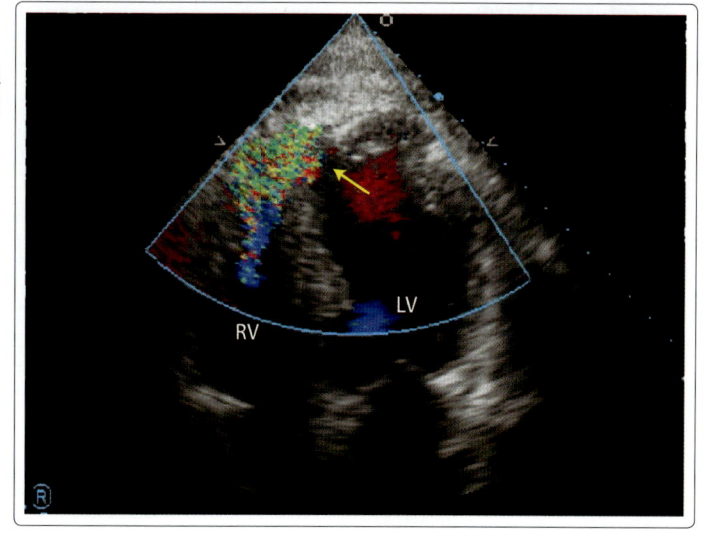

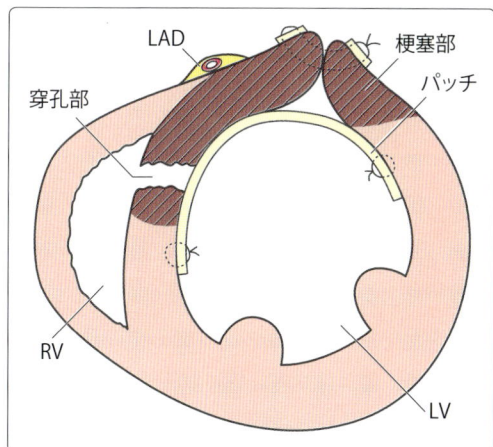

図 10-7 Infarction exclusion technique（David-Komeda 法）のシェーマ

心内パッチが健常部に縫着されることにより，梗塞部全体が exclusion される．
LAD：左前下行枝，LV：左室，RV：右室

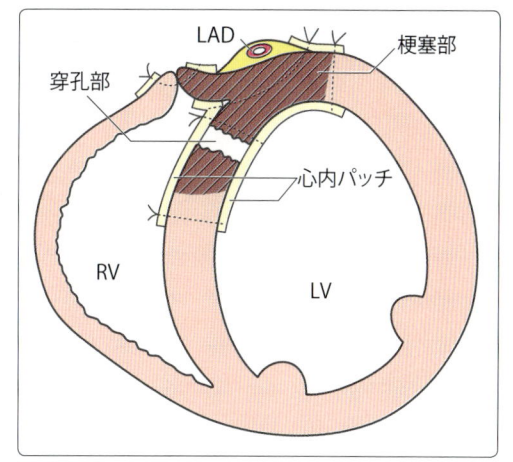

図 10-8 Extended sandwich patch technique のシェーマ

右室切開部から，穿孔部を左室側と右室側の両方のパッチで挟み込む．
文献4より引用．LAD：左前下行枝，LV：左室，RV：右室

すい．そのため，当施設では，穿孔部を梗塞部を含めて大きなパッチで左室内腔から除外する infarction exclusion technique（David-Komeda 法）を行っている（図 10-7）．また，最近では左室切開を回避する方法として，extended sandwich patch technique などの新しい術式も報告されている（図 10-8）[4]．

b 乳頭筋断裂

心筋梗塞により虚血に陥った乳頭筋が断裂することにより，急性の僧帽弁逆流から高度の肺うっ血を呈する．一般に，前乳頭筋の血流が多重支配となっているのに対し，後乳頭筋は右冠動脈あるいは左冠動脈回旋枝の単独支配である場合が多いため，この枝の閉塞による下・側壁梗塞に合併して断裂をきたし得る．高度の肺うっ血をきたし，多くの場合，内科的な心不全コントロールは不可能で，救命のためには緊急手術を要する．

① 心エコー所見

ドプラ心エコーにて心筋梗塞後急性期に僧帽弁逆流を認める．断裂した乳頭筋を認めれば診断は確実である（図 10-9）．

② 治療

救命のために緊急手術が必要となるが，術式

2 心筋梗塞合併症

図 10-9 乳頭筋断裂の心尖部四腔断面

断裂した乳頭筋の先端が僧帽弁弁尖に付着しているのが見られる（矢印）．
LA：左房，LV：左室，RA：右房，RV：右室

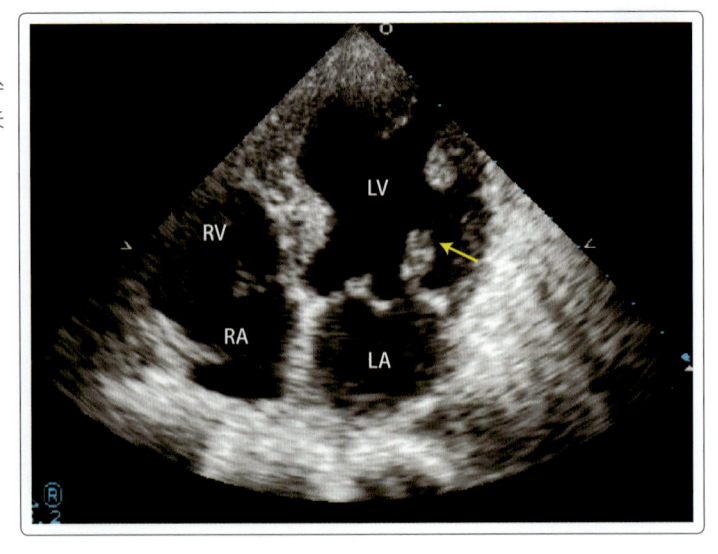

としては弁形成と弁置換の 2 つの選択肢がある．しかしながら，僧帽弁の逸脱の範囲が広く，急性期の梗塞乳頭筋は脆弱であるため，弁形成は技術的に困難な場合が多い．また，術前状態が不良であり，早急かつ確実な逆流の制御が望ましいことから，人工弁置換術が選択されることが多い．

c 左室自由壁破裂

急性心筋梗塞により貫壁性壊死に陥った左室自由壁の心内膜面の裂け目から血液が徐々に漏出し，心筋の破裂に至ったものである．左室自由壁破裂は，滲出型（oozing type）と穿孔型（blow-out type）の 2 つに分類される．前者は梗塞を起こした心表面からじわじわ出血するのに対し，後者は心筋梗塞部が突然破裂し，心嚢内に多量に出血することで，急激な心タンポナーデにより循環虚脱を呈し，電気収縮解離（EMD：electromechanical dissociation）の状態となる．

①心エコー所見

貫壁性急性心筋梗塞症例で，循環虚脱を呈し，エコー上多量の心嚢液貯留を認めれば本症と診断される．

②治療

Oozing type で血行動態の破綻をきたしていない例では，心嚢ドレナージのみで急性期を乗り越えられるケースも存在する．しかしながら，blow-out type や血行動態の不安定なケースでは，可及的速やかな心タンポナーデの解除とともに，必要であれば経皮的心肺補助装置（PCPS：percutaneous cardio pulmonary support）による循環の確立を行った上で，緊急手術による破裂孔の修復を行う．術式としては，従来は破裂孔の直接縫合やパッチ閉鎖が行われてきたが，脆弱な梗塞心筋の縫合は困難な場合が多く，最近は梗塞心筋に直接手を加えることなく，破裂孔に生体糊などを用いてパッチを貼付する方法（sutureless technique）が考案され，良好な成績が報告されている．

2 慢性期合併症
a 心室瘤

左前下行枝病変による前壁中隔梗塞後の慢性期に見られるものが多い．梗塞を起こした左室壁が瘢痕・菲薄化し，収縮期に無収縮あるいは奇異性収縮を示し，瘤が大きい場合には左室の拍出効率の低下から一回拍出量の減少をきたし，心不全の原因となる．また，梗塞巣と正常心筋の境界部は心室頻拍のフォーカスとなり得る．内科的治療に抵抗性の心不全，難治性心室性不整脈，壁在血栓による塞栓症の危険性がある場合，外科的治療の適応となる．

①心エコー所見

典型例では瘢痕・菲薄化した心尖部の左室壁

図10-10 心室瘤の心尖部四腔断面

左室は拡大し，心尖部の壁の菲薄化と壁運動の低下を認める(矢印)．
LA：左房，LV：左室，RA：右房，RV：右室

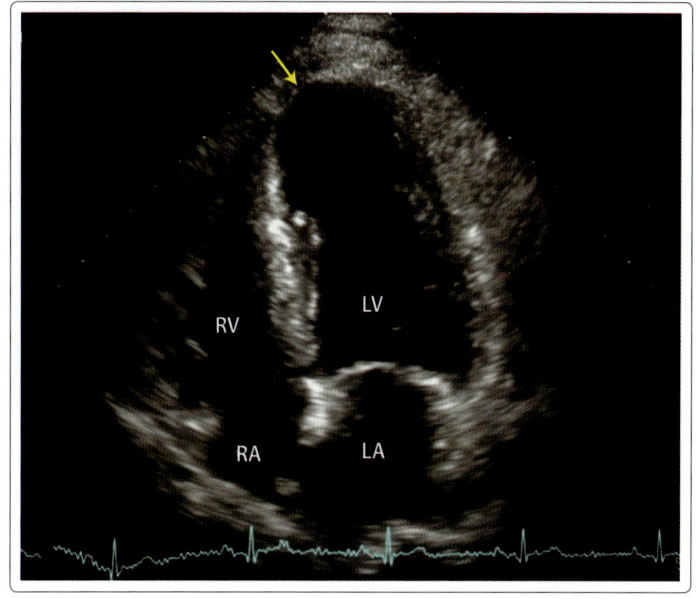

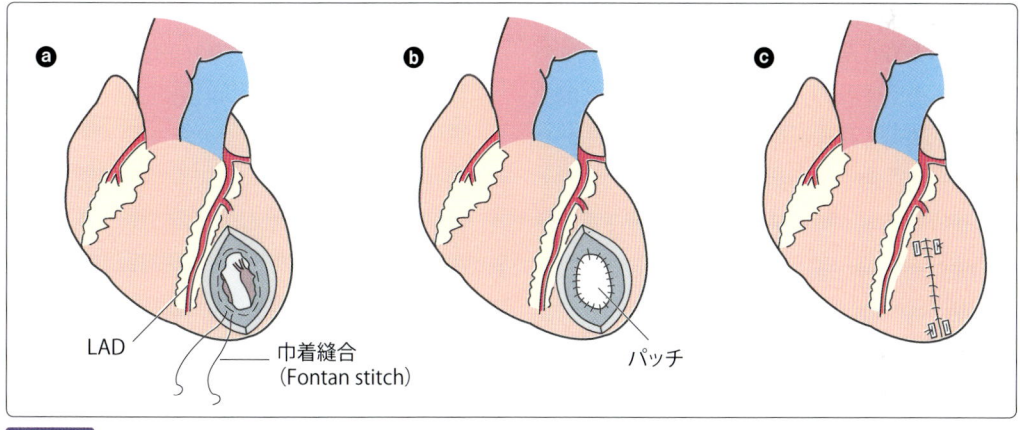

図10-11 Dor手術のシェーマ
ⓐ左室心尖部を切開し，瘢痕部と健常心筋の境界部に巾着縫合(Fontan stitch)を置き結紮する．
ⓑFontan stitchで縫縮された左室瘤開口部にパッチを縫着する．
ⓒ左室切開部を連続縫合で閉鎖する．

LAD：左前下行枝

が拡張期に外側へ膨隆する奇異性収縮(dyskinesis)を示す(図10-10)．心尖部に壁在血栓を認める例も存在する．

②治療

心室瘤に対する手術術式としては，左室形成術(Dor手術)が主流である(図10-11)．左室心尖部を切開し健常部と瘢痕部との境界線に巾着縫合(Fontan stitchと呼ばれる)をかけて瘤の入口部を縫縮するとともに，同部位にパッチを当てる術式である．術後，左室の形状が球状となってしまうのが問題とされる．難治性心室性不整脈に対しては，フォーカスとなる健常部と瘢痕部との境界部に冷凍凝固を追加する．

ｂ 虚血性僧帽弁閉鎖不全症

心筋梗塞後の左室のリモデリングにより左室腔の拡大と，乳頭筋の外側への偏位が起こり，僧帽弁弁尖が心尖部方向へ牽引される(tethering)．これにより弁尖の接合が得られなくなって僧帽弁逆流を生じる．左室のびまん性の壁運動低下と拡大を示す，いわゆる虚血性心筋症の状態を合併している例も多い．

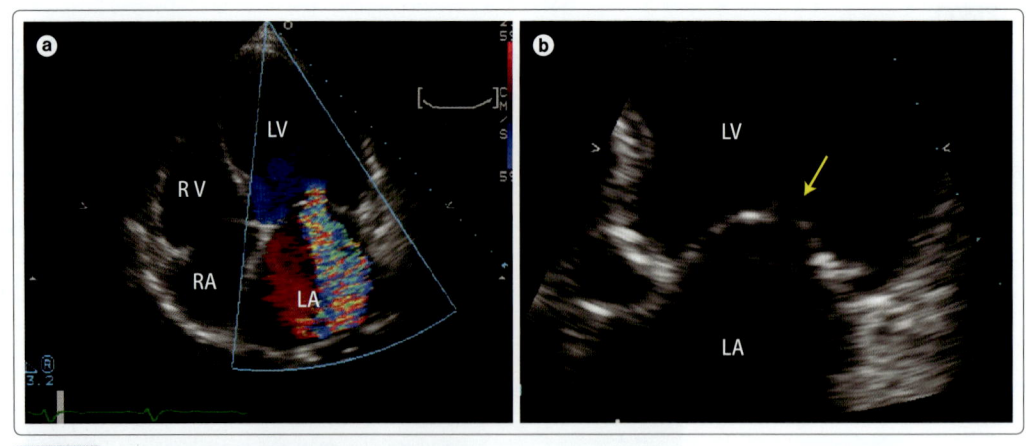

図 10-12 虚血性僧帽弁閉鎖不全症の心エコー像
ⓐ心尖部四腔断面．左室の拡大と壁運動低下，僧帽弁逆流を認める．
ⓑ僧帽弁弁尖は心尖部方向へ牽引され（tethering），弁尖接合部が左室側に偏位し，接合面が短くなっている（矢印）．
LA：左房，LV：左室，RA：右房，RV：右室

①心エコー所見

　左室径の拡大と，それに伴う乳頭筋の心尖部方向への偏位により，僧帽弁弁尖が左室心尖部方向へ牽引されるtetheringの所見が見られる．僧帽弁は弁尖の接合点が左室側へ編位し，弁尖の接合が浅くなることにより逆流を呈する（図10-12）．

②治療

　僧帽弁の前後径を短縮することにより弁尖の接合を回復させることを目的とした，人工弁輪を用いた弁輪縫縮術が一般的であるが，tetheringの高度な例では逆流の制御・再発抑制が困難なことが知られている．また，弁輪形成術後に機能性僧帽弁狭窄が起き得ることも報告されている．左室の拡大が著明で，tetheringの高度な症例では，乳頭筋の吊り上げ等の弁下組織修復手技や左室形成術を併施する場合もある．

おわりに

　冠動脈疾患の外科治療について述べてきた．前述のごとく，冠動脈疾患の外科治療においては，その手術適応，術式の決定から術中のモニタリングにいたるまで，心エコーは欠かせないものとなっている．心エコーから得られる詳細な情報は，冠動脈疾患の診断・治療を行う上で，循環器内科医だけでなく心臓血管外科医にとっても非常に重要である．

文献

1) Hamm CW, et al: ESC Guidelines for the management of acute coronary syndromes in patients presenting without persistent ST-segment elevation: The Task Force for the management of acute coronary syndromes(ACS) in patients presenting without persistent ST-segment elevation of the European Society of Cardiology(ESC). Eur Heart J 32: 2999-3054, 2011
2) Lytle BW, et al: Two internal thoracic artery grafts are better than one. J Thorac Cardiovasc Surg 117: 855-872, 1999
3) Fukui T, et al: Extensive reconstruction of the left anterior descending coronary artery with an internal thoracic artery graft. Ann Thorac Surg 91: 445-451, 2011
4) Asai T, et al: Postinfarction ventricular septal defect: right ventricular approach-the extended "sandwich" patch. Semin Thorac Cardiovasc Surg 24: 59-62, 2012

topics

12 冠動脈インターベンションの実際

経皮的冠動脈インターベンション（PCI：percutaneous coronary intervention）は急性冠症候群をはじめとする冠動脈疾患に対する血行再建術として，冠動脈バイパス手術（CABG：coronary artery bypass grafting）と並んで広く行われている．

- 1978年よりバルーン拡張によるPTCA（percutaneous transluminal coronary angioplasty）として行われるようになり，ベアメタルステント（BMS：bare-metal stent），薬剤溶出性ステント（DES：drug-eluting stent）の登場によりPCIの弱点である再狭窄の発生率は段階的に低下している．
- 様々なデバイスの進歩により経橈骨動脈的アプローチでの手技が一般的となり，出血性合併症の頻度は低下し，より低侵襲となった．
- バルーン，ステントの他にも血栓吸引，ロタブレーター，エキシマレーザなどの使用により，複雑病変の治療成績が向上し，三枝病変，左冠動脈主幹部（LMT，LMCA）病変，慢性閉塞性病変に対するPCIへと適応が拡がりつつある．
- 心筋血流予備量比（FFR：fractional flow reserve）を用いた生理機能的評価を併用することでより適切にPCI適応を評価し，血管内超音波（IVUS：intravascular ultrasound），光干渉断層法（OCT：optical coherence tomography）などイメージングデバイスの使用により詳細な血管性状の評価を行うことでより安全に手技が行えるようになっている．
- 2014（平成26）年1月より薬剤溶出性バルーン（DEB：drug-eluting balloon）が使用可能となり，今後，薬剤溶出性生体吸収スキャフォールドも使用可能となることが見込まれ，さらなる治療成績の向上が期待される．

1. 治療対象
2. PCIのデバイス

1 治療対象

PCIの治療対象を疾患，病変により分けて記述する．

1 対象疾患

a 急性冠症候群（図11-1）

- 不安定狭心症，非ST上昇型心筋梗塞，ST上昇型心筋梗塞が含まれる．
- より早期の血流再開による予後改善が見込まれるため，冠動脈造影から続いて行えるPCIが治療の第一選択となることが多い．
- 血栓形成が病態に関与していることが多く，多量の血栓像を認める際にはステント留置に先行して血栓吸引を行う．
- 心筋梗塞症例では，しばしば大動脈内バルーンパンピング（IABP：intra-aortic balloon pumping）や一時的ペーシングを併用する．
- 以前は急性冠症候群に対してはBMSを用いることが一般的であったが，最近ではDESが積極的に用いられる．

b 安定狭心症（図11-2）

- 安定狭心症に対するPCIの最大の効果は症状の改善．
- DESの登場後も安定狭心症に対するPCIの生命予後改善効果は証明されていない．
- 負荷試験や生理学的検査での客観的な虚血評価を行った上での治療適応評価が重要．
- 多枝病変に対する治療としてはPCIに対するCABGの優位性が複数報告されている[1,2]．DESは第一世代，第二世代，第三世代と改良されているが，最新のデバイスでの成績の比較は成されていない．

2 対象病変

冠動脈病変はACC/AHAの病変形態分類によりtype A, type B1, type B2, type Cに分類され（表11-1），この順に従ってPCIの難度が上がり，PCIに不向きな病変といえる．従来は，LMT病変，三枝病変はPCIの適応外であったが，デバイスの進

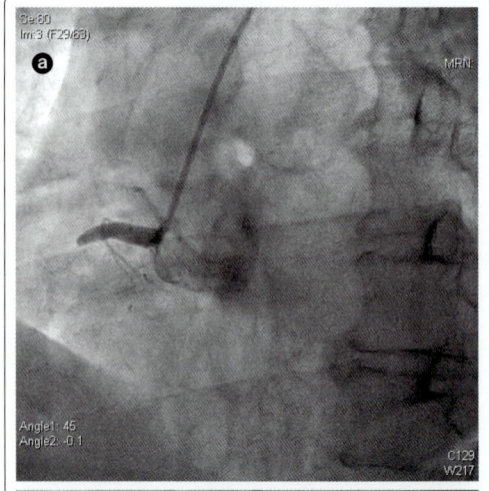

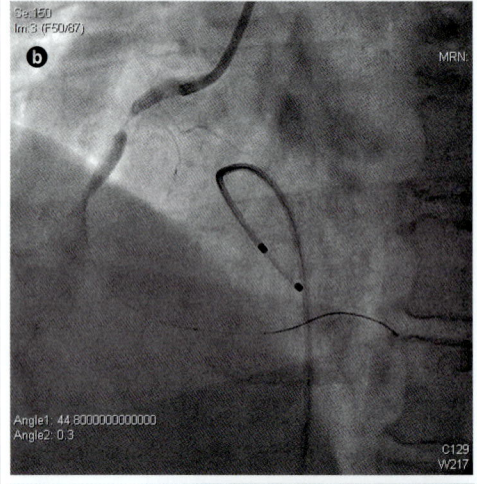

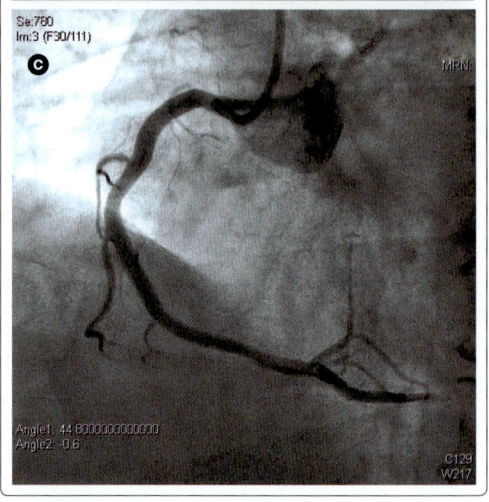

図11-1 急性心筋梗塞に対するPCI
ⓐ 緊急CAGで#1 100%を認める．
ⓑ 血栓吸引後．
ⓒ 治療終了後の最終CAG．#1にDESを留置．

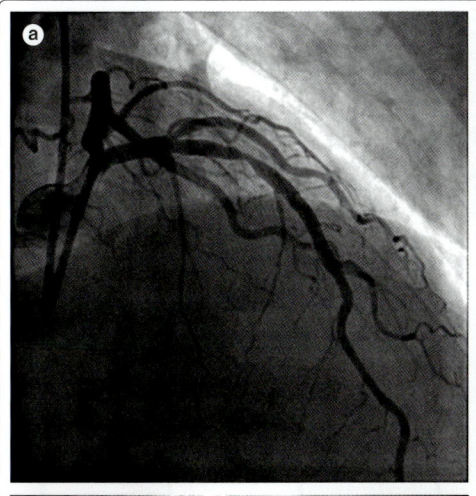

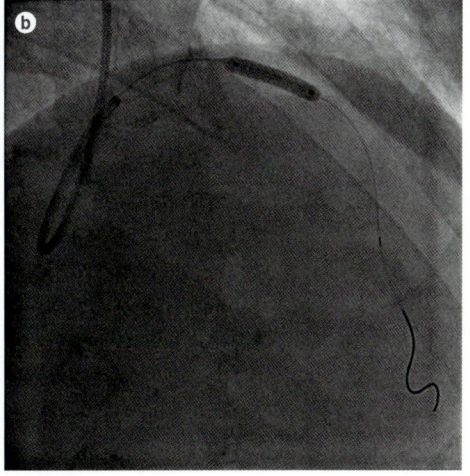

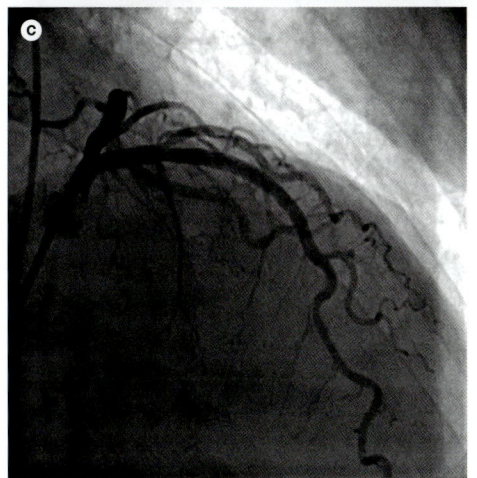

図 11-2 安定狭心症に対する PCI
LAD 75% 狭窄に対する PCI（DES を留置）.
ⓐPCI 前. ⓑステント留置. ⓒPCI 後.

歩により PCI の適応が拡大しており，絶対的禁忌であった LMT 病変に対する PCI の中長期治療成績について一定の成績も報告されている[3]．一方，重症冠動脈病変に対する治療については DES を用いた PCI と比較しても CABG が優位という大規模ランダム化試験の報告がある[4]．抗血小板剤の中止に伴うステント内血栓症に対する憂慮もあり，血行再建法の選択の際には個々の症例に応じた検討が必要である．

表 11-1 冠動脈狭窄の病変形態分類

TypeA 病変	TypeB 病変 B1：下記の 1 項目のみ B2：下記の 2 項目以上該当の場合	TypeC 病変
・非連続性 　（狭窄長＜ 10 mm）	・管状 　（狭窄長 10 ～ 20 mm）	・びまん性 　（狭窄長＞ 20 mm）
・同心性	・偏心性	
・容易に到達可能	・近位部の中等度蛇行	・近位部の過度蛇行
・屈曲部でない（＜ 45°）	・中等度屈曲（＞ 45°，＜ 90°）	・極端な屈曲（＞ 90°）
・壁不整がない	・壁不整がある	
・石灰化がないか軽度	・中等度ないし高度石灰化	
・完全閉塞でない	・完全閉塞＜ 3 ヶ月	・完全閉塞＞ 3 ヶ月
・非入口部	・入口部	
・主要側枝を含まない	・ダブルガイドワイヤーを要する分岐部病変	・保護不能な主要側枝を含む分岐部病変
・血栓がない	・血栓がある	
		・脆い病変を伴う変性した静脈グラフト

2 PCIのデバイス

図11-3 様々なガイドカテーテルの形状
ⓐ Judkins Right Curve（JR4）
ⓑ Multipurpose Curve（MP1）
ⓒ Amplatz Left Curve（AL1）
ⓓ Judkins Left Curve（JL4）
ⓔ Voda Left Curve（VL3.5）.
（画像提供：ボストン・サイエンティフィックジャパン株式会社）

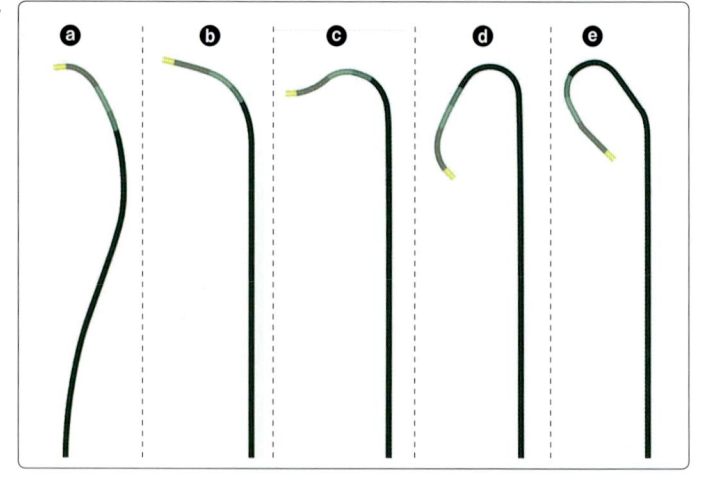

PCIに用いられる代表的なデバイスを挙げる．

1 ガイドカテーテル（図11-3）

- 治療手技などにより異なるが，一般に6～7Fr.のガイドカテーテルが用いられる．
- 様々な形状のガイドカテーテルがあり治療冠動脈，解剖学的形状，必要なバックアップを考慮して最適と思われるものを選択する．

2 ガイドワイヤ

- 一般的には0.014インチのワイヤが用いられる．
- 慢性閉塞病変，高度狭窄病変などでは0.010インチなどのより細径のワイヤが用いられることもある．
- 先端の硬さや，操作特性は製品によって異なり，治療手技に応じて適したワイヤを選択する．

3 バルーンカテーテル（図11-4）

- オーバーザワイヤ型とモノレール型がある．
- モノレール型では術者一人でもデバイスの交換が可能であり，広く用いられている．
- 1.0～5.0 mm程度までの径のバルーンがあり，長さも多くの種類があり，病変に応じて使い分ける．
- 加圧に応じてのバルーン径増大の程度によってセミコンプライアントバルーンとノンコンプライアントバルーンに分けられる．

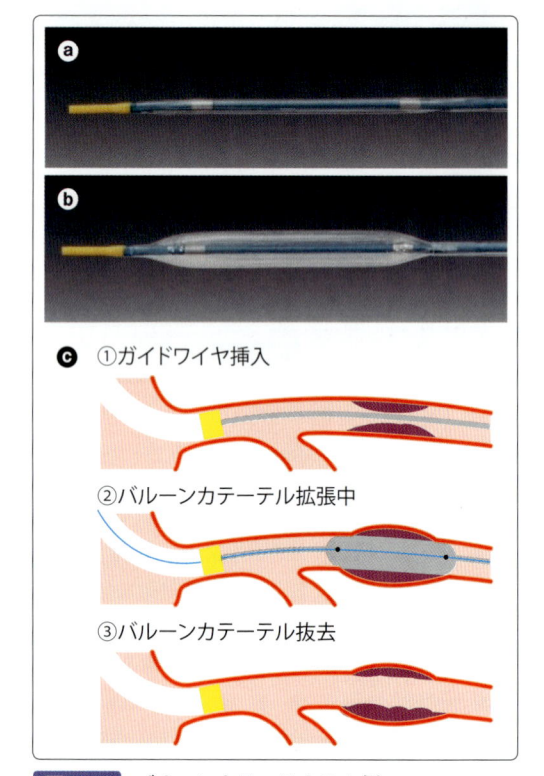

図11-4 バルーンカテーテルの1例
ⓐ拡張前，ⓑ拡張時，ⓒ模式図．
（ⓐⓑ：画像提供，テルモ株式会社）．

ⓒ ①ガイドワイヤ挿入
②バルーンカテーテル拡張中
③バルーンカテーテル抜去

- 前者はデバイス通過が困難な高度狭窄の前拡張，側枝の拡張の際，後者はステント留置後の後拡張の際に用いられるなど用途に応じて使い分ける．

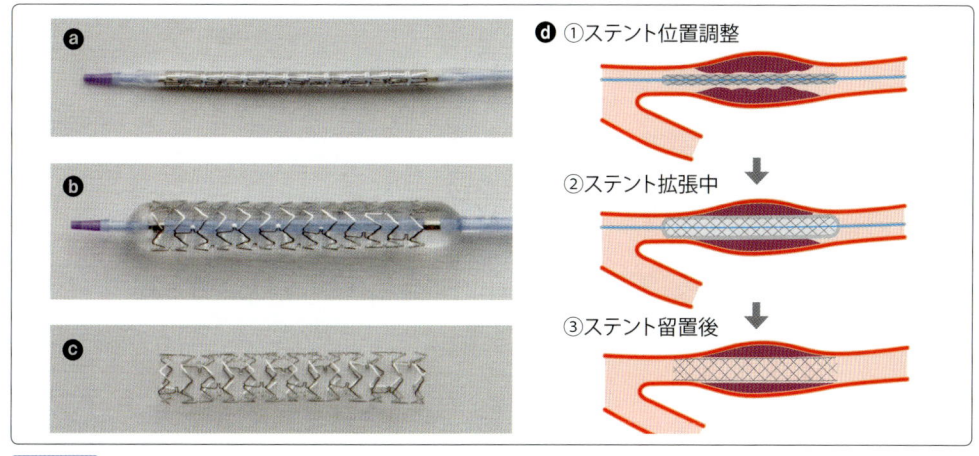

図 11-5 冠動脈ステントの1例　　（ⓐⓑⓒ：画像提供，アボットバスキュラージャパン株式会社）
DES の 1 つである Xience PRIME® ステント．ⓐ拡張前，ⓑ拡張時，ⓒステントバルーン抜去後，ⓓ模式図．

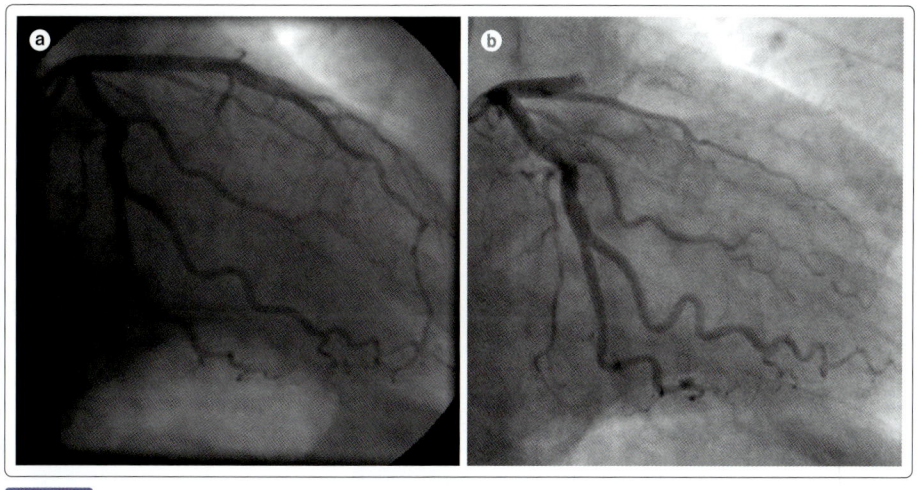

図 11-6 DES 治療 3 年後に発症したステント内血栓症
ⓐ2006/12 に LAD#6 に Cypher® ステント留置．
ⓑ2009/11 にステント内血栓症による急性心筋梗塞発症．DAPT 継続中であった．

4 冠動脈ステント（図 11-5）

- 冠動脈ステントの登場により治療後急性閉塞のリスクが低下し，治療成績の大きな改善に寄与．
- 現在の PCI では，可能であれば原則としてステントを留置することが多い．
- 通常の BMS で 20 ～ 30% 程度の再狭窄率があり慢性期の再狭窄が大きな課題であったが，再狭窄の主要因である血管平滑筋増殖を抑制する薬剤を塗布した DES の登場により再狭窄率は約 3 分の 1 以下にまで低下．
- DES は第一世代，第二世代，第三世代と，ステントのデザイン・通過性，塗布する薬剤，薬剤塗布の際のポリマーなどの改良が行われている．
- 冠動脈ステントを用いる際は，急性のステント内血栓症を防ぐため抗血小板剤 2 剤併用療法（DAPT：dual anti-platelet therapy）が不可欠で，低用量アスピリンとクロピドグレルが多く用いられる．BMS でも最低 1 ～ 3 ヶ月程度の DAPT が必要であり，DES では最低半年～ 1 年程度の DAPT が望ましい．DAPT 中止後も 1 剤は継続が必要．
- DES ではポリマーに対する反応で局所的冠動脈拡張，冠動脈瘤が起こることがあり，慢性期以降にも起こり得る遅発性ステント内血栓症が問題となることがあるため（図 11-6），より長期の DAPT 継続が望ましい．

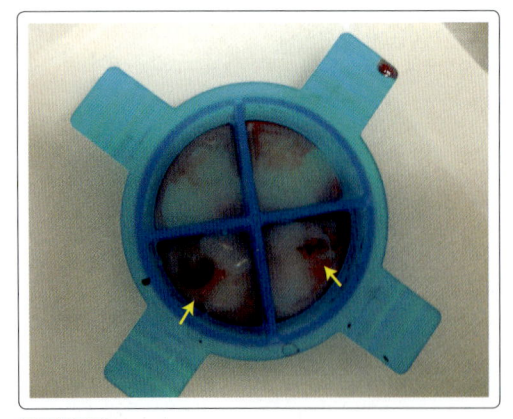

図 11-7 血栓吸引
急性心筋梗塞症例で血栓吸引カテーテルを用いて吸引された赤色血栓（矢印）.

- PCI の際には，DAPT の忍容性（出血性病変の有無など），他科疾患の治療予定（手術施行予定など）を十分に考慮してのステント選択が重要.

5 薬剤溶出性バルーン（DEB）
- 適用となるのは，ステント内再狭窄病変.
- バルーン表面に塗布されたパクリタキセルがバルーン拡張により血管壁に接触し，血管壁に移行して再狭窄抑制効果を発揮.
- 2014（平成 26）年 1 月から保険適用となった.

6 血栓吸引カテーテル（図 11-7）
- カテーテルの体外側に接続したシリンジや吸引ボトルで陰圧をかけて病変部冠動脈内の吸引を行う.
- 病態に急性の血栓形成が関与している急性冠症候群，特に急性心筋梗塞症例で使用することが多い.
- 微小血栓による末梢塞栓を防ぐため，血栓をできるかぎり除去する.

7 ロータブレーター（図 11-8）
- オリーブ形の金属のバーで，顕微鏡サイズのダイヤモンドの顆粒が前半面に埋め込まれている.
- 治療時は最大回転数 190,000 rpm まで上げることができ，硬い粥腫を選択的に削る.
- バルーンで拡張が得られないような，硬く石灰

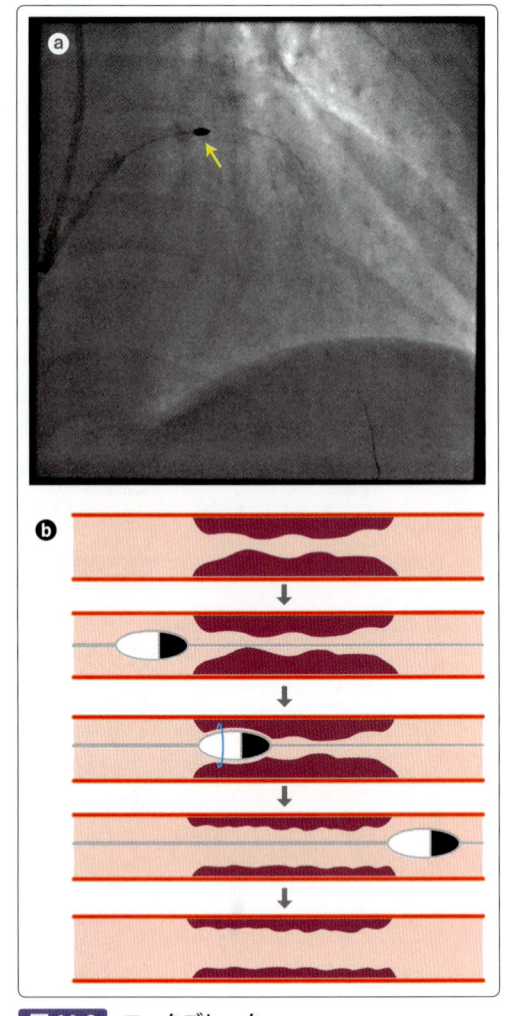

図 11-8 ロータブレーター
ⓐロータブレーター治療中の X 線透視所見．ロータバーが見える（矢印）．ⓑ模式図．

化した長い病変の治療に適している.
- ロータブレーター後に，バルーン拡張，ステント留置を追加することが多い.

8 エキシマレーザ
- レーザカテーテル先端から照射されるエキシマレーザによって，プラーク組織を蒸散させる.
- 先に挙げたデバイスによる治療が困難な冠動脈狭窄，閉塞病変部が対象.
- 2012（平成 24）年 7 月から保険適用となった.

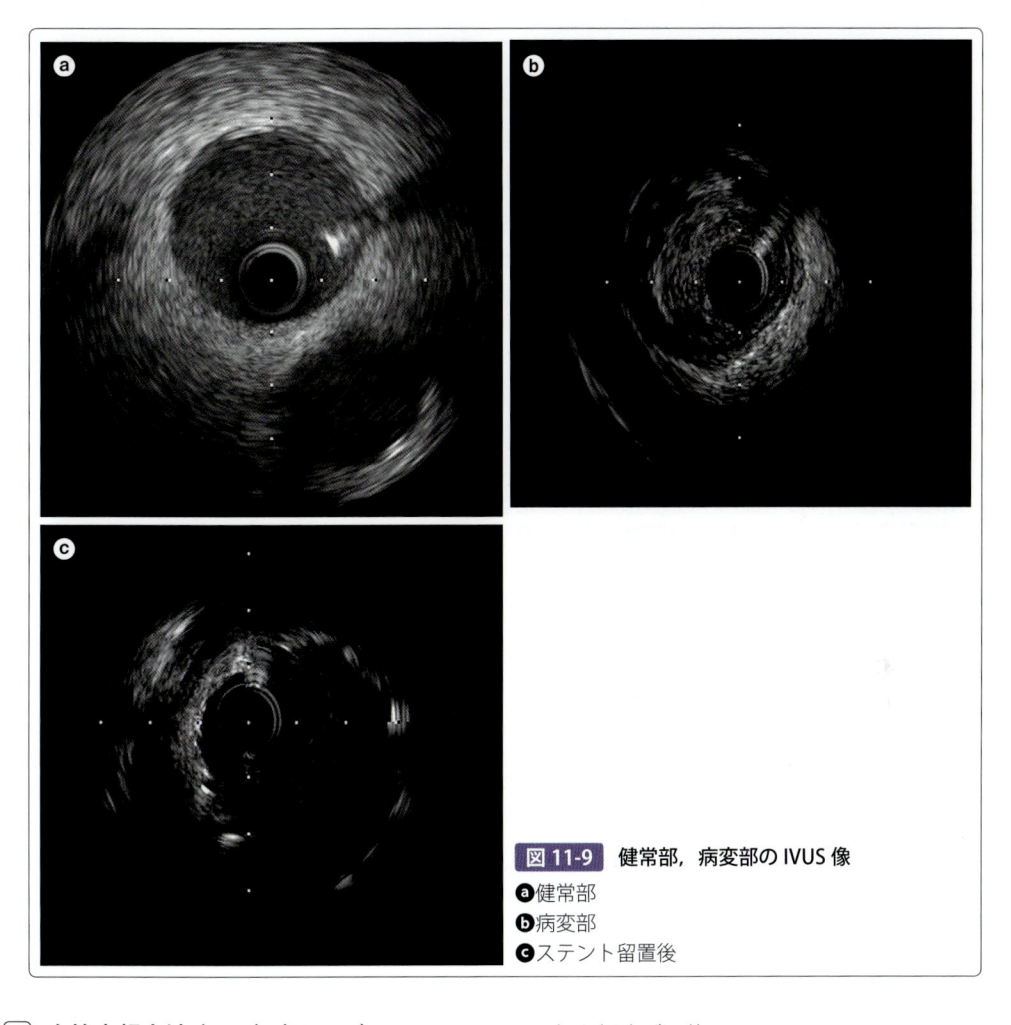

図 11-9 健常部，病変部の IVUS 像
ⓐ 健常部
ⓑ 病変部
ⓒ ステント留置後

9 血管内超音波（IVUS）（図 11-9）

- IVUS カテーテルを用いて血管内から超音波で観察．
- 造影では血管内腔の形状しか分からないが，IVUS では血管壁を含めた観察が可能．
- プラーク性状の観察も可能．
- 内腔径，血管径の計測も行え，より適切なステントサイズの選択に有用．
- ステント留置後の拡張性や，ステントストラットの血管壁への圧着，血管壁の解離の有無の観察など手技のエンドポイントの判断にも有用．

10 光干渉断層法（OCT）（図 11-10）

- 近赤外線を用いて冠動脈を観察．
- 画像分解能は IVUS の約 10 倍．
- 近赤外線の到達距離は超音波に劣るが，プラークの性状・内容，線維性被膜の厚さなどより詳細な観察が可能．
- IVUS と比較して，血栓や石灰化の観察に優れている．

上記の他，今後使用可能となるものも含め，治療デバイスとして薬剤溶出性生体吸収スキャフォールド（未承認），補助デバイスとして血管内視鏡，血管内プレッシャワイヤ（FFR の計測），ドプラフローワイヤ〔冠血流予備能（CFR：coronary flow reserve）の計測〕などが挙げられる．

図 11-10 健常部，病変部の OCT 像
ⓐ 健常部
ⓑ 病変部（赤色血栓）
ⓒ 病変部（石灰化）

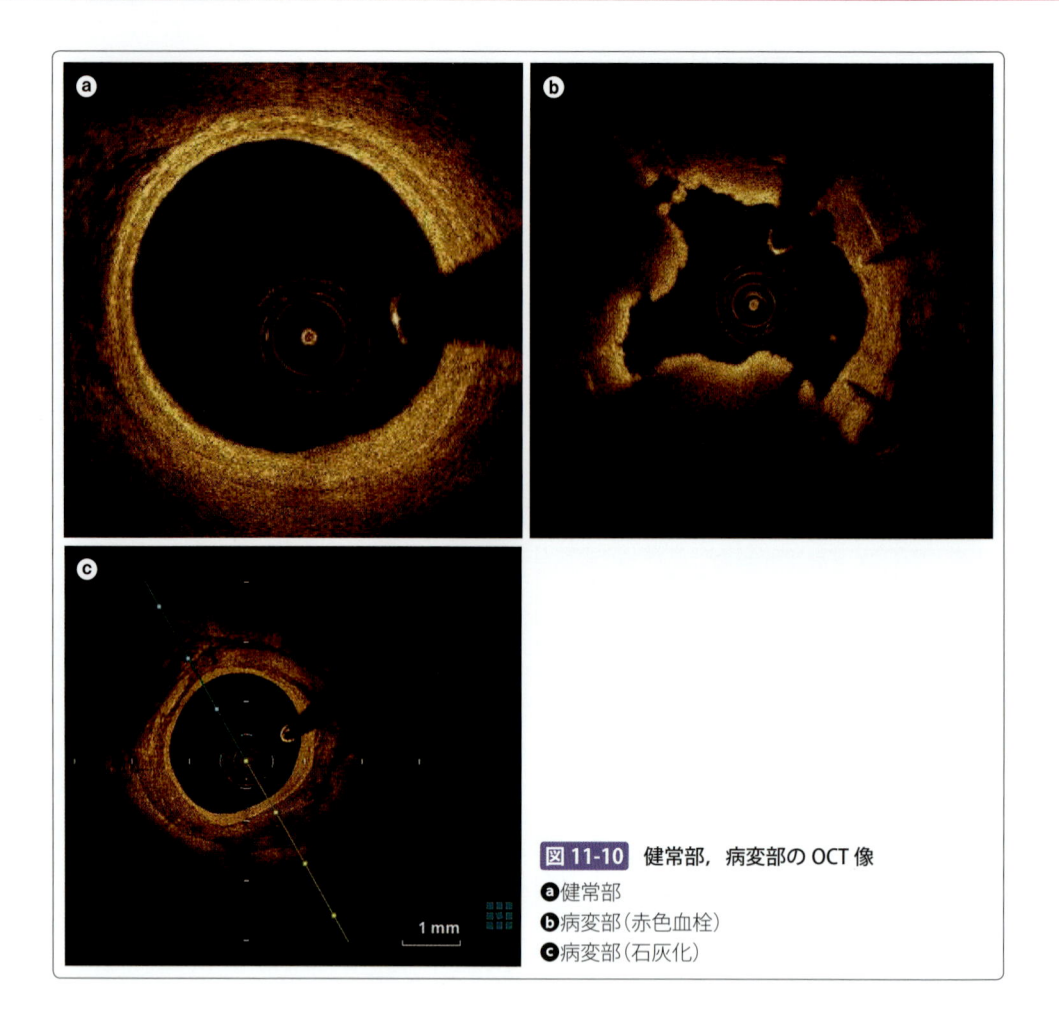

文献

1) Serruys PW, et al: SYNTAX Investigators. Percutaneous coronary intervention versus coronary-artery bypass grafting for severe coronary artery disease. N Engl J Med 360: 961-972, 2009
2) Farkouh ME, et al: FREEDOM Trial Investigators. Strategies for multivessel revascularization in patients with diabetes. N Engl J Med 367: 2375-2384, 2012
3) Park SJ, et al: Randomized trial of stents versus bypass surgery for left main coronary artery disease. N Engl J Med 364: 1718-1727, 2011
4) Mohr FW, et al: Coronary artery bypass graft surgery versus percutaneous coronary intervention in patients with three-vessel disease and left main coronary disease: 5-year follow-up of the randomised, clinical SYNTAX trial. Lancet 381: 629-638, 2013

心エコーハンドブック 冠動脈疾患 | 索引

A
ACC/AHA の病変形態分類　142
ACS：acute coronary syndrome　6
acute coronary syndrome：ACS　6
akinesis　12, 13

B
bare-metal stent：BMS　141
biphasic　67
Bland-White-Garland 症候群　99
BMS：bare-metal stent　141, 145
Bruce 法　50

C
CABG：coronary artery bypass grafting　134, 141
CFVR：coronary flow velocity reserve　95
circumferential strain　74, 78
coronary artery bypass grafting：CABG　134, 141
coronary artery fistula　98
coronary flow velocity reserve：CFVR　95

D
DAPT：dual anti-platelet therapy　145
DDT：diastolic deceleration time　94
DEB：drug-eluting balloon　146
DES：drug-eluting stent　141, 145
diastolic deceleration time：DDT　94
diastolic stunning　80, 83
diastolic-to-systolic velocity ratio：DSVR　93
Dor 手術　139
Dressler 症候群　46
drug-eluting balloon：DEB　146
DSVR：diastolic-to-systolic velocity ratio　93
dual anti-platelet therapy：DAPT　145
dyskinesis　13

E
early systolic shortening　80
echo-free space　33
extended sandwich patch technique　137

F
flail mitral leaflet　36

H
hibernating myocardium　9, 68
hinge point　67
hypokinesis　12, 13, 80

I
IABP：intra-aortic balloon pumping　142
in situ グラフト　108
in situ 内胸動脈—左前下行枝グラフト　111
infarction exclusion technique　137
intra-aortic balloon pumping：IABP　142
intravascular ultrasound：IVUS　147
ischemic cascade　4, 12, 48, 72, 131
IVUS：intravascular ultrasound　147

L
longitudinal strain　74, 76

N
no change　67
no reflow　8
normokinesis　80

O
OCT：optical coherence tomography　147
off-pump coronary artery byapss：OPCAB　134
OPCAB：off-pump coronary artery bypass　134
optical coherence tomography：OCT　147

P
PCI：percutaneous coronary intervention　141
PCI のデバイス　144
percutaneous transluminal coronary angioplasty：PTCA　141
perucaneous coronary intervention：PCI　141
post systolic index：PSI　81
post systolic shortening：PSS　57, 72, 80, 81
post systolic thickening　81
PSI：post systolic index　81
PSS：post systolic shortening　57, 72, 80, 81
PTCA：percutaneous transluminal coronary aangioplasty　141

R
radial strain　74, 76
reverse ischemic cascade　72

S
stunned myocardium　9, 68
ST 上昇　20
ST 低下　21
sustained improvement　67
sutureless techinique　138

T
tardokinesis　13, 80
tethering　139
through-plane 現象　76
TIMI grade　94
transverse strain　74

W
wall motion score　14

wall motion score index：WMSI		14, 51, 65
wavefront 現象		79
WMSI：wall motion score index		14, 51, 65
worsening		67
17 分画モデル		14
3 次元エコー図		53
3 次元スペックルトラッキング		85
4 分割同時表示画像		63

あ

亜急性型	
左室自由壁破裂	32
アデノシン負荷	52
安定狭心症	142

い

異常 Q 波	123
陰性 T 波	126
陰性 U 波	125

う

右胃大網動脈	102
右胃大網動脈グラフト	111
右冠動脈	16, 18, 19, 25, 117
右冠動脈血流	91
右室	25
右室梗塞	25, 43
右室枝	25
右内胸動脈グラフト	110

え

エキシマレーザ	146
エルゴメーター	48

か

塊状エコー	33, 36
ガイドカテーテル	144
ガイドワイヤ	144
拡張期／収縮期速度比	93
拡張期減速時間	94
拡張期心筋気絶	80
仮性心室瘤	40
下壁梗塞	21, 25
冠血流速予備能	3, 95
冠血流予備能	3
冠動脈狭窄	95
冠動脈血流	88
冠動脈ステント	145
冠動脈走行	16, 20
──と心電図変化	20
冠動脈盗血現象	61
冠動脈バイパス血管	102
冠動脈バイパス術	134, 141
冠動脈瘻	98

き

機械的合併症	32
気絶心筋	9, 68
急性型	
左室自由壁破裂	32
急性冠症候群	6, 142
急性心筋梗塞	94
胸骨左縁左室短軸断面	16
狭心症	6
胸部誘導	20
局所壁運動	12, 13
虚血カスケード	12
虚血後再灌流	79
虚血時にみられる心電図変化	114
虚血性心筋症	139
虚血性僧帽弁閉鎖不全症	139
虚血の滝	4
禁忌	
運動負荷	49
ドブタミン負荷心エコー	62

く

駆出後収縮	80, 81
駆出後収縮運動	72
グラフト吻合部狭窄	106

け

経皮的冠動脈インターベンション	141
血管内超音波	147
血栓吸引カテーテル	146
血流支配	16

こ

後下行枝	91
抗血小板 2 剤併用療法	145
後室間溝	2
後室間枝	91
後壁梗塞	21, 24

さ

再灌流障害	8
再灌流療法	94
左回旋枝	17, 19, 24, 117
左冠動脈回旋枝	92
左冠動脈主幹部	88
左冠動脈前下行枝グラフト	105
左冠動脈肺動脈起始症	99
左室 16 分割モデル	64
左室形成術	139
左室自由壁破裂	9, 32, 138
左室内血栓	42
左室リモデリング	8
左主幹部梗塞	26, 27
左前下行枝	16, 17, 18, 22, 88, 117
左内胸動脈グラフト	109

し

持続改善型	67
支配領域	15
ジピリダモール	61
──負荷	52
収縮期早期伸展運動	80
自由壁領域	18
出血性解離型	32
術後評価	
冠動脈バイパス血管	104
冠動脈バイパス血管	102
ショック	27
心外膜下心室瘤	41
心筋 viablitiy	10, 48, 64, 68
心筋虚血	2, 64, 95
心筋障害電流	20
心筋シンチグラム	10
心筋線維再配列	75
心筋線維方向	75
心室中隔穿孔	9, 34, 136
心室瘤	9, 37, 138
真性心室瘤	37
心尖部左室長軸断面	19
心尖部四腔断面	17
心尖部二腔断面	18
診断精度	
負荷心エコー	60
心内膜下梗塞	79
心拍動下 CABG	134
心膜炎	46

す
ステント内血栓症	143
スペックルトラッキング	56, 73

せ
責任病変	22
責任冠動脈	22
責任病変	15, 23
穿孔性破裂型	32
前室間溝	2
前壁梗塞	20, 22, 23

そ
増悪型	67
側副血行路	27, 28, 29, 22
組織ドプラ法	54

た
第2斜位	17
大動脈内バルーンパンピング	142
大伏在静脈	102
多枝病変	30

ち
遅延収縮	80
遅発性ステント内血栓症	145
中隔枝	19
中隔枝血流	89
中止基準	
運動負荷心エコー	49
ドブタミン負荷心エコー	62

て
低収縮	80
適応	
負荷心エコー	60

と
橈骨動脈	102
冬眠心筋	9, 68
ドブタミン負荷	51
——心エコー	10
トレッドミル	48
鈍角枝	24

な
内胸動脈	102
内胸動脈血流	96

に
二枝病変	26
二相性変化型	67
乳頭筋断裂	9, 36, 137

は
バルーンカテーテル	144

ひ
光干渉断層法	147
菲薄化	30

ふ
不安定狭心症	6
負荷心エコー	84
——の適応	60
——の目的	48
不完全閉塞	28
不変型	67
プロトコール	62

へ
ベアメタルステント	141
壁運動異常のストレイン時間曲線の概念図	80
壁運動スコア	14
——係数	14
壁在血栓	38

も
目標心拍数	50
もやもやエコー	38

や
薬剤負荷	61
薬剤溶出性ステント	141
薬剤溶出性バルーン	146

り
リスク領域	15, 28

る
ループ開存	102

ろ
労作性狭心症	6
ローダブレーター	146

《シリーズ》 心エコーハンドブック	編集 竹中　克（日本大学板橋病院循環器内科／東京大学医学部附属病院検査部） 戸出浩之（群馬県立心臓血管センター技術部）		
★ 基礎と撮り方	B5判・120頁・オールカラー・綴込付録	ISBN978-4-7653-1511-1	定価（本体3,800円＋税）
★ 心臓弁膜症	B5判・124頁・オールカラー・別冊付録	ISBN978-4-7653-1531-9	定価（本体3,800円＋税）
★ 先天性心疾患 〔編集協力〕瀧聞浄宏（長野県立こども病院循環器小児科）	B5判・234頁・オールカラー・ウェブ動画	ISBN978-4-7653-1586-9	定価（本体5,200円＋税）
★ 冠動脈疾患	B5判・160頁・オールカラー・綴込付録・ウェブ動画	ISBN978-4-7653-1614-9	定価（本体4,200円＋税）
心筋・心膜疾患（仮題）			
心不全（仮題）			
血管エコー（仮題）			
★ 別巻　心臓聴診エッセンシャルズ 〔著〕坂本二哉（日本心臓病学会創立者）	B5判・146頁	ISBN978-4-7653-1538-8	定価（本体3,800円＋税）

★は既刊

心エコーハンドブック

冠動脈疾患

2014年8月1日　第1版第1刷　Ⓒ

編集	竹中　克	TAKENAKA, Katsu
	戸出浩之	TOIDE, Hiroyuki
発行者	市井輝和	
発行所	株式会社金芳堂	
	〒606-8425 京都市左京区鹿ケ谷西寺ノ前町34番地	
	振替　01030-1-15605	
	電話　075-751-1111（代）	
	http://www.kinpodo-pub.co.jp/	
印刷	株式会社サンエムカラー	
製本	有限会社清水製本所	

落丁・乱丁本は直接小社へお送りください．お取替え致します．

Printed in Japan
ISBN978-4-7653-1614-9

JCOPY ＜（社）出版者著作権管理機構　委託出版物＞
本書の無断複写は著作権法上での例外を除き禁じられています．複写される場合は，そのつど事前に，（社）出版者著作権管理機構（電話 03-3513-6969，FAX 03-3513-6979，e-mail: info@jcopy.or.jp）の許諾を得てください．

●本書のコピー，スキャン，デジタル化等の無断複製は著作権法上での例外を除き禁じられています．本書を代行業者等の第三者に依頼してスキャンやデジタル化することは，たとえ個人や家庭内の利用でも著作権法違反です．